国家学生饮用奶
与营养改善计划年度报告

（2023—2024学年）

聂迎利　柴彤涛
张　倩　林　巧　主编
黄　朝　何　微

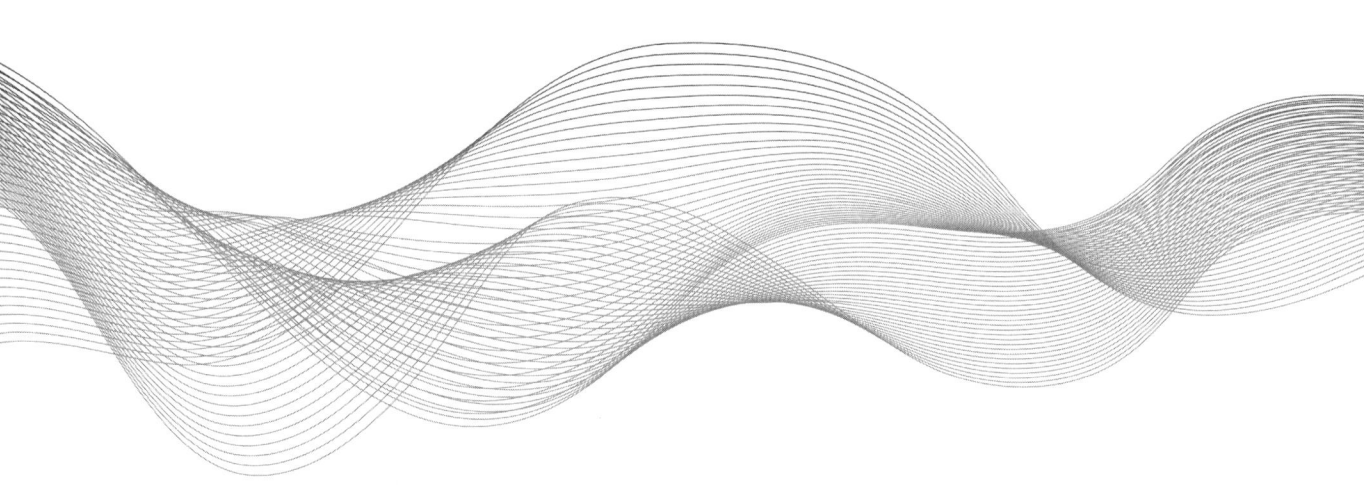

中国农业科学技术出版社

图书在版编目（CIP）数据

国家学生饮用奶与营养改善计划年度报告 . 2023—2024 学年 / 聂迎利等主编 . -- 北京：中国农业科学技术出版社，2024. 10. -- ISBN 978-7-5116-7130-1

Ⅰ . G637.4

中国国家版本馆 CIP 数据核字第 20248Y8W76 号

责任编辑	王伟红
责任校对	马广洋
责任印制	姜义伟　王思文

出 版 者	中国农业科学技术出版社
	北京市中关村南大街 12 号　　邮编：100081
电　　话	（010）82105169（编辑室）　　（010）82106624（发行部）
	（010）82109709（读者服务部）
网　　址	https://castp.caas.cn
经 销 者	各地新华书店
印 刷 者	北京中科印刷有限公司
开　　本	190 mm×270 mm　1/16
印　　张	13
字　　数	312 千字
版　　次	2024 年 10 月第 1 版　2024 年 10 月第 1 次印刷
定　　价	80.00 元

◀◀◀ 版权所有·翻印必究 ▶▶▶

《国家学生饮用奶与营养改善计划年度报告（2023—2024学年)》
编委会

主任委员：
陈萌山　国家食物与营养咨询委员会主任
副主任委员：
陈永祥　中国学生营养与健康促进会会长
刘亚清　中国奶业协会副会长兼秘书长
周清波　中国农业科学院农业信息研究所所长
王加启　农业农村部食物与营养发展研究所所长
委　　员（按姓氏笔画排序）：
于　朔　仲　岩　刘　豪　刘永胜　孙建国　李　栋　李小伟
汪惠瑾　宋　畅　张　倩　陆玉忠　郑　楠　郑永红　徐　娇
程广燕　魏　虹

编写组

主　　编： 聂迎利　柴彤涛　张　倩　林　巧　黄　朝　何　微
副 主 编： 王晶静　孔令博　张　帆　张珈源　吾际舟　常　赞
参　　编（按姓氏笔画排序）：
王玉芹　王加春　王晓梅　王路乾　付玉涵　吕远征　孙海芳
李天皓　李美琪　杨　娇　杨光华　张　毅　陈彦军　欧阳良金
季万兰　赵彩霞　赵慧敏　姜　琨　姜萍萍　徐　静　徐培培
彭　爽　程洁明　魏广成

感谢国家科技图书文献中心 2024 年专项"智慧农业科技文献创新服务"项目对本书的支持!

目 录

第一部分　专题报告 1
 为实现国民营养健康饮奶水平达标而共同奋斗 2
 扩大奶类消费　促进奶业高质量发展 8
 中国三省份小学生饮用奶干预前后食物摄入状况研究 10
 中国三省份小学生饮奶干预知信行评价 16
 饮奶行为干预对学龄儿童体格发育及体质指数的影响 21
 "小学生饮奶与健康评估"报告出炉　饮奶干预成效斐然 28

第二部分　政策法规摘录 31
 国家相关政策法规 32
 相关部委及行业协会管理办法 34
 地方政府推进行动 44

第三部分　媒体报道 77
 两会之声 78
 地方两会之声 83
 政府责任 85
 定点企业相关报道 132
 其他媒体报道 142

第四部分　论文摘要 151
 中文文献 152
 英文文献 164

第五部分　年度大事记 189

第一部分

专题报告

为实现国民营养健康饮奶水平达标而共同奋斗

陈萌山

（国家食物与营养咨询委员会主任）

今年 5 月 13 日，国家卫生健康委和农业农村部在北京启动了主题为"奶豆添营养，少油更健康"的全民营养周活动，国民营养健康指导委员会办公室随后向全国发布了"减油增豆加奶"的倡议。6 月 14 日，《人民日报》第二版刊登了农业农村部食物与营养发展研究所的专栏文章《扩大奶类消费，促进奶业高质量发展》，这篇文章得到中央有关领导的重要批示。今年 6 月 1 日世界牛奶日，国家有关部门以"扩大奶类消费，创造科学饮奶方式"作为主题，展开了一系列宣传活动。中国奶业协会 2023 年的第十四届中国奶业大会和今年第十五届中国奶业大会，都把促进奶类消费作为大会的重要主题，安排主旨报告、发布研究成果①。

以上这些重大的信息、重要的活动，都充分显示促进全民饮奶、解决奶类消费不足已经得到国家和全社会的高度关注。解决这一问题，事关全局、事关重大，需要政府发力、需要社会发力，更需要行业发力，也需要每一个居民共同发力。

奶及奶制品，作为全世界公认的营养健康饮食，在提升健康生活水平、增进民生福祉中扮演着不可或缺的角色。但是，我们现在面临的现实是，全国人均每天饮奶 113 g，仅为国民膳食指南推荐量的 1/3，仅相当于世界平均水平的 30%，特别是历经 3 年新冠疫情的肆虐，饮奶增进健康的需求更加迫切，奶业持续发展的步伐也没有停止，但奶类消费"不增反降"。2023 年，全国人均奶类年消费较上年下降了 1.7 kg，奶制品售价下降 4%，消费不足已成为当前困扰奶业发展、推进健康中国建设的一个突出问题。我们奶业人，承受着巨大的压力，面临着巨大的挑战，同时也激发了一种强烈的使命感和责任感。我们既要在生产端发力，继续努力提高奶业的竞争力和奶业现代化水平；又必须在消费端发力，以更高品质、更优服务，推动城乡居民增加奶类消费。把我国的奶业发展深深地融入国家和民族发展的大势中，以更加营养健康的奶及奶制品来满足人民群众对美好生活的向往。

为此，今天向奶业同仁们发起一个倡议，也就是，让我们及全社会为尽早实现国民每天饮奶 300 g 的营养健康达标水平而共同奋斗。

---

① 陈萌山，为实现国民营养健康饮奶水平达标而共同奋斗 [R]．武汉：第十五届中国奶业大会．2024（2024-07-03）．

一、国民饮奶营养健康达标水平是怎么提出来的

在国家卫生健康委指导下，中国疾病预防控制中心营养与健康所和中国营养学会从20世纪80年代开始，组织制定中国居民膳食指南，1989年推出第一版中国居民膳食指南——《我国的膳食指南》，但未提出奶的摄入推荐量。1997年第二版《中国居民膳食指南》中明确提出，推荐每天人均摄入100 g奶及奶制品。2007年第三版《中国居民膳食指南》把奶类食物人均摄入推荐量提高到每天300 g。2016年第四版《中国居民膳食指南》保持了每天300 g的推荐量。2022年第五版《中国居民膳食指南》中将人均奶类食物推荐量由300 g/d调整到300~500 g/d。也就是说，国民营养健康饮奶水平达标量是每天摄入300 g，同时要努力向着每天500 g目标迈进。

为什么国民营养健康饮奶水平达标量是300 g/d，这个问题需要我们奶业人明白，以增强使命感；也需要全体国民了解，以增强消费的主动性和积极性。为此，我专门请教了国家卫健委有关部门和中国营养学会，居民饮奶水平膳食指南的理论依据主要有以下三点。

一是基于营养学研究的科学依据。 奶类营养丰富，含有蛋白质、脂肪、乳糖、钙、维生素B_2、维生素D等20多种营养素，包含人体所需的大多数营养物质。这些营养素组成比例适宜、容易消化吸收、营养价值较高，是各类人群的理想食品。相关研究显示，奶类摄入可以显著降低全病因死亡风险，这与奶类能有效促进整体营养水平，保障骨骼、肌肉健康，提升机体免疫力，预防慢性非传染性疾病，维持良好睡眠与健康情绪等有关。中国营养学会一项研究表明，每天摄入200 g奶类，2型糖尿病风险降低3%，中风风险降低8%。同时，与完全不摄入奶类人群相比，每天摄入总奶类400 g及以上人群代谢综合征发病风险降低24%。

二是顺应居民膳食结构优化的现实需求。 合理膳食是健康的基础。奶类作为一种高营养素密度食品和平衡膳食的重要组成部分，为各种公认的健康膳食模式所推荐，如地中海膳食模式、日本膳食模式等均推荐每人每天吃300 g以上的奶类食物。而我国传统膳食模式，奶的消费少、占比低，严重影响了膳食营养平衡。据2015—2017年全国营养监测数据显示，我国居民每天人均奶类蛋白消费量为3.75 g，仅占动物蛋白的9.9%，远低于全球24.2%的平均水平。

三是改善国民营养健康的迫切要求。 当前我国居民平均每日钙摄入量为356.2 mg，不到推荐量的一半，钙摄入不足则超过95%。钙的摄入不足，导致儿童、青少年生长发育迟缓，中老年人骨质疏松，增加骨折及各类慢性代谢疾病风险。食物是人体获得钙的主要来源。地球上大部分食物钙含量都较低，如果仅靠单一食物获得充足的钙，每天要吃2.9 kg小麦面粉、13 kg猪肉或1.4 kg鱼肉，蔬菜水果钙含量则更低。相比之下，牛奶钙含量为10.7 mg/kg，是"性价比"极高的补钙食品。由于牛奶适合普遍消费，供给能保障，食用方便，成为适宜补钙食物实属必然。

此外，2015年我国9省（自治区）18~59岁成年人维生素B_2摄入不足的人口比例超过85%，300 g牛奶所提供的维生素B_2占成年人推荐量的30%。居民奶类摄入量低是导

致钙、维生素 B_2 等营养素不足的直接原因。奶类中还含有 β-乳球蛋白、免疫球蛋白、乳铁蛋白等多种活性蛋白成分，发酵乳中还含有可改善肠道健康的益生菌。

依据以上分析，可以看出，牛奶是一种老少皆宜、营养全面的优质食品，国民营养健康饮奶水平达标是客观的需求。要满足这种客观的需求，首先必须让牛奶进入老百姓的主餐，不仅孩子要喝奶，青年人、中年人、老年人都要增加奶的消费，做到天天喝奶、终生不断奶。除了喝奶之外，在现有的主食、菜品中还可添加牛奶，增加奶的摄入量。其次必须把奶作为大众消费食品。随着科学技术的发展，在世界大多数国家，牛奶已经成为全民食品、平民食品，而我国长期以来，牛奶被认为是富人的消费品和普通人的伴手礼品，消费受众大多数是城市居民，进入 21 世纪，我们才迎来人人日常喝牛奶的时代。现在的养殖技术、包装加工技术都能完全保障老百姓喝得上经济实惠的牛奶，牛奶真正能够成为大众消费的食品。国家"十四五"规划纲要将奶列为需要保障供给安全的重要农产品，近年的中央一号文件连续提出加快奶业振兴发展的要求，随着大食物观的深入实施，传统的粮食边界逐步拓展，奶也是粮食的理念逐步深入人心。奶业发展已上升到保障粮食安全的战略高度，成为"国之大者"的重要组成部分。

二、我们有条件有信心加快国民营养健康饮奶水平达标

一是质量有保障。 随着国家奶业振兴战略全面推进，我国奶业高质量发展成效显著。目前，我国奶牛养殖、生鲜乳质量、乳制品加工工艺都达到了国际领先水平，我国生鲜乳乳脂肪、乳蛋白、菌落总数、体细胞平均值等均达到奶业发达国家水平，我国奶业龙头企业核心指标赶超欧盟水平。2008 年以来，生鲜乳、乳制品抽检合格率一直保持在 99.5%以上，违禁添加物持续零检出，全国荷斯坦奶牛平均单产达到 9.4 t，位居世界前列，国产品牌婴幼儿配方奶粉市场占有率超过 68%，中国奶业品牌价值和美誉度显著提升。现在，我们可以自豪地讲，我国有国际上最严格的奶业质量监管体系、最先进的奶业生产体系，我们有充足的底气、坚实的基础、强大的行业凝聚力，为城乡居民提供放心的优质乳制品。

二是居民消费升级有需求。 当前我国居民人均食品烟酒消费支出占人均消费支出的比重为 29.8%，人均 GDP 达到 1.27 万美元，这标志着我国正由生产型社会向消费型社会转变，消费将成为拉动经济增长的主要动力，全社会对更好品质、更加时尚、更营养健康的消费需求必将逐步扩大，老百姓有能力有意愿为高品质产品和服务买单。从乳制品消费的趋势看，2023 年乳制品消费渠道趋于多元，基础类和消费升级类产品更受青睐。奶类已不再是"礼品""奢侈品"，正加快成为老百姓的生活必需品，消费者在任何地方、任何时间都能买到优质奶产品。

三是奶业创新和消费热点提振信心。 从总体上看，近两年我国乳制品消费预期偏弱，但通过调研我们又看到许多惊喜，比如有产品创新引领市场拓展的典型，有服务创新扩大市场规模的典型，有政策措施创新增加消费群体的典型。2023 年 5 月，在江西阳光乳业调研时发现，这家企业主要生产低温鲜奶，在江西省建立了 100 多个网格式分发奶站，有 7 000 多名送奶工，他们既送奶、又宣讲饮奶知识，还帮助解决行动不便住户的生活困

难，无论是"三聚氰胺"毒奶粉事件还是三年疫情，对这种送奶到户模式的影响都不大。近两年，在市场持续低迷的情况下，销售仍然比较稳定。目前他们正在安徽大别山区建立牧场，在合肥等地复制送奶到户的商业模式。

在上海光明乳业调研时发现，针对常规液态奶市场低迷，上海光明乳业大力开展产品创新，积极推动以鲜牛奶为原料的烘焙、馒头花卷等主食产业，成功吸引了中青年消费群体。

今年5月，到广西南宁皇氏乳业调研发现，这家企业主要从事奶水牛养殖和加工销售。面对2023年以来全国奶业市场下降的形势，皇氏乳业水牛奶产品表现出逆势而上，相较于2023年，销售收入增长19.9%，电商渠道营收增长26.6%。同时，我们深入养殖大县灵山县与众多养殖大户座谈，养殖大户反映饲养一头奶水牛可年增收4万元。皇氏乳业的奶水牛产业实现了加工企业、养殖户、地方财政多赢的局面。

伊利全球首创乳铁蛋白定向提取保护技术，将纯牛奶乳铁蛋白保留率由10%提高到大于90%，企业创新性产品收入占比提升至16.8%，为更多消费者提供营养健康产品。蒙牛针对乳糖不耐人群，创新零乳糖牛奶，有力开发了乳糖不耐人群的消费市场，于2023年年底顺利上市，今年上半年销售已亿元。君乐宝采用0.09 s超瞬时杀菌技术，最大程度保留牛奶中活性营养物质，让更多消费者能够喝上营养美味的鲜牛奶。据统计，2019—2023年悦鲜活产品复合增长率超过90%，目前已成为鲜奶品类领先品牌之一。妙可蓝多马斯卡彭于2023年年底正式上市，该产品采用100%国内优质奶源，风味浓郁、质地醇厚，市场份额跃居前列，至今销量已超600 t。此产品不仅填补了国产马斯卡彭的不足，也丰富了国内干乳制品市场产品种类。卫岗乳业针对目前新茶饮以及咖啡渠道的快速发展，建立服务类型研发创新体系，通过与现制饮品新消费结合的创新模式，促进了相关乳品市场销售的增长。

由于国家高度重视，各地不断加大政策措施力度，创新管理办法，国家"学生饮用奶计划"推广成效显著。学生饮用奶在校日均供应量从2001年的50万份，增长到2023年的2 775万份，惠及3 210万名学生，覆盖我国31个省份（港澳台数据缺失）的10万多所学校。推广品种有所创新，在纯牛奶和灭菌调制乳的基础上，增加了巴氏杀菌乳和发酵乳两个产品种类。

四是促进奶类消费的良好氛围正在逐步形成。针对消费者存在的对乳制品质量缺乏信心，针对不同地区、人群调查发现的饮奶知识、意愿与行为存在的问题，以及日常饮奶中常见的疑问及误区，农业农村部、卫生健康委等部门依托央媒立体宣传，持续围绕"扩大奶类消费、服务健康中国"发出权威声音。"倡导饮奶 科学选奶"奶业专题公益广告在央视一套等多个频道滚动播出，奶业中介组织、奶业企业携手行动，开设专栏集中宣传百姓关心的奶类热点话题，推出短视频、科普文章和长图，形成全社会、广覆盖的奶类科普环境。

三、综合施策全力推进营养健康饮奶水平达标

扩大奶类消费规模，提高奶的消费水平，需要多措并举。我们奶业同行要主动作为、

积极作为。

一是推动出台奶类消费支持政策。要加快建设低温奶产销冷链物流基础设施。立足低温奶消费市场逐步扩大的趋势，将冷链设施纳入有关惠农支持政策，支持地方政府和企业在奶源地和主流消费地区建设冷链物流系统，打通低温奶产销服务网络。推动扩大奶类消费列入国家营养立法。在营养法立法过程中，要把奶类生产消费纳入支持保障条款，以法治化促进奶业发展和居民奶类消费提升。研究发放奶类消费券。从国际经验看，发放食品消费券，是扩大消费、应对阶段性经济形势变化的有效手段。美国在20世纪大萧条时期出台的以扩大牛奶消费为主的"学生营养改善计划"，既改善了青少年体质，又有明显逆周期调节的作用。建议国家研究针对重点人群的奶类消费券补贴政策，通过与线上零售平台及互联网金融平台合作，发放消费券补贴，满足消费需求。提高"学生饮用奶"覆盖率。要提高"学生饮用奶"补贴标准，对重点帮扶县实行中央财政全额补贴，将学生饮奶情况纳入中小学校健康食堂创建标准。通过一系列有力的政策措施，引导广大奶业企业积极实施国家学生饮用奶计划，争取到2030年"学生饮用奶"覆盖率由目前的17%提高到30%，从小培养终身饮奶习惯。

二是创新丰富奶类消费产品。在增加奶类消费产品上，有三件事情需要我们高度重视。

第一件是长江以南奶产品的生产供应问题。要通过奶牛热应急技术创新、适宜品种选育、草山草坡资源开发利用等措施，解决南方奶牛养殖效率偏低、优质牧草资源缺乏等问题，提高南方地区奶类生产水平，缓解目前北奶南运、生产消费分离等产业布局问题，为南方奶类消费尤其是低温奶产品提供优质生鲜乳保障。

第二件是发展水牛奶等特色乳品。水牛奶营养价值高、口感好，深受消费者欢迎，但受种源、奶源及行业规范限制，我国水奶牛产业规模小，在乳品供应的占比低。与我国南方相邻的印度、巴基斯坦人均饮奶分别达到108 kg和157 kg，其中60%左右是水牛奶，我国水牛存栏2 700多万头，但奶水牛占比不到1%，单产水平不到印度、巴基斯坦的50%，这既是差距，也是发展潜力。最近几年，广西把振兴奶水牛作为地区发展战略，出台专门文件，制定了相应的政策，破解水牛奶业发展瓶颈，打造具有竞争力的地方优势特色农业产业，广西的经验和做法值得借鉴。还有羊奶、驼奶、牦牛奶等特色乳制品，都有一定的发展潜力，需要在适宜的区域加大布局和扶持力度，丰富奶产品的结构。

第三件是加快布局原制奶酪和乳清产业链。要大力支持企业的技术创新，加大产业扶持力度，扶持企业发展奶酪、乳清生产线，提高干乳制品加工比重。研究建立国家奶业风险调控机制，通过财政补贴，鼓励企业在奶源过剩阶段生产原制奶酪与乳清的产品组合，有效防范婴幼儿配方奶粉第一大主料乳清粉的"卡脖子"和原料奶市场价格波动风险，确保奶农利益、奶业健康发展。

此外，还要鼓励企业大力开发适合老年人、慢性病人、孕妇等特殊人群特定功能性奶制品，如低脂、低糖、高钙、益生菌等。加大低乳糖、无乳糖奶制品的关键技术开发力度，鼓励企业开发低乳糖、无乳糖奶制品，研发添加外源性乳糖酶的奶制品。推进奶类产品进中式菜肴配料、预制菜等，鼓励餐饮企业加大对牛奶馒头、牛奶烧饼等主食产品开发，打造一批以奶制品为主料的菜品。

三是提升扩大奶类消费服务。当前我国奶业消费全面进入买方市场，我们奶业企业只有不断地在消费端发力，通过有效的产品服务来引导消费、刺激消费，才能维持、拉动、保持生产发展。同时，现在我们面临国内外市场的激烈竞争，奶类产品不是"有没有"的问题，而是谁的性价比高、谁的服务好，谁就能够获得市场的青睐。要重塑奶制品的市场定位，减少豪华、高端包装，减少企业过度营销成本，让平价亲民的健康奶制品成为市场主流，确保老百姓"天天喝上奶、终生不断奶"，实现营养健康饮奶水平达标。

要规范奶类产品及其消费服务。出台奶茶行业标准，规范奶茶类产品名称，明确规定奶茶产品配料中牛奶的比重，鼓励发展以牛奶、茶为主要原料的"真茶真奶"奶茶产业。支持加工企业与直播平台、送奶工渠道、自动售卖机、商超等渠道合作，提高奶类产品线上线下铺货率。推动奶类产品进军队、机关食堂等集中供餐点，把奶类供应纳入营养健康食堂的评价体系。

四是优化改善奶类消费环境。要高度重视奶业科普宣传工作，国家主管部门要制定专门宣贯工作方案，形成全社会整体联动，让国民营养健康饮奶水平达标成为全民共识。推动各级相关科研院所、高等院校、学会协会以及奶牛养殖、加工、零售企业主动承担奶类生产与营养科普职责，大力推进奶类科普进社区、进家庭、进课堂，努力打造覆盖全人群、全社会的科普氛围。发挥各级宣传部门的主导作用和主流媒体的主渠道作用。积极推动奶类科普宣传工作，中央媒体要带头专门开辟公益科普栏目，开展专题报道，加大公益广告投放力度，建立奶类公益科普常态化宣传机制。鼓励新媒体积极参与奶类科普宣传。充分利用网红、明星、专家等流量群体在微博、微信、抖音等新媒体平台开展奶类科普宣传，大力提高科普宣传的互动性和影响力。

习近平总书记强调，我国是乳业生产和消费大国，要下决心把乳业做强做优，生产出让人民群众满意、放心的高品质乳业产品，打造出具有国际竞争力的乳业产业，培育出具有世界知名度的乳业品牌。再过十几天，党的二十届三中全会就要召开。让我们按照总书记的指示，乘着三中全会改革的东风，坚定目标，迎难而上，开拓创新，扎实工作，高质量推进奶业发展，高质量推进城乡居民营养健康饮奶水平尽早达标。

扩大奶类消费　促进奶业高质量发展

王济民　程广燕　辛翔飞　杨祯妮　肖红波　王旭贞

奶业既是农业现代化的标志性产业，也是一二三产业融合发展的战略性产业，还是助力健康中国建设不可或缺的基础性产业。改革开放以来，我国奶业由小变大、由弱变强，为居民营养健康作出了重要贡献，我国也成为全球第四大奶业生产国。当前，促进奶业高质量发展，必须坚持问题导向和系统思维，统筹扩大内需和深化供给侧结构性改革，发挥乳制品在国民营养改善中应有的作用①。

我国奶业现代化水平不断提高

2018年以来，伴随奶业振兴政策出台和消费信心恢复，我国奶类生产由长期徘徊转入快速增长，2023年奶类产量达到4 281.3万t，年均增速6.2%。标准化规模养殖成为主流，全混合日粮饲喂技术，也就是"奶牛营养餐"普及率超过95%，机械化挤奶率达到100%，奶业已成为畜牧业中现代化水平最高的产业之一。

与此同时，奶类消费仍显不足。我国居民人均奶类消费量虽然由1980年的1.2 kg增至2023年的42.5 kg，但与国外相比仍有较大差距，仅达到全球平均水平的37%。与《中国居民膳食指南（2022年）》推荐量相比，仅相当于推荐量的22.6%~37.7%。奶类消费不足已成为居民食物营养改善和奶业高质量发展的制约因素。

持续扩大奶类消费需多方着手，既要提高居民营养认知，也要提升奶业产业链韧性

从消费者对奶类营养认知看，奶类尚未成为日常生活必需品。有关调查显示，居民对不同奶类认知达标率仅有40.4%，绝大多数消费者不了解常温奶和低温鲜奶的区别。奶类消费方式单一，多以液态奶为主，干乳制品消费水平较低，2023年我国人均奶酪消费

---

① 农业农村部食物与营养发展研究所扩大消费课题组. 扩大奶类消费，促进奶业高质量发展[N/OL]. 人民日报，2024-06-14 [2024-09-03]. https://www.peopleapp.com/column/30045338295-500005489326.

量（折原奶计）1.3 kg，在整个奶类消费中占比仅 3.0%。

从乳品加工业产业链整体韧性看，国产生鲜乳加工以液态奶为主，但液态奶加工日趋高端化，加工结构不尽合理。据商务部监测数据，2023 年我国 UHT 奶（常温奶）平均零售价格为 12.5 元/L，与原料奶比价由 2010 年的 2.2 增至 3.8，高于国际上 2.0 左右的平均水平。一旦遇到供给过剩，只能加工成价值低、储存期相对较短的大包粉予以消化，产业链整体韧性明显不足。

坚持问题导向和系统思维，统筹扩大内需和深化供给侧结构性改革

从居民食物消费的长期趋势看，奶业是未来增长潜力最大的朝阳产品。扩大奶业消费，既可促进奶业高质量发展，又可惠及人民群众营养健康，还可有效培育农业经济新增长点，必须坚持问题导向和系统思维，统筹扩大内需和深化供给侧结构性改革，多途径、多主体、多措施、全产业链合力推进。

从需求端看，加大奶业科普宣传力度，形成全社会做科普、覆盖全人群的科普环境。各级政府相关部门要高度重视奶业科普宣传工作，制定专门工作方案，充分调动所属部门各类主体开展奶业科普宣传工作，努力打造覆盖全人群、全社会的科普氛围。扩大"学生饮用奶"推广规模，培育壮大奶类消费群体。适度提高"学生饮用奶"的补贴标准，将"学生饮用奶"纳入学校食堂供应体系。鼓励企业开发新产品，满足消费者个性化、多元化需求，激发市场消费活力。将奶类融入国人餐饮习惯。扩大奶类消费场景。推动奶类产品进社区、进机关等集中供餐点，把奶类供应纳入营养健康食堂的评价体系。

从供给端看，推动乳品加工业供给侧结构性改革，强化产业链韧性。推行产加销贯通，引导企业生产平价牛奶，让平价健康奶制品成为市场主流。扶持企业发展奶酪、乳清生产线，有效提升婴幼儿配方奶粉第一大主料乳清粉自主供应能力，防范原料奶市场价格波动风险，确保奶农利益、奶业健康发展。适当下调乳制品加工企业准入规模门槛，让更多规模牧场能够自行加工并生产具有地域特色的乳制品，让更多的平价乳品进校园、进社区，延长养殖场产业链，增强抵抗市场风险的能力。

中国三省份小学生饮用奶干预前后食物摄入状况研究

代港　陈慕磊　成雪　朴玮　杨博　于冬梅　杨雪锋　李晓辉
张帆　陈永祥　李淑娟

　　学龄儿童处于生长发育的关键时期，合理膳食对于其健康生长起着至关重要的作用。《健康中国行动（2019—2030年）》指出，要全面推动实施《国民营养计划（2017—2030年）》，因地制宜开展营养和膳食指导。对学龄儿童进行营养健康教育和膳食干预，有助于儿童养成合理膳食习惯、改善不良饮食行为。本研究于2022—2023年对小学生实施营养健康宣教及膳食干预，了解并评价饮用奶干预前后小学生食物摄入状况，为学龄儿童营养健康状况改善提供科学依据[①]。

一、对象与方法

（一）对象

　　项目抽样设计兼顾经济有效性及可行性，并考虑样本分布的均衡性和城乡差异，采用分层随机抽样方法，在实施学生饮用奶计划的省份按照东部、中部、西部各选取1个省份，每个省各抽取1个城市点、1个农村点，共计6个调查点，每个调查点均以学校为单位进行随机抽样。样本量的计算以2010—2012年中国6~11岁儿童的生长迟缓率3%作为计算标识，考虑东中西地区、城乡和性别，共计12层；每个调查点的小学生样本量应为1 680人，男女各半。每个调查点分别选取1所推广学生奶的学校作为干预组，1所没有推广学生奶的学校作为对照组。干预组、对照组的调查对象均为小学三、四、五年级学生，干预组和对照组样本量均为840人，每个年级280人，男女各半。调查最终选取海南、湖北和四川三省23所小学的三至五年级学生作为研究对象。

---

　　① 代港，陈慕磊，成雪，等．中国三省份小学生饮用奶干预前后食物摄入状况研究．中国食物与营养．2024，30（6）：9-12．

（二） 方法

1. 干预方法

基线调查后，在项目开始后的连续2个学期内，在正常饮食的基础上，向干预组学生发放200 mL的预包装纯牛奶，同时以班为单位，由班主任督促检查，尽量让学生都能在学校饮用纯牛奶。同时向干预组学生发放饮奶与健康相关知识纸质宣传材料，辅以针对性的健康讲座（至少2次），提高干预对象的营养与健康素养，引导学生养成每天自觉饮奶的意识和行为习惯。对干预组学生看护人的干预主要通过家长会发放营养宣教资料，组织看护人进行至少2次知识讲座。

2. 调查方法

项目研究内容包括询问调查和医学体检。干预组和对照组所有学生均采用国家级项目组统一设计的调查问卷进行信息的收集，问卷包括：学校基本情况、学生基本情况、学生学习和健康状况、学生健康行为、学生饮奶知识、态度、行为（KAP）调查问卷、家长或看护人KAP调查问卷；医学体检为骨密度检测。其中学生健康行为包括过去一个月各类食物的食用频率及平均每次食物摄入量。

3. 质量控制

项目采用统一的调查方案及调查手册，并对调查人员进行统一培训。入班调查时，要求学生独立完成问卷，调查员对收回的问卷及时核查，对漏项或误填的问卷及时进行补填及修正。调查问卷收回后及时清点，保证收集的数据资料真实可靠。

（三） 统计分析

采用SAS 9.4进行数据清理及统计分析。儿童食物摄入量的计算，是将过去一个月内各类食物的摄入频率及摄入量折算成平均每日食物摄入量，并比较干预组和对照组儿童在干预前后食物摄入量的差值是否有显著差异，进行t检验，以$P<0.05$作为检验标准。

二、结果与分析

（一） 纳入研究的样本量状况

本研究最终纳入膳食数据分析的儿童样本量为4 795人，其中干预组、对照组儿童分别为2 026人、2 769人，其中男生、女生分别为2 433人、2 362人，城、乡分别为1 779人、3 016人（表1）。

表1 中国三省份小学生样本状况 （人）

特征	干预组	对照组	合计
合计	2 026	2 769	4 795
城乡			
城市	575	1 204	1 779
农村	1 451	1 565	3 016
性别			
男	1 020	1 413	2 433
女	1 006	1 356	2 362

（二）干预前后两组儿童食物摄入量比较

干预组和对照组儿童在谷类食物、坚果、蔬菜、水果、畜禽肉、零食、液态奶、乳饮料共8类食物的干预前后摄入量差值有统计学差异（表2）。干预组儿童在干预前后谷类食物摄入量大幅下降，减少43.58 g，而对照组有少量增加，增加6.1 g，差异具有统计学意义（$P<0.01$）；干预组儿童的坚果、水果、畜禽肉、零食摄入量在干预后有较大增加，分别增加20.14 g、66.03 g、64.80 g、46.77 g，与对照组增加的摄入量相比，有显著差异；干预组儿童的蔬菜、液态奶、乳饮料的摄入量在干预后有不同程度的增加，分别增加56.74、21.03 g、1.17 g，而对照组的摄入量在终期调查有一定的减少。

表2 干预组和对照组儿童食物摄入量 （折合为 g/d）

食物种类	干预前		干预后		干预组差值	对照组差值	t 值	P 值
	干预组	对照组	干预组	对照组				
谷类	380.60±218.93	352.42±261.89	341.16±270.75	357.90±335.46	−43.58	6.10	3.8	<0.01
薯类	58.81±116.68	62.80±158.80	62.44±152.36	59.32±153.79	18.85	20.06	0.19	0.85
大豆类	21.61±77.92	25.16±57.04	49.25±151.56	40.60±116.29	30.80	22.96	−1.46	0.15
坚果类	27.11±72.12	27.01±79.06	46.83±137.46	35.11±119.80	20.14	10.06	−2.07	0.04
蔬菜	245.40±215.80	239.56±238.04	316.87±382.27	255.18±368.02	56.74	−7.01	−4.14	<0.01
水果	161.10±220.99	230.53±407.93	206.20±327.57	165.61±401.00	66.03	3.02	−3.9	<0.01
畜禽肉	161.65±198.33	168.93±207.59	227.34±376.12	172.47±338.62	64.80	14.51	−3.48	<0.01
鱼类	47.32±105.61	41.75±105.99	62.66±163.73	57.88±141.78	14.21	18.77	0.73	0.46
零食	60.52±144.84	54.83±154.37	106.40±264.11	80.48±160.75	46.77	24.50	−2.26	0.02
液态奶	253.00±233.90	267.39±278.16	269.76±320.93	218.91±322.25	21.03	−16.24	−2.72	<0.01
酸奶	72.48±147.58	94.48±179.17	70.71±172.59	62.14±230.31	2.38	−3.75	−0.73	0.47

(续表)

食物种类	干预前 干预组	干预前 对照组	干预后 干预组	干预后 对照组	干预组差值	对照组差值	t 值	P 值
奶粉	24.25±134.86	26.36±129.17	33.57±107.17	25.78±148.28	10.97	5.64	-1.02	0.31
乳饮料	66.11±156.67	53.45±180.41	61.82±201.82	27.33±107.74	1.17	-16.51	-2.38	0.02
含糖饮料	62.62±179.84	54.87±151.25	60.38±202.09	36.23±164.67	-3.48	-18.63	-1.83	0.07

（三）干预前后城乡两组儿童食物摄入量比较

城市儿童干预组和对照组在坚果、蔬菜、水果、零食、乳饮料共5类食物的干预前后摄入量差值有统计学差异（$P<0.05$）（表3）。干预组的坚果、蔬菜、水果、零食、乳饮料在干预后有较大增加，分别增加41.72 g、138.64 g、116.09 g、95.41 g、65.8 g，与对照组增加的摄入量增加值相比，存在显著差异。

农村儿童干预组和对照组在谷类、蔬菜、水果、畜禽肉、液态奶、含糖饮料共6类食物的干预前后摄入量差值有统计学差异（表4）（$P<0.05$）。干预组的谷类食物摄入减少量（98.10 g）显著高于对照组的减少量（32.79 g）；干预组的蔬菜、水果、畜禽肉、液态奶摄入量呈不同程度的增加，增加值分别为14.08 g、40.12 g、49.31 g、8.51 g，而对照组有不同程度的减少；干预组的含糖饮料摄入量减少值（21.95 g）低于对照组的减少值（47.12 g）。

表3 城市干预组和对照组儿童食物摄入量 （折合为g/d）

食物种类	干预前 干预组	干预前 对照组	干预后 干预组	干预后 对照组	干预组差值	对照组差值	t 值	P 值
谷类	370.38±185.37	315.65±187.82	429.66±323.41	377.01±345.08	59.32	39.54	-0.99	0.32
薯类	44.06±64.13	39.52±65.64	84.4±198.95	54.71±174.56	41.05	23.93	-1.53	0.13
大豆类	18.13±77.02	20.37±50.49	50.25±144.48	37.19±123.2	32.33	22.48	-1.11	0.07
坚果类	22.26±68.1	25.7±67.88	63.39±198.45	40.98±129.12	41.72	17.92	-2.34	0.02
蔬菜	231.12±204.09	226.67±219.6	370.25±493.3	296.12±442.72	138.64	38.52	-3.5	<0.01
水果	120.65±174.91	182.75±195.75	236.74±486.77	208.37±524.9	116.09	30.4	-2.83	<0.01
畜禽肉	133.58±157.17	151.19±183.17	228±555.65	202.39±423.92	94.66	44.23	-1.7	0.09
鱼类	50.33±95.31	39.9±93.55	83.63±224.24	63.12±161.53	34.05	25.07	-0.74	0.46
零食	44.76±118.32	45.58±144.91	140.22±343.13	76.9±172.19	95.41	22.04	-4.01	<0.01
液态奶	232.24±227.7	286.96±259.92	276.12±352.81	298.92±365.98	45.09	29.35	-0.68	0.5
酸奶	45.03±81.03	93.45±143.19	83.03±207.89	89.76±257.27	37.4	20.37	-1.18	0.24

(续表)

食物种类	干预前		干预后		干预组差值	对照组差值	t值	P值
	干预组	对照组	干预组	对照组				
奶粉	19.17±63.03	29.18±91.43	48.54±124.08	42.9±178.29	29.81	16.92	-1.23	0.22
乳饮料	31.17±115.8	32.88±98.97	93.86±221.61	37.89±131.66	65.8	12.5	-3.96	<0.01
含糖饮料	52.94±116.01	41.25±86.28	95.3±227.45	62.54±197.14	44.49	24.91	-1.37	0.17

表4 农村干预组和对照组儿童食物摄入量　　　　（折合为 g/d）

食物种类	干预前		干预后		干预组差值	对照组差值	t值	P值
	干预组	对照组	干预组	对照组				
谷类	384.64±230.80	380.75±304.03	294.18±224.52	335.73±322.79	-98.10	-32.79	3.57	<0.01
薯类	64.74±131.60	80.69±201.39	51.70±122.02	64.15±128.42	7.77	16.01	1.07	0.28
大豆类	23.01±78.27	28.82±61.34	48.78±154.84	43.90±109.18	30.06	23.43	-0.97	0.33
坚果类	29.05±73.60	28.00±86.63	39.56±98.70	30.04±110.93	10.54	3.32	-1.33	0.18
蔬菜	251.02±220.06	249.48±250.94	288.97±305.33	210.76±257.13	14.08	-56.55	-4.22	<0.001
水果	177.02±234.83	267.24±511.69	190.38±198.80	119.24±180.25	40.12	-26.71	-3.65	<0.01
畜禽肉	172.74±211.42	182.54±223.64	227.00±234.72	139.49±202.58	49.31	-18.27	-4.81	<0.01
鱼类	46.13±109.42	43.17±114.61	52.83±124.62	53.04±120.60	4.90	12.95	1.11	0.26
零食	66.73±153.64	61.77±160.80	88.68±209.25	84.50±146.83	21.35	27.27	0.50	0.61
液态奶	261.16±235.87	252.33±290.61	266.44±303.12	130.42±236.17	8.51	-66.60	-4.78	<0.01
酸奶	83.90±166.36	95.28±202.53	65.16±153.82	36.89±199.37	-14.39	-25.91	-1.11	0.27
奶粉	26.47±156.16	24.43±149.60	27.60±99.05	12.81±119.12	2.92	-1.99	-0.89	0.38
乳饮料	80.63±168.72	68.27±220.06	50.00±192.77	19.4±84.70	-23.44	-36.58	-1.46	0.14
含糖饮料	66.51±199.75	64.81±184.16	46.84±189.72	18.06±134.95	-21.95	-47.12	-2.49	0.01

三、讨论

本研究结果显示，干预前后，干预组和对照组小学生在谷类食物、坚果、蔬菜、水果、畜禽肉、零食、液态奶、乳饮料共8类食物的摄入量差值有统计学差异；干预组除了谷类食物和含糖饮料摄入下降以外，其他各类食物均有所增加，而对照组蔬菜、液态奶、酸奶、乳饮料和含糖饮料摄入有所下降，而且干预组相比于对照组在坚果、蔬菜、水果、畜禽肉、液态奶摄入方面有显著的增加。这说明，营养教育和膳食干预对改善儿童膳食摄入状况方面有一定的积极影响，这与国内、国外的相关研究相一致。另外，干预组儿童谷物摄入有一定的减少,减少了 43.58 g,这可能与其他类食物的摄入增加有关系。

城市干预组儿童的膳食改善更加明显,坚果、蔬菜、水果、零食、乳饮料都有大幅的增加。相对来看,农村干预组儿童谷类食物大幅下降,可能与其他类食物的增加有关系,而蔬菜、水果、畜禽肉、液态奶有少量的增加,相对于对照组儿童该类别食物减少,仍存在一定向好的改善。而含糖饮料作为应限制摄入的食物,城市儿童呈现出摄入增加的状况,而农村干预组儿童减少的摄入量低于对照组儿童,这说明在膳食干预中,对于限制摄入的食物如含糖饮料应更加明确指出其危害性,以减少儿童相应食物的摄入。

研究发现,通过学生奶相关营养教育及膳食干预,干预组和对照组儿童在谷类食物、坚果、蔬菜、水果、畜禽肉、零食、液态奶、乳饮料 8 类食物干预前后的摄入量差值有统计学差异,城市儿童干预组和对照组在坚果、蔬菜、水果、零食、乳饮料共 5 类食物干预前后的摄入量差值有统计学差异,农村儿童干预组和对照组在谷类、蔬菜、水果、畜禽肉、液态奶、含糖饮料共 6 类食物干预前后的摄入量差值有统计学差异。儿童营养教育、膳食干预可显著改善儿童食物摄入状况。

中国三省份小学生饮奶干预知信行评价

成雪　杨博　代港　杨雪锋　张帆　李晓辉　朴玮
李淑娟　蔡姝雅　琚腊红　赵丽云　于冬梅

学龄儿童处于生长发育的关键阶段，对能量和各种营养素的需求量相对较高。《中国居民膳食指南（2022）》指出，"学龄儿童每天应摄入 300 mL 及以上液体奶或相当量的奶制品"。虽然我国儿童营养与健康状况近年来有了很大改善，但是仍存在很多问题。一方面，儿童营养不良的问题依然存在，钙、铁、维生素 A 等营养素摄入不足非常常见；另一方面，超重、肥胖检出率持续上升，高血压、高血脂和糖尿病等慢性疾病低龄化问题日益显著。根据《2015—2017 年中国居民营养与健康状况监测报告》，我国 6~11 岁儿童奶类摄入量为 70.9 g/（人·d），其中城市儿童 97.4 g/（人·d），农村儿童 47.3 g/（人·d）。本研究对三省份小学生进行饮奶干预，提升学生和家长的饮奶相关知信行（KAP）的情况，并对其进行评价①。

一、材料与方法

（一）对象

采用随机抽样的方法，在我国东部、中部、西部分别选择 1 个省份（海南省、湖北省、四川省）；每个省各抽取 1 个城市点、1 个农村点，共计 6 个调查点；每个调查点分别选取 1 所推广学生奶的学校作为干预组，1 所没有推广学生奶的学校作为对照组。干预组和对照组的调查对象均为小学三、四、五年级学生。

（二）方法

1. 调查方法

调查内容包括询问调查和医学体检，所有内容将对全部选中小学生开展两次：一是在项目开始时收集学生基线信息；二是在项目实施 1 个学年后收集终期信息。所有学生采用

---

① 成雪，杨博，代港，等．中国三省份小学生饮奶干预知信行评价．中国食物与营养，2024，30（6）：5-8.

国家级项目组统一设计的调查问卷进行信息收集,本文涉及的问卷为学生饮奶KAP调查问卷,其中包含5道营养相关知识的题目、5道营养相关态度的题目和5道营养相关行为的题目。

2. 干预方法

从项目开始后的一学年(连续2个学期)内,在正常饮食的基础上,向干预组学生发放200 mL的预包装纯牛奶;以班级为单位,班主任督促检查,确保学生在学校饮用完毕。向学生发放纸质宣传材料,同时开展有针对性的健康讲座。对照组学校学生不实施任何干预。

(三) 质量控制

本项目成立国家级、省级、县区级三级质量控制小组,使用统一方案、工作手册和调查问卷,组织统一培训和考核,使用统一设备,数据统一由epidata录入。

(四) 统计分析

采用SAS 9.4软件进行数据清理和分析。统计分析营养相关知识、态度和行为情况百分比,采用卡方检验来分析百分比。

二、结果与分析

(一) 样本状况

基线调查共调查小学生2 540名,其中干预组1 179名、对照组1 361名。终末调查共调查小学生2 506名,其中干预组1 171名、对照组1 335名(表1)。

表1 干预组和对照组样本状况 (人,%)

分组	基线(n,百分比)	干预后(n,百分比)
对照组	1 361 (53.6)	1 335 (53.3)
干预组	1 179 (46.4)	1 171 (46.7)
合计	2 540 (100.0)	2 506 (100.0)

(二) 营养相关知识掌握的情况

组间比较来看,干预前,除"学龄儿童每天饮奶量"外,干预组营养知识掌握的百分比均高于对照组;干预后,除"学龄儿童每天饮奶量"外,干预组营养知识掌握的百分比均高于对照组。组内比较来看，干预组和对照组在干预后营养知识掌握的百分比均高于干预前，并且干预组在干预前后"学龄儿童每天的饮奶量""纯牛奶的作用""酸奶不可以代替牛奶"的知晓率差值高于对照组（表2）。

表2 干预组和对照组干预前后营养相关知识掌握的情况 （%）

知识	基线				干预后			
	对照组 ($n=1\,361$)	干预组 ($n=1\,179$)	χ^2	P值	对照组 ($n=1\,335$)	干预组 ($n=1\,171$)	χ^2	P值
奶及奶制品有利于骨骼健康**##	89.1	92.7	957.15	<0.0001	95.2	97.1	1 200.47	<0.0001
学龄儿童每天的饮奶量**##	30.9	21.9	191.64	<0.0001	38.7	38.0	34.89	<0.0001
含乳饮料（如酸酸乳）不是纯牛奶**##	85.4	88.5	792.85	<0.0001	89.4	91.8	955.15	<0.0001
纯牛奶的作用**##	53.6	58.5	43.03	<0.0001	66.2	85.1	489.82	<0.0001
酸奶不可以代替牛奶**##	82.7	83.3	635.05	<0.0001	84.3	86.9	754.44	<0.0001

注：** 对照组干预前后比较，$P<0.05$；## 干预组干预前后比较，$P<0.05$。

（三）营养相关态度的情况

干预前，对照组选择纯牛奶的食物喜好为63.3%，高于干预组的58%；干预后，对照组选择纯牛奶的食物喜好为63.9%，低于干预组的76.3%。组内比较来看，干预组在干预前后"愿意了解奶类相关的营养知识""愿意听从书本、老师和家长的饮食指导""食物喜好纯牛奶""会坚持喝奶""食物的营养重要"的百分比差值均高于对照组（表3）。

表3 干预组和对照组干预前后营养相关态度的情况 （%）

知识	选项	基线				干预后			
		对照组 ($n=1\,361$)	干预组 ($n=1\,179$)	χ^2	P值	对照组 ($n=1\,335$)	干预组 ($n=1\,171$)	χ^2	P值
了解奶类相关的营养知识**##	愿意	91.5	92.1	785.39	<0.0001	90.5	94.5	782.83	<0.0001
听从书本、老师和家长的饮食指导**##	愿意	91.3	92.4	783.40	<0.0001	90.7	94.2	792.01	<0.0001
食物喜好**##	酸酸乳	8.5	9.7	91.28	<0.0001	8.8	7.0	303.70	<0.0001
	纯牛奶	63.3	58.0			63.9	76.3		
	奶茶	25.7	29.0			23.8	14.8		
	奶糖	2.6	3.4			3.5	1.9		
坚持喝奶**##	会	86.2	88.4	595.78	<0.0001	88.8	95.5	747.76	<0.0001

(续表)

知识	选项	基线				干预后			
		对照组 ($n=1\,361$)	干预组 ($n=1\,179$)	χ^2	P值	对照组 ($n=1\,335$)	干预组 ($n=1\,171$)	χ^2	P值
食物的营养重要还是味道重要 ** ##	营养重要	91.2	93.8	797.50	<0.000 1	90.5	95.4	797.48	<0.000 1
	味道重要	8.8	6.2			9.6	4.6		

注：** 对照组干预前后比较，$P<0.05$；## 干预组干预前后比较，$P<0.05$。

（四）营养相关行为的情况

干预前，对照组分别有 79.0% 和 41.8% 的调查对象会关注配料表和营养标签和会主动向家长或者学校索要奶，高于干预组的 78.9% 和 33.6%；干预后，对照组分别有 81.3% 和 55.1% 的调查对象会关注配料表和营养标签和会主动向家长或者学校索要奶，低于对照组的 84.9% 和 61.8%。组内比较来看，干预组在干预前后"每周饮奶 5 d 及以上""会关注配料表和营养标签""经常选择奶或者奶制品作为零食""会主动向家长或者学校索要奶""会主动向家长或老师提出营养健康问题"的百分比差值均高于对照组（表4）。

表4　干预组和对照组干预前后营养相关行为的情况　　　　　　　（%）

知识	选项	基线				干预后			
		对照组 ($n=1\,361$)	干预组 ($n=1\,179$)	χ^2	P值	对照组 ($n=1\,335$)	干预组 ($n=1\,171$)	χ^2	P值
每周饮奶 ** ##	几乎不喝	10.8	6.5	0.05	0.829 7	10.0	4.6	61.62	<0.000 1
	1~2 d	22.9	16.9			22.8	9.5		
	3~4 d	26.4	20.8			24.5	15.0		
	5 d 及以上	39.9	55.8			42.7	70.9		
关注配料表和营养标签 ** ##	会	79.0	78.9	347.24	<0.000 1	81.3	84.9	448.10	<0.000 1
选择奶或者奶制品作为零食 ** ##	经常	21.8	27.4	278.31	<0.000 1	30.3	46.8	46.27	<0.000 1
	很少	42.8	44.0			46.3	39.9		
	极少	35.4	28.6			23.4	13.3		
主动向家长或者学校索要奶	会	41.8	33.6	126.91	<0.000 1	55.1	61.8	10.71	00.001 1
主动向家长或老师提出营养健康问题 ** ##	会	63.1	64.4	55.87	<0.000 1	68.2	73.5	145.56	<0.000 1

注：** 对照组干预前后比较，$P<0.05$；## 干预组干预前后比较，$P<0.05$。

三、讨论

奶和奶制品含有丰富的营养，提供能量和高质量蛋白质以及一系列必需的微量营养素（特别是钙、镁、钾、锌和磷）。根据 2010—2013 年中国居民营养与健康状况监测，我国 6~17 岁儿童平均每人每天奶及奶制品摄入量为 34.5 g，只达到了推荐量的 1/10。2016—2017 年，我国小学生乳类及制品消费量达到《中国居民膳食指南》推荐摄入量的比例仅为 13.3%。

本研究发现，干预后小学生的营养相关知识掌握情况有所提升。在成都市某农村学校开展的营养健康教育干预结果显示，干预组学生大部分题目在干预后其营养知识知晓率均高于对照组，同样，在本研究中干预后的大部分营养知识题目，干预组学生的知晓率均高于对照组，并且干预组在干预前后大部分问题的知晓率差值高于对照组，证明干预有效。本研究发现，干预组和对照组在"学龄儿童每天的饮奶量"知晓率最低，可能是由于学生对学龄儿童的概念和量的概念比较模糊，建议加强相关知识的宣教。此外，干预后学生的营养相关态度和行为均有明显改善。在加拿大开展的一项营养干预项目显示，干预组乳制品相关营养素（蛋白质、维生素 B_2、维生素 B_{12}、维生素 D、钙、磷、钾）的摄入量远远大于对照组，说明营养教育和提供奶类及乳制品能有效提高学生对营养知识的认知程度，正确的营养知识可以促进养成健康的饮食行为。

2018 年 6 月，国务院办公厅出台《关于推进奶业振兴保障乳品质量安全的意见》（国办发〔2018〕43 号），提出大力推广国家"学生饮用奶计划"，扩大覆盖范围，强化正面引导，普及营养知识，提倡科学饮奶。本研究仅仅开展了一年的干预，建议采取长期干预措施，建议相关部门和学校切实落实"学生饮奶计划"，综合运用《中国居民膳食指南》，从饮奶知识和行为等多方面入手进行干预，将饮奶教育和提供奶制品融入学校日常，促进学龄儿童健康成长。

饮奶行为干预对学龄儿童体格发育及体质指数的影响

杨博　于冬梅　杨雪锋　张帆　李晓辉　李淑娟　成雪
赵丽云　代港　朴玮　陈永祥

奶及奶制品是人体重要的营养来源，在各种膳食来源中其钙的含量和生物利用率均较高，同时也是优质蛋白质的重要来源。对于正处于生长发育高峰期的儿童青少年来讲，充足的奶及奶制品摄入不仅可以促进骨骼发育，还可以显著改善消瘦等营养不足问题。我国的"学生奶饮用计划"自2000年实施至今已经23年，但相关调查研究结果显示，我国学龄儿童的平均饮奶量仍未达到《中国居民膳食指南（2022）》的推荐摄入量。《2015—2017年中国居民营养与健康状况监测报告》中指出，2016—2017年中国6~11岁儿童奶及奶制品平均每人日摄入量为70.9 g。本研究以小学三至五年级在校生为对象，开展饮奶相关知信行干预效用研究，比较干预实施前后干预对象营养健康状况变化，为提高学龄儿童饮奶水平及制定相关的干预措施，进而提高学龄儿童群体的营养健康水平提供科学依据[①]。

一、材料与方法

（一）研究对象

本研究以小学三至五年级在校生为对象，分别在海南省、湖北省、四川省各选取1个城市点和1个农村点。每个项目点按干预措施分别选取1所学校为干预组和对照组，若干预组与对照组人数差距较大，则需在人数较少的组别增加1所学校进行研究对象的补充，以使2组研究对象人数基本一致。筛选标准：①无乳糖不耐受等影响饮奶行为的生理特征；②无影响正常饮食的严重疾病；③能够保证全程参与本研究，无转学或休学；④监护人同意。

---

① 杨博，于冬梅，杨雪锋，等．饮奶行为干预对学龄儿童体格发育及体质指数的影响．中国食物与营养．2024，30（6）：13-16．

（二）研究方法

1. 数据收集及分析

采用队列研究的方法，在基线（T0）和终期（T1）时，分别对干预组和对照组开展身高和体重测量，并计算体质指数（BMI）。比较干预组和对照组在研究前后各指标变化的量的差异，对干预效果进行评价。

2. 干预方法

（1）干预组：干预时间为1学年（连续2个学期）。其间，开展相关营养知识教育，内容重点在于增强对饮奶益处的认识，并实施饮奶行为的引导与培养。干预开始后，在正常饮食的基础上，每个学习日额外发放200 mL的预包装纯牛奶（每100 mL主要营养成分含量为：能量286 kJ、蛋白质3.3 g、脂肪4.9 g、碳水化合物4.8 g）。班主任作为学生饮奶行为的监督员，指导学生尽量在学校饮用学生奶，保证干预措施落实到位。

（2）对照组：始终保持研究开始时的自然生活状态。

3. 体格测量

身高和体重的测量参照WS/T 424—2013《人群健康监测人体测量方法》中的方法进行操作。消瘦的判定参照WS/T 456—2014《学龄儿童青少年营养不良筛查》中相应的标准进行，超重与肥胖的判定标准参照WS/T 586—2018《学龄儿童青少年超重与肥胖筛查》中相应的标准进行。

（三）统计学分析

使用Epidata3.1软件进行数据录入，使用SAS 9.4软件对数据进行清理和分析。身高、体重、BMI结果采用均数±标准差（$\bar{x}\pm s$）进行统计学描述。采用t检验对不同分层中干预组和对照组的各项指标变化的量进行比较分析。$P<0.05$为差异有统计学意义。

二、结果与分析

（一）基本情况

本研究共纳入全程参与的有效样本7 856人，其中干预组3 899人、对照组3 957人；男性3 854人、女性4 002人；城市4 082人、农村3 774人。年龄组分布上，8~岁、9~岁、10~岁、11~岁年龄组的样本量分布分别是1 791人、3 250人、2 275人、540人（表1）。

表 1 研究对象基本情况 (n，人)

分组		干预组	对照组	合计
合计		3 899	3 957	7 856
性别	男性	1 983	1 871	3 854
	女性	1 916	2 086	4 002
城乡	城市	2 132	1 950	4 082
	农村	1 767	2 007	3 774
年龄组（岁）	8~	818	973	1 791
	9~	1 645	1 605	3 250
	10~	1 123	1 152	2 275
	11~	313	227	540

（二）饮用学生奶对学龄儿童身高的影响

从总体上看，干预组在研究前后的身高均值分别为（1.35±0.08）m 和（1.43±0.08）m，变化值为（0.08±0.09）m；对照组在研究前后的身高均值分别为（1.36±0.08）m 和（1.43±0.09）m，变化值为 0（0.06±0.09）m，干预组和对照组身高的变化值的差异存在统计学意义，干预组身高变化值大于对照组身高的变化值。在其他分层分析中，除 11~年龄组以外，干预组身高的变化在研究前后均大于对照组身高的变化（表 2）。

表 2 研究前后干预组与对照组身高状况变化的比较 ($\bar{x}\pm s$，m)

分组		干预组			对照组			t	P^*
		T0	T1	差值	T0	T1	差值		
合计		1.35±0.08	1.43±0.08	0.08±0.09	1.36±0.08	1.43±0.09	0.06±0.09	−10.41	<0.000 1
性别	男	1.35±0.08	1.43±0.08	0.08±0.09	1.36±0.08	1.42±0.08	0.06±0.09	−7.55	<0.000 1
	女	1.35±0.09	1.44±0.08	0.08±0.09	1.36±0.08	1.43±0.09	0.07±0.09	−7.33	<0.000 1
城乡	城市	1.36±0.08	1.44±0.08	0.08±0.09	1.38±0.08	1.44±0.08	0.06±0.09	−7.62	<0.000 1
	农村	1.35±0.09	1.43±0.08	0.08±0.09	1.35±0.08	1.41±0.08	0.06±0.09	−7.09	<0.000 1
年龄组（岁）	8~	1.29±0.07	1.37±0.06	0.08±0.08	1.31±0.06	1.37±0.07	0.05±0.09	−6.01	<0.000 1
	9~	1.34±0.08	1.42±0.07	0.08±0.09	1.36±0.07	1.41±0.07	0.06±0.09	−7.32	<0.000 1
	10~	1.39±0.07	1.47±0.07	0.07±0.09	1.40±0.07	1.47±0.08	0.09±0.09	−4.00	<0.000 1
	11~	1.41±0.08	1.52±0.08	0.10±0.10	1.43±0.09	1.51±0.07	0.09±0.10	−1.53	0.126 3

注：* P 值为干预组与对照组差值比较结果，检验水准为 $P<0.05$。

（三）饮用学生奶对学龄儿童体重的影响

从总体上看，干预组在研究前后的体重均值分别为（31.64±8.12）kg 和（36.75±9.38）kg，变化值为（4.80±10.63）kg；对照组在研究前后的体重均值分别为（32.97±8.59）kg 和（37.04±9.38）kg，变化值为（3.58±11.11）kg，干预组和对照组体重变化值的差异存在统计学意义，干预组体重变化值大于对照组体重变化值。进一步分析发现，研究前后干预组男女体重的变化均大于对照组，而产生这种变化的人群为农村和8~岁年龄组（表3）。

表3 研究前后干预组与对照组体重状况变化的比较 ($\bar{x}±s$，kg)

分组		干预组			对照组			t	P^*
		T0	T1	差值	T0	T1	差值		
合计		31.64±8.12	36.75±9.38	4.80±10.63	32.97±8.59	37.04±9.38	3.58±11.11	-3.51	0.000 5
性别	男	31.61±8.03	37.29±9.89	5.65±10.83	32.79±8.53	37.59±10.01	4.87±11.47	-2.14	0.032 2
	女	31.66±8.21	36.18±8.80	4.27±10.38	33.12±8.66	36.53±8.72	3.61±10.76	-2.63	0.008 6
城乡	城市	32.66±7.89	36.98±9.31	4.20±10.95	34.11±8.95	38.73±9.78	4.87±11.93	1.63	0.104 4
	农村	30.43±8.22	36.46±9.47	5.51±10.15	31.94±8.13	35.33±8.63	3.57±10.26	-7.32	<0.000 1
年龄组（岁）	8~	28.11±6.51	32.30±7.35	4.21±8.63	30.00±7.26	33.15±7.76	3.15±10.30	-2.33	0.019 9
	9~	31.45±7.92	36.30±8.96	4.49±13.69	31.94±7.79	36.24±8.78	4.31±10.71	-1.28	0.199 5
	10~	33.64±8.36	39.00±9.49	5.15±11.47	35.83±9.13	40.30±9.53	4.55±11.85	-1.63	0.102 6
	11~	34.69±8.58	42.55±10.31	7.73±12.23	37.36±9.87	43.71±10.38	6.25±12.94	1.45	0.143 3

注：$^*P$ 值为干预组与对照组差值比较结果，检验水准为 $P<0.05$。

（四）饮用学生奶对学龄儿童消瘦的影响

从总体上看，干预组在研究前后消瘦率下降4.8个百分点，对照组在研究前后消瘦率下降1.4个百分点，干预组与对照组相比较，差异存在统计学意义，干预组消瘦率的下降大于对照组消瘦率的下降。进一步分析发现，消瘦率的下降主要出现在农村人群以及10~岁年龄组（表4）。

表4 研究前后干预组与对照组消瘦率状况比较 （%）

分组		干预组			对照组			χ^2	P^*
		T0	T1	差值	T0	T1	差值		
合计		10.0	5.2	-4.8	8.8	7.5	-1.4	8.224 9	0.004 1
性别	男	10.7	0	-10.7	10.5	0	-10.5	0.568 2	0.451 0
	女	9.2	10.5	1.3	7.4	14.0	6.6	9.629 6	0.001 9

(续表)

分组		干预组			对照组			χ^2	P^*
		T0	T1	差值	T0	T1	差值		
城乡	城市	5.5	6.4	1.0	7.2	7.3	0.1	2.595 0	0.107 2
	农村	15.5	3.7	-11.7	10.4	7.6	-2.8	33.307 2	<0.000 1
年龄组（岁）	8~	8.9	5.3	-3.6	8.8	7.5	-1.4	0.081 0	0.776 0
	9~	9.0	5.2	-3.8	8.9	7.3	-1.6	0.029 2	0.864 4
	10~	10.5	5.9	-4.6	8.2	7.4	-0.8	11.240 9	0.000 8
	11~	16.1	2.3	-13.8	12.2	9.0	-3.2	4.850 5	0.027 6

注：$^*P$ 值为干预组与对照组差值比较结果，检验水准为 $P<0.05$。

（五）饮用学生奶对学龄儿童超重、肥胖的影响

从总体上看，干预组在研究前后超重率和肥胖率分别下降0.6个百分点和2.9个百分点，对照组在研究前后超重率和肥胖率分别下降1.2个百分点和3.5个百分点，对照组下降率大于干预组。在各层分析的阳性结果中，超重率和肥胖率的下降均为对照组大于干预组（表5、表6）。

表5 研究前后干预组与对照组超重状况比较 （%）

分组		干预组			对照组			χ^2	P^*
		T0	T1	差值	T0	T1	差值		
合计		5.2	4.6	-0.6	7.5	6.3	-1.2	16.000 0	<0.000 1
性别	男	0.0	0.0	0.0	0.0	0.0	0.0	—	—
	女	10.5	9.4	-1.1	14.0	11.8	-2.2	10.004 4	0.001 6
城乡	城市	6.4	5.9	-0.5	7.3	5.6	-1.6	0.004 9	0.944 0
	农村	3.7	3.1	-0.6	7.6	6.9	-0.8	38.655 0	<0.000 1
年龄组（岁）	8~	5.3	4.5	-0.9	7.5	7.3	-0.2	12.106 2	0.000 5
	9~	5.2	5.1	-0.1	7.3	6.4	-0.8	1.194 2	0.274 5
	10~	5.9	5.0	-0.9	7.4	5.9	-1.5	3.834 3	0.050 2
	11~	2.3	1.6	-0.7	9.0	2.7	-6.3	2.750 4	0.097 2

注：$^*P$ 值为干预组与对照组差值比较结果，检验水准为 $P<0.05$。

表6 研究前后干预组与对照组肥胖状况比较 （%）

分组		干预组			对照组			χ^2	P^*
		T0	T1	差值	T0	T1	差值		
合计		6.9	4.0	-2.9	8.7	5.2	-3.5	6.033 9	0.014 0
性别	男	0.0	0.0	0.0	0.0	0.0	0.0	—	—
	女	14.0	8.1	-5.8	16.3	9.7	-6.6	3.373 2	0.066 3
城乡	城市	8.3	4.8	-3.5	8.3	5.2	-3.2	0.229 9	0.631 6
	农村	5.2	3.1	-2.1	9.0	5.2	-3.8	10.784 8	0.001 0
年龄组（岁）	8~	6.3	3.6	-2.7	10.1	5.9	-4.2	5.200 8	0.022 6
	9~	8.1	4.9	-3.2	8.3	4.9	-3.4	0.000 1	0.991 6
	10~	6.7	3.9	-2.8	8.9	5.4	-3.5	3.117 7	0.077 4
	11~	2.6	1.0	-1.6	4.1	2.7	-1.4	2.278 6	0.131 2

注：*P值为干预组与对照组差值比较结果，检验水准为$P<0.05$。

三、讨论

奶及奶制品对于人的生长发育的影响已经被众多研究所观察到。然而，在我国的相关调查中，学龄儿童的奶及奶制品的摄入量仍明显不足，这可能导致奶及奶制品对于学龄儿童生长发育的积极作用尚未充分显现。本研究通过对学龄儿童的饮奶行为开展干预，观察提高奶的摄入量对学龄儿童生长发育的影响。

从研究对象总体的身高变化看，干预组在研究前后身高的增长大于对照组，并且在性别和城乡之间的比较结果中均观察到了类似结果，这与尹进等的研究结果相一致。然而，在年龄组的分析中，10~岁组和11~岁组未观察到干预组的身高增长与对照组的差异。提示，牛奶富含钙质、维生素A、维生素D以及蛋白质，增加一定量的牛奶摄入对于一般学龄儿童的身高发育是存在促进作用的。另外，对于年龄较大的儿童群体，其膳食摄入品种更加丰富，摄食量也相对低年龄组大。因此，其所摄入的相关营养元素的总量增长可能掩盖了由于饮奶所带来的相应增长，造成干预组的身高变化与对照组的身高变化之间的关系与低年龄组不一致。

在体重的变化方面我们可以观察到，干预组和对照组在总体和性别之间，干预组体重的增长大于对照组。这提示，饮奶量的增加可能与体重的增长呈正相关，这与刘金宝等的研究结果基本一致。从城乡看，城市的干预组与对照组之间体重的变化无统计学上的差异，而农村中的干预组体重增长大于对照组。这提示，每日增加200 mL的饮奶量对于营养状况相对较好的城市学龄儿童的体重增加效果不明显，但是对于农村地区的学龄儿童的体重增长有着较为显著的作用。同时，在年龄分层分析中，8~岁年龄组对照组的体重增长高于对照组，而在其他年龄组中未观察到干预组与对照组的体重增长差异存在统计学意义。这提示，低年龄段学龄儿童体重的增长对于牛奶补充相对敏感，通过提高饮奶量可以使该人群的体重有效增加。

从饮奶对消瘦、超重和肥胖的影响看,饮奶可以有效改善消瘦状况,尤其是对农村和女童群体。而在干预结束后,干预组和对照组的超重和肥胖率均有所下降,且对照组的下降率大于干预组。其原因可能是,因为牛奶是公认的优质营养来源,增加牛奶的摄入量可以让机体获取额外的优质蛋白,同时还可以获得更多的能量及其他营养元素,因此对于消瘦人群可以达到显著改善机体营养状况的目的。而对于超重和肥胖人群来讲,一定体积牛奶的摄入可以在一定程度上限制其他食物的摄入量,同时牛奶的能量、总脂肪含量明显低于禽肉和畜肉,碳水化合物含量也远低于含糖饮料等。因此,可以初步推断,适量补充牛奶改变膳食结构,对于BMI的影响可能存在双向作用,其结果是使消瘦或者超重、肥胖人群的BMI变化趋于正常。

四、结论

学龄儿童群体增加牛奶摄入量可以促进身高发育,改善营养不足地区人群的体重。建议对于学龄儿童群体实施增加牛奶摄入量的干预措施,在有效改善该人群的消瘦状况的同时,避免超重和肥胖发生率的上升。

"小学生饮奶与健康评估"报告出炉 饮奶干预成效斐然

利乐公司

随着开学季的到来,学生群体的营养健康状况再次成为全社会关注的焦点。对处于生长发育关键时期的学龄儿童而言,科学合理的营养摄入不仅是智力发育、健康体魄及心理健康的坚实基石,更是预防未来成年期慢性疾病、奠定终身健康基础的关键所在①。

牛奶,因含有优质蛋白质、钙、铁、锌等元素,成为青少年成长道路上不可或缺的营养来源。为深入探究牛奶摄入对我国儿童健康的具体影响,中国学生营养与健康促进会携手中国疾病预防控制中心营养与健康所、海南医学院、华中科技大学同济医学院、成都市视力保护与健康促进学会,历时2年,圆满完成了"小学生饮奶与健康评估"研究项目。

据了解,该项目横跨湖北、四川、海南三省,深入覆盖23所小学的12 159名小学生群体。针对牛奶摄入对学生的生长发育、饮奶习惯、身体活动、骨密度、近期疾病等多方面的影响进行深入研究,通过一系列设计周密的调查、个性化干预措施及科学评估流程,旨在对小学生的营养与健康状况进行全面评估,推动科学膳食指导的制定,为改善儿童营养健康状况提供科学依据。

日前,这一项目的三项调研成果在核心期刊《中国食物与营养》上正式发表,引起了广泛关注。调研成果揭示了通过针对性的饮奶行为干预措施,学龄儿童的体格成长与体质指数(BMI)改善展现出了正向效应。与此同时,在实施干预后,学生及家长的营养认知态度及日常饮食行为也有了显著转变。此外,调研还显示,营养教育与膳食干预对改善儿童膳食状况亦有不容忽视的积极作用。

增强体格发育与改善体质指数:充足饮奶是关键

在"小学生饮奶与健康评估"项目《饮奶行为干预对学龄儿童体格发育及体质指数的影响》的研究中,可以看到,对于正处于生长发育高峰期的青少年儿童而言,保证充足的奶及奶制品摄入,无疑是促进体格发育与改善体质指数的关键策略。这一干预措施不仅极大地促进了骨骼的茁壮成长与发育,还有效地缓解了因营养不均衡导致的消瘦等

---

① 利乐公司."小学生饮奶与健康评估"报告出炉,饮奶干预成效斐然[EB/OL].(2024-09-26)[2024-10-18]. https://mp.weixin.qg.com/s/wl0tgUTQcj8JmV8MyUYE2A.

问题。

研究数据鲜明呈现了实施饮奶干预的组别与对照组之间的差异：干预组儿童在身高上平均增长了 0.08 m，体重增加了 4.80 kg，这两项指标均优于未接受干预的对照组（其身高增长 0.06 m，体重增加 3.58 kg）。

尤为显著的是，干预组儿童的消瘦率下降 4.8 个百分点，这一改善幅度明显大于对照组 1.4% 的降幅，直观地反应了饮奶干预在改善营养状态方面的有效性。

更为引人瞩目的是，本研究还意外揭示了饮奶干预在预防超重与肥胖方面的潜在价值。在促进学龄儿童体格健康、优化体质指数的同时，并未观察到因增加饮奶量而导致的超重或肥胖风险上升，这一发现为儿童饮食规划的制定者——家长以及教育工作者，提供了宝贵的科学依据和信心支持。

促进饮奶"知信行"融合：营养教育干预不可小觑

在"小学生饮奶与健康评估"项目《中国三省份小学生饮奶干预知信行评价》的研究中，一个鲜明的结论是积极培育小学生的饮奶习惯，对于全面促进学龄儿童体格强健与体质优化具有深远意义。该研究深刻剖析了营养教育干预的影响，揭示了提升学生营养认知水平、构建科学饮奶信念体系，是引导他们将知识转化为实践行动，最终形成健康饮奶习惯的关键路径。这一过程，充分展现了营养教育与实际行动之间的良性互动与相互促进。

数据作为坚实的支撑，进一步印证了这一结论的权威性。项目中所实施的综合性干预措施，有效推动了干预对象在生长发育、膳食均衡、生活习性等多维度的正向转变。具体表现为：干预后，每周饮奶 5 d 及以上的学生比例激增了 15.2%；主动要求喝奶的学生数量增长了 28.2%；19.4% 的学生经常选择奶或奶制品作为健康零食。

而关于膳食摄入的优化，《中国三省份小学生饮用奶干预前后食物摄入状况研究》深入剖析了干预带来的影响：干预不仅促使谷类食品摄入更为合理，还显著推动了富含关键营养素的食品消费增长，包括坚果、新鲜蔬果、优质畜禽肉类及液态奶等。值得一提的是，干预组每日液态奶的平均摄入量实现了 21.03 g 的跃升，为他们的健康成长奠定了坚实的基础。

饮奶干预成效斐然：在校饮奶很有必要

在"健康中国"的战略蓝图中，营养是奠定健康基石的首要任务，儿童、青少年作为国家的未来与希望，其营养状况更是重中之重。尤其对正处于体格与智力发育黄金期的孩子们而言，牛奶作为优质营养来源，其重要性不言而喻。此次"小学生饮奶与健康评估"项目的深入调研，以确凿的数据和显著的成效，强有力地证明了：系统性的饮奶干预，包括确保充足摄入与培养良好饮奶习惯，不仅可以提升了学生的健康认知与饮奶意识，更为其终身健康构筑了坚实的基础。

然而，调研结果亦揭示了当前的挑战：尽管小学生的日均奶及奶制品摄入量有所增长，但整体而言仍显不足，尚未达到《中国居民膳食指南（2022）》中的推荐量，"每人每日应摄入奶及奶制品 300~500 g"，学龄儿童的营养补充充满了紧迫性与必要性。

实际上，由于多重原因的影响，许多学生在家庭环境中喝不够足量的牛奶，面对这一现状，校园成了弥补家庭营养短板、强化学生营养保障的关键阵地。自 2000 年起，农业部、教育部等七部委便联合发起了国家"学生饮用奶计划"，通过每日课间向在校学生提供一杯优质牛奶，来改善学生营养状况、促进学生发育成长、提高学生健康水平。

历经二十余载，国家"学生饮用奶计划"的日供应量已经从最初的 50 万份扩大到如今的 2 775 万份，覆盖范围也已扩展至我国 31 个省份（港澳台数据缺失）的 10 万余所学校，惠及 3 210 万名学生，成为迄今为止我国持续时间最长、受益人数最多、社会反响最好的一项国家营养改善计划，更为我国青少年健康事业的蓬勃发展注入了强劲动力。

展望未来，持续深化国家"学生饮用奶计划"，仍需政府、教育系统及乳品企业等社会各界紧密协作，形成协同效应，通过不断优化政策环境，加大科普宣传力度，提升产品质量与服务水平，确保每一名孩子都能享受到这份来自国家的关爱与滋养。

少年强则国强，让我们携手并进，用营养之光照亮每一个孩子的成长之路，共同推动中国学生营养健康事业长远发展，共同描绘健康中国的美好蓝图。

第二部分
政策法规摘录

◎ 国家相关政策法规

国务院办公厅关于践行大食物观构建多元化食物供给体系的意见

树立大农业观、大食物观，农林牧渔并举，构建多元化食物供给体系，是党中央提出的明确要求，是保障粮食和重要农产品稳定安全供给的客观要求和重要举措。为推动把农业建成现代化大产业，巩固提升粮食综合生产能力，全方位、多途径开发食物资源，保障各类食物有效供给，更高质量满足人民群众多元化食物消费和营养健康需求，经国务院同意，现提出以下意见①。

一、总体要求

以习近平新时代中国特色社会主义思想为指导，全面贯彻党的二十大和二十届二中、三中全会精神，深入贯彻落实习近平总书记关于"三农"工作的重要论述，锚定建设农业强国目标，树立大农业观、大食物观，推进农业供给侧结构性改革，在保护好生态环境的前提下，从耕地资源向整个国土资源拓展、从传统农作物和畜禽资源向更丰富的生物资源拓展，有效促进食物新品种、新领域、新技术开发，加快构建粮经饲统筹、农林牧渔结合、植物动物微生物并举的多元化食物供给体系，实现各类食物供求平衡，为确保国家粮食安全、建设农业强国提供坚实保障。

到2027年，大农业观、大食物观普遍树立，食物来源渠道得到有效拓展，森林、草原、江河湖海食物资源开发取得积极进展，设施农业发展水平不断提高，生物产业稳步发展，构建形成粮经饲统筹、农林牧渔结合、植物动物微生物并举的多元化食物供给体系，产业链条延伸拓展，粮食和重要农产品供给保障更加有力。到2035年，食物产业链条健全完善，食物品种更加丰富多样，多元化食物供给体系全面建成，食物产业质量效益明显提升，人民群众多元化食物消费和营养健康需求得到有效满足。

二、全方位、多途径开发食物资源，拓展食物来源渠道

（一）巩固提升产能，夯实粮食和重要农产品供给基础。实施新一轮千亿斤粮食产能提升行动，因地制宜、有力有效加强高标准农田建设，推进粮油等主要作物大面积单产提升，全方位夯实粮食安全根基。深入实施大豆和油料产能提升工程，稳步提高食用植物油自给率。提升棉花和糖料生产能力。优化生猪产能调控机制，稳定牛羊肉基础生产能力，提升奶业竞争力，发展现代渔业。加强南菜北运基地和冷凉地区蔬菜生产基地建设。调优水果生产布局和品种结构，发展现代果园。加强粮食和重要农产品分品种供需平衡分析，引导合理安排生产。

（三）大力发展饲草产业，增加草食畜产品供给。加大人工种草力度，建设优良饲草

---

① 国务院办公厅. 国务院办公厅关于践行大食物观构建多元化食物供给体系的意见［EB/OL］. (2024-09-15)［2024-09-16］. https：//www.gov.cn/zhengce/content/202409/content_6974838.htm.

种子田和优质节水高产稳产饲草料地，加快首蓿等饲草业发展，保障肉牛、肉羊和奶牛等饲草料需求。加强天然草原修复治理，推广免耕补播改良技术，实行草畜平衡、划区轮牧。合理开发南方草山草坡，探索推广豆科与禾本科饲草混播混收混贮模式，扩种多年生饲草。发展青贮饲料，有序推进秸秆养畜，实现"秸秆变肉"。

（五）加快发展现代设施农业，拓展食物开发新空间。积极发展日光温室、塑料大棚，集中连片推进老旧设施改造提升，加快发展集约化育苗，发展基质、水培等无土栽培，在大中城市周边布局建设植物工厂。发展集约化畜禽养殖，引导养殖设施机械化、智能化改造，提升畜禽养殖标准化规模化水平。引导畜禽屠宰加工企业有序向养殖主产区转移，健全冷链加工配送体系，促进运活畜禽向运肉转变。改造升级传统养殖池塘，积极发展工厂化循环水等养殖模式。实施智慧农业建设项目，建设智慧农场（牧场、渔场）。在具备水资源条件的地区探索科学利用戈壁、荒漠等发展可持续的现代设施农业。新增农业设施建设用地不得占用永久基本农田，占用一般耕地应按规定落实占补平衡。

三、大力推进科技创新，提升食物开发质量效益

（九）加快育种创新。深入实施种业振兴行动，构建与食物开发相适应的种业创新体系。健全种质资源收集保存和鉴定利用体系，加强农作物、畜禽、农业微生物、林草、海洋和淡水渔业种质资源库建设。开展木本粮油、设施蔬菜、特色畜禽水产、优质饲草、经济林果、优良菌种等种源攻关，培育高产优质抗逆新品种。加强现代化育种制种基地建设，培育育繁推一体化种业企业。支持木本粮油、设施蔬菜种苗和草种生产基地建设。

（十）构建食物科技创新支撑体系。建设与食物开发相关的科技创新平台基地，打造食品领域战略科技力量。引导企业与科研院所合作，建设食物开发创新平台，研发推广新技术新装备。培育具有核心研发能力和产业带动力的食物开发科技企业。加快攻克木本粮油采收、设施蔬菜育播收运等食物开发关键装备瓶颈，研发推广丘陵山区适用机械、设施种植和畜牧水产养殖装备及林下作物专用机械。

四、推进全产业链建设，提升食物开发价值链

（十一）提升食物加工流通产业水平。引导食品加工企业在果蔬、畜禽和水产品等主产区布局加工产能，强化产地预冷烘干、鲜切包装等初加工设施建设，发展智能化、清洁化精深加工。支持东北地区发展大豆等农产品全产业链加工，打造食品和饲料产业集群。引导乳品企业发展奶酪、乳清等产品加工。鼓励食品加工企业开发低脂食品，利用加工副产物开发稻米油、胚芽油和蛋白饲料等产品。实施农产品仓储保鲜冷链物流设施建设工程，加强产地仓储保鲜设施建设，完善产地冷链物流重要节点布局和服务网络。改造提升农产品产地市场，在大中城市周边布局建设销地冷链集配中心、主食加工基地等。发展"生鲜电商+冷链宅配""中央厨房+食材冷链配送"等业态模式。

（十四）引导食物营养健康消费。深入实施国民营养计划，完善营养健康标准体系，鼓励企业开发营养健康食品。开展食物营养健康消费科普宣传，引导居民减油增豆、增禽增奶，增加蔬果、水产品及全谷物消费。鼓励电商平台开展产销衔接活动，促进绿色优质农产品销售。持续推进粮食节约和反食品浪费工作，从餐桌抓起，从公共食堂入手，促进食物生产、加工、消费各环节节约减损。

◎ 相关部委及行业协会管理办法

国家市场监管总局、教育部、公安部、国家卫生健康委联合印发《关于切实加强2024年春季学校食品安全工作的通知》

在主体责任方面，督促学校严格落实校长（园长）负责制，建立健全食品安全管理制度和工作职责，制定食品安全风险管控清单，严格落实"日管控、周排查、月调度"制度要求，定期组织开展食品安全隐患排查和鼠（虫）害消杀，重点检查加工场所等设施设备，清查库存食品，清理变质、过期等食品和食品原料等，并自查整改到位[①]。

在安全监管方面，组织对学校食堂、校外供餐单位开展全覆盖监督检查，督促学校食堂及其承包经营企业、校外供餐单位严格执行食品、食品添加剂和食品相关产品进货查验记录制度，开展餐饮具清洗消毒整治，加强大宗食品及原料监督抽检力度。对抽检不合格的，依法依规开展核查处置，并公开相关信息。

在规范学校食堂承包经营方面，对正在实施承包经营招投标的学校，督促学校依法依规签订合同（协议），严格约束转包、分包行为，及时公示中标企业。建立考核、评价和退出机制，重点清查不履行合同（协议）约定、违反食品安全法律法规等行为的承包经营企业。

通知还要求，加大学校食品安全与营养健康知识的宣传力度，开展食品安全科普和"厉行节约，反对浪费"教育，倡导学校食堂按需供餐，制止餐饮浪费。

国家卫生健康委发布《儿童青少年肥胖食养指南（2024年版）》

儿童、青少年正处于生长发育的重要阶段，应保证平衡膳食，达到能量和营养素摄入量及比例适宜。日常膳食做到食物多样，每天的食物应包括谷薯类、蔬菜水果、禽畜鱼蛋奶类和大豆坚果类；达到每天摄入12种以上食物，每周摄入25种以上食物[②]。

选择小份量的食物以实现食物多样，根据不同年龄儿童青少年能量的需要量，控制食物摄入总量。增加新鲜蔬菜水果、全谷物和杂豆在膳食中的比重；保证蛋白质摄入，选择富含优质蛋白质食物，如鱼、禽、蛋、瘦肉、奶及奶制品、大豆及其制品。学龄前儿童（2~5岁）每天摄入350~500 mL或相当量的奶及奶制品。学龄儿童（6~17岁）每天摄入300 mL以上或相当量的奶及奶制品。

[①] 新华社. 四部门部署加强学校食品安全监管［EB/OL］.（2024-03-13）［2024-09-01］. https：//baijiahao.baidu.com/s?id=1793416417545611058&wfr=spider&for=pc.

[②] 国家卫生健康委办公室. 儿童青少年肥胖食养指南（2024年版）［EB/OL］.（2024-02-12）［2024-09-01］. http：//www.nhc.gov.cn/sps/s7887k/202402/4a82f053aa78459bb88e35f812d184c3/files/ecdf069e964943b79c721d38289d3db0.pdf.

儿童青少年单纯性肥胖，常涉及膳食能量摄入过高。肥胖儿童青少年应控制膳食总能量摄入，做到吃饭八分饱。尽量选择天然、新鲜食材，提高鱼类、蔬菜、大豆及其制品的摄入量，保证优质蛋白质、维生素、矿物质摄入量；必要时补充复合营养素补充剂。控制精白米面的摄入，增加血糖生成指数较低的全谷物和杂豆摄入。减少高油、高盐和高糖及能量密度较高的食物的摄入，如油炸食品、甜点、含糖饮料、糖果等。

肥胖儿童青少年减重过程中，建议膳食能量应在正常体重儿童青少年需要量的基础上减少20%左右。同时，膳食结构应有利于减轻饥饿感、增加饱腹感，适当增加微量营养素密度较高的食物。

国家卫生健康委等16个部门联合印发《"体重管理年"活动实施方案》

（十）婴幼儿和学龄前儿童体重管理。指导各地扎实做好国家基本公共卫生服务0~6岁儿童健康管理项目，按照规范免费为全国城乡0~6岁儿童提供相应健康服务，加强科学育儿咨询指导服务，强化体格生长监测、营养与喂养指导、运动（活动）指导，促进吃动平衡，预防和减少儿童超重和肥胖①。（国家卫生健康委、全国妇联按职责分工负责）

（十一）学生体重管理。强化父母是儿童健康教育第一任老师的责任，培养儿童青少年形成动态测量身高、体重、腰围的健康习惯。开展健康学校创建行动计划，落实课程课时要求，拓展健康教育渠道，配齐学校卫生专业技术人员，加强学校医务室体重管理能力，开展儿童青少年的合理膳食、主动运动和心理干预等保健工作，帮助超重肥胖学生做到"一减两增，一调两测"（减少进食量、增加身体活动、增强减肥信心、调整饮食结构、测量体重、测量腰围）。开展大学生健身活动，将合理饮食、体重管理、科学生育等健康教育内容纳入选修课程。对家校发现的生长迟缓及肥胖合并疾病的学生，及时引导至相应医疗卫生机构开展个性化营养、运动指导或者医学治疗。（国家卫生健康委、教育部、体育总局、国家疾控局按职责分工负责）

关于开展全民健康素养提升三年行动（2024—2027年）的通知

党中央、国务院高度重视健康素养促进工作，明确提出"提高全民健康素养水平，是提高全民健康水平最根本最经济最有效的措施之一"。近年来，我国大力实施健康中国战略，出台一系列政策举措，推进健康中国建设，开展健康知识普及行动，取得明显成效。监测显示，我国居民健康素养水平呈现持续增长态势，2023年达到29.70%②。

为进一步推动卫生健康工作从"以治病为中心"向"以健康为中心"转变，推动中

---

① 中国政府网．关于印发"体重管理年"活动实施方案的通知［EB/OL］．（2024-06-26）［2024-09-01］．http：//www.nhc.gov.cn/ylyjs/pqt/202406/b4f7141179504bd69d7a18db6d877f47.shtml．

② 国家卫生健康委办公厅．关于开展全民健康素养提升三年行动（2024—2027年）的通知［EB/OL］．（2024-05-29）［2024-09-01］．https：//www.gov.cn/zhengce/zhengceku/202406/content_6955867.htm．

医药成为群众促进健康的文化自觉，更加全面系统提升居民健康素养，教育引导居民个人真正成为自己健康的"第一责任人"，特制定本行动方案。

一、目标任务

以宣传推广《中国公民健康素养——基本知识与技能》为主线，推动健康教育进社区、进家庭、进学校、进企业、进机关，引导公众自觉践行文明健康绿色环保的生活方式，让人民群众真正成为自己健康的第一责任人，更好地重视健康、维护健康、享受健康。主要目标如下：

——优质健康科普产品供给更加丰富，健康科普服务的覆盖面、触达率和有效性进一步提升；

——健康科普信息传播环境更加清朗，权威健康科普作品全方位、多渠道推送，虚假错误信息得到坚决遏制；

——健康教育人才队伍更加壮大，医疗卫生机构和医疗卫生人员投身健康教育的专业性、主动性、创造性进一步增强；

——动员社会各界支持参与更加广泛，社会力量和人民群众参与健康教育的机会和平台进一步拓展；

——全国居民健康素养水平持续提升，2024—2027年平均每年提升2个百分点左右，中国公民中医药健康文化素养水平持续提升。

二、主要措施

（一）加大优质健康科普产品供给

1. 发布一批优质健康科普作品。遴选汇集医疗卫生机构优质健康科普资源，建立国家健康科普资源库矩阵。围绕婴幼儿、儿童青少年、老年人、孕产妇及职业人群等重点人群，聚焦近视防控、心理健康、合理膳食、科学运动、传染病防控、"减盐、减油、减糖、健康口腔、健康体重、健康骨骼"（简称"三减三健"）、健康孕育等重点主题，不断创新健康科普的理念、视角、模式，向社会发布一批科学权威、通俗易懂的健康科普作品。针对重要热点问题反复讲、持续说，不断强化公众意识。

2. 出版一套健康科普系列丛书。做好"健康中国 你我同行"等系列健康科普丛书编辑出版工作，覆盖老年、儿童、妇女等重点人群和呼吸系统疾病、感染性疾病、癌症、合理膳食、心理健康等重点内容，向人民群众供给更多权威的健康科普图书。各地结合实际，自行编辑出版或者用好健康科普丛书。

3. 办好一场新时代健康科普作品征集大赛。每年举办大赛活动，支持创作更多具有科学性、政策性、传播性的作品。发动全国各省份组织当地健康科普作品征集比赛，鼓励更多医疗卫生机构和医疗卫生人员参与到健康科普作品创作中来。

4. 推出一系列中医药科普活动和产品。持续举办中医药健康文化知识大赛、"千名医师讲中医"、悦读中医等品牌活动，支持推出"灸童""河洛"等多个系列科普漫画、短视频、文创产品等，鼓励中医药系统各单位在新媒体平台开设中医药科普专栏，经常性推送贴近群众生产生活的中医药养生保健等科普内容，不断提升公民中医药健康文化素养水平。

5. 打造一批疾控科普传播品牌和精品活动。办好中国健康科普大赛，通过传播技能大赛提升专业人员制作科普作品的能力和水平，逐步拓展覆盖面和参与人群，不断扩大传播力、影响力。结合传染病高发季节时间特点、重大传染病防治主题日宣传活动等，开展形式丰富的线上线下科普活动，将传染病防控健康科普常态化、机制化。建设完善疾控健康科普资源库及专家库，进一步拓宽公众获取健康科普知识渠道，完善传染病疫情监测和应急科普发布联动机制，助力维护公众健康和公共卫生安全。

（二）规范健康科普信息发布与传播

1. 落实一个健康科普知识发布和传播机制。强化多部门联动，通过电视、广播、报刊和新媒体等方式，广泛传播优质权威健康科普作品。梳理一批健康谣言和虚假错误信息样本，加大对互联网不良健康科普信息的监测和处置力度，对于影响力大、传播范围广的不良信息，及时处置辟谣，并依法追究传播者责任，净化健康科普网络环境。

2. 推广一个健康科普小程序。联合中国计生协会在原试点工作的基础上，在中西部地区拓展"健康知识进万家"项目，利用小程序，依托计生协组织网络和会员组织服务体系，发挥计生协深入社区和家庭的工作优势，以家庭健康指导员为媒介，"点对点"地将优质健康科普作品推送给更多人群。

（三）加强健康教育人才队伍建设

1. 建强一个健康科普专家库。发布国家健康科普专家库成员名单（2024版），对入库专家实行培训和动态管理。推动国家和省级健康科普专家库成员积极开展科普活动，通过现场讲座、媒体采访、视频直播、撰写审核作品等多种方式，提升健康科普作品质量。

2. 用好一个健康教育绩效考核机制。指导多地用好用足现有的健康教育和健康科普工作激励政策，让更多医疗卫生人员享受到绩效考核、课题申报、职称晋升、评优评先等制度保障，更愿意投身健康教育和健康科普。

（四）加强社会倡导动员

1. 建设一批健康县区。继续推进健康县区建设，坚持政府、社会、个人共建共享，改善各类健康影响因素。建立健康促进工作机制，制定健康公共政策，建设健康促进场所，营造健康文化，改善健康环境，培育健康人群。

2. 打造一批健康促进医院。以健康促进医院建设为抓手，推动实现从以医疗卫生部门为主向以多部门多层次参与转变，从以个人为主向以个人和社区共同参与转变，从以疾病治疗为主向以预防为主转变。通过医院全体员工的参与，有效配置资源，开展有组织的行动，优化医院环境，出台有利于医患的政策，激发医护人员发挥最佳效能，将健康促进和健康教育有效融入疾病防治日常工作各环节。

3. 发起一个健康素养宣传月。将每年6月作为健康素养宣传月，推动行业协会、学会向全系统、全社会发出倡议，组织策划开展健康相关主题宣传教育活动，办好全国健康教育与健康促进大会，不断提升宣传活动影响力，掀起健康素养宣传推广的热潮。利用现有法定节日、传统文化节日、卫生健康主题纪念日等做好健康素养宣传。

4. 组织一系列志愿服务活动。国家和各省份联动，定期组织"时代楷模""最美医生""中国好医生、中国好护士"月度人物和各级健康科普专家库成员等先进典型代表、权威专家，赴边远地区、少数民族地区、脱贫地区等开展"名医走基层—志愿服务行"活动，通过现场义诊、健康咨询、健康讲座等，将健康知识和健康服务送到村（居）社区和群众身边。

5. 开展一场"我家的健康故事"征文活动。每年面向全社会征集健康故事，让广大群众讲好自己身边传承健康家风、树立健康理念、养成健康行为、提升家庭及成员个人健康素养等方面的故事，积极总结推广优秀故事中所反映的促进家庭健康的经验做法。

6. 举办一期健康知识网络竞赛。联合有关部门和社会力量，借助互联网平台，每年举办一期健康知识竞赛，号召广大网民积极参与，学习知识，享受快乐，收获健康。

三、组织实施

一是加强协作。争取多部门支持，用好卫生、宣传等部门协作机制，强化卫生健康系统上下联动，广泛动员社会力量参与，落实好各项任务。二是务求实效。各级卫生健康部门结合当地实际，推进工作形式、方法创新，不断增强针对性和实效性，坚持以服务群众为出发点，以群众满意为落脚点，不强制摊派任务，不搞劳民伤财、华而不实的形式主义，办出特色，办出成效。三是总结交流。在行动实施过程中，深入挖掘各地各部门加强健康教育和健康科普的鲜活经验，对典型案例进行交流推广。充分利用各类新闻媒体和网络新媒体，广泛宣传提升居民健康素养的好举措好做法，在全社会营造良好的舆论氛围。

国家发展改革委、农业农村部、商务部、文化和旅游部、市场监管总局印发《关于打造消费新场景培育消费新增长点的措施》的通知

1. 发展餐饮消费细分领域。挖掘地方特色美食资源，鼓励各地发布餐饮美食指引，因地制宜打造"美食名村""美食名镇"，推广中华传统饮食文化。鼓励大型连锁餐饮下沉发展，发掘县域餐饮消费潜力。挖掘和满足婴幼儿、青少年、孕产妇、老年人等人群多样化需求，提供高适配用餐服务，引导科学绿色健康餐饮消费。加快制定完善预制菜、乳制品产业相关标准，规范复原乳标识，鼓励用生鲜乳生产液态奶。推进餐饮与文旅、会展、研学等多业态融合发展①。（商务部牵头，工业和信息化部、农业农村部、文化和旅游部、国家卫生健康委、市场监管总局按职责分工负责）

15. 积极发展育幼消费。探索社区、家庭互助等托育服务新模式，发展集中管理运营的社区育幼服务，指导家庭托育点健康规范发展。鼓励提供全日托、计时托等多类型托育服务。支持行业协会等开发婴幼儿照护课堂，发展互联网直播互动式家庭育儿服务，向广大家庭尤其是农村家庭提供科学育儿知识和技能。加大婴幼儿照护专业建设支持力度，健全保育师等育幼相关人员的培训和管理。加快完善公共场所母婴室建设，加强商场、写字楼等"婴童友好"活动空间管理。（国家发展改革委、国家卫生健康委按职责分工负责）

---

① 中华人民共和国国家发展和改革委员会. 国家发展改革委、农业农村部、商务部、文化和旅游部、市场监管总局印发《关于打造消费新场景培育消费新增长点的措施》的通知［EB/OL］.（2024-06-24）［2024-09-01］. https：//www.ndrc.gov.cn/xwdt/tzgg/202406/t20240624_1391293.html.

国民营养健康指导委员会办公室关于印发"减油、增豆、加奶"核心信息的通知

"减油、增豆、加奶"核心信息

1. 脂肪是人体重要营养素之一，可提供能量和必需脂肪酸等，主要来源于烹调油和畜肉①。

2. 长期过量摄入脂肪会导致肥胖，增加血脂异常、动脉粥样硬化、冠心病和2型糖尿病等慢性病的发病风险。

3. 建议成年人每天烹调油摄入量以25~30 g为宜。目前我国居民烹调油平均摄入量已超出推荐量的1/3。减油的重点在于减少烹调油。

4. 家庭烹饪可使用带刻度的控油壶，定量用油、总量控制。建议选择蒸、煮等烹调方法，少煎炸，减少油的用量。

5. 不同烹调油的营养构成不同，多样化选择有利于营养平衡，建议采购烹调油时适当调换品种。

6. 在外就餐和点外卖时注意选择低油菜品，主动提出少油需求，合理点餐，避免浪费。

7. 少吃油炸和高油食品。购买预包装食品时阅读营养成分表，选择脂肪含量少的食品。

8. 除烹调油外，肥肉、动物内脏等饱和脂肪、胆固醇含量高，不宜多吃。吃畜肉宜选瘦肉，每人每周畜肉摄入不超过500 g。

9. 儿童青少年要从小培养清淡不油腻的健康饮食习惯，超重肥胖、高血脂人群等更应控制脂肪摄入，做到食物多样、合理膳食。

10. 鼓励餐饮行业和食品工业践行"减油"行动，满足消费者健康需求。

11. 大豆及其制品种类多样、营养丰富，可提供优质蛋白质、不饱和脂肪酸、钙、钾、维生素E等，适合所有人群食用。

12. 常吃大豆及其制品对儿童生长发育有益，可降低成年人心血管疾病、乳腺癌、绝经后女性骨质疏松等发病风险，还有助于延缓老年人肌肉衰减。

13. 建议成年人平均每天摄入15~25 g大豆或相当量的大豆制品，目前我国2/3以上的居民未达到推荐摄入量，应适当增加。

14. 一日三餐可选择不同的大豆及其制品，20 g大豆相当于北豆腐约60 g、南豆腐约110 g、豆腐干约45 g、豆浆约300 g。

15. 大豆及其制品是素食者蛋白质的重要食物来源，每天应足量摄入，全素人群平均每天应摄入50~80 g，蛋奶素人群25~60 g。

16. 自制豆浆须煮透；烹制和食用大豆及其制品时，应少放油、盐、糖。

---

① 国民营养健康指导委员会办公室. 国民营养健康指导委员会办公室关于印发"减油、增豆、加奶"核心信息的通知[EB/OL]. (2024-04-26) [2024-09-01]. http://www.nhc.gov.cn/sps/s7886t/202404/a8217485c07548049c2040c3f003b071.shtml.

17. 摄入畜肉过多的人群，可用大豆及其制品替换部分肉类，既保证了优质蛋白质摄入，又可减少因摄入过多畜肉而引起的健康风险。

18. 高血压、高血脂、2 型糖尿病、心血管疾病等人群，如无饮食禁忌，可增加大豆及其制品的摄入。

19. 豆腐、豆干等大豆制品在加工、制作、烹饪过程中，嘌呤含量有所降低，高尿酸血症人群及痛风患者可适量食用。

20. 鼓励企业开发更多样化的新型大豆制品，更好地满足公众对营养、口味等的需求。

21. 奶及奶制品营养丰富，可提供优质蛋白质，是钙的良好来源。

22. 充足摄入奶及奶制品有益于人体健康，尤其有利于肌肉和骨骼健康。

23. 建议每天摄入 300~500 mL 液态奶或相当量的奶制品，目前我国大多数居民实际摄入量远低于推荐量，鼓励多摄入。

24. 奶及奶制品钙含量较高且易吸收，儿童青少年处于生长发育的关键时期，老年人易骨质疏松，尤其需要每天足量摄入。

25. 建议日常膳食选择不同奶及奶制品，如每日饮用一杯奶，适当搭配一杯酸奶或 2~3 片奶酪等。

26. 可多途径增加奶及奶制品的摄入，如在烘焙、炖煮等烹饪过程中添加，营养丰富、健康美味。

27. 除牛奶外，羊奶、马奶、驼奶等也是奶及奶制品的重要组成，居民可根据需要多元化选择。

28. 选择奶及奶制品先看配料表和营养标签，不能用含乳饮料替代奶。

29. 乳糖不耐受人群可选择无乳糖、低乳糖奶或酸奶、奶酪等发酵乳制品；超重肥胖、高血脂人群可选择脱脂奶或低脂奶。

30. 鼓励企业研发适合不同消费者口味和营养需求的奶及奶制品，促进奶业健康消费。

市场监管总局、教育部、公安部、国家卫生健康委联合印发《关于做好 2024 年秋季学期学校食品安全工作的通知》

学校食品安全事关广大师生身心健康，事关社会稳定大局。为巩固校园食品安全排查整治专项行动成果成效，切实保障在校师生饮食安全，做到秋季开学全国学校食堂以新面貌、新气象迎接师生，让广大师生和家长切身感受到专项行动带来的新变化，现就做好 2024 年秋季学期学校和幼儿园（本篇以下统称学校）食品安全工作通知如下①：

一、严格执行进货查验，确保食材原料可追溯

各地教育部门要指导有条件的地方和学校实行大宗食材公开招标、集中定点采购制度

---

① 市场监管总局办公厅. 市场监管总局办公厅 教育部办公厅 公安部办公厅 国家卫生健康委办公厅关于做好 2024 年秋季学期学校食品安全工作的通知［EB/OL］.（2024-08-29）［2024-09-01］. https://www.gov.cn/zhengce/zhengceku/202408/content_6971573.htm.

和评价退出机制，与供货方签订明确食品安全责任和义务的合同（协议），定期公示有关情况。要督促学校指派专人或工作团队负责进货查验，完善查验流程和报备制度，严防流于形式。会同市场监管部门督促学校食堂和校外供餐单位索取进货查验证明文件，确保货、票相符，原材料感官性状无异常，如实记录并完整保存食品进货查验等信息。

二、提升从业人员管理水平，加强加工制作过程控制

各地市场监管部门要督促校外供餐单位和学校食堂按照用餐、供餐人数依法配备食品安全总监、食品安全员，组织监督抽查考核，严格执行"日管控、周排查、月调度"工作机制；加强食品加工制作过程标准化控制和从业人员培训，有效规范食品加工制作行为，做到烧熟煮透食品、生熟食品分开存放、按规定的温度和时间配送食品、每餐次留样等要求。

各地教育部门要按照"管行业必须管安全"的要求，组织开展食品安全教育培训，加强学校食品安全管理人员和食堂从业人员队伍建设，提升学校食品安全保障服务水平。要会同卫生健康部门指导学校深入开展食源性疾病预防和营养健康宣传教育，优化膳食结构，倡导学生餐食减油、减盐、减糖。

三、推进设施设备建设升级，硬件定期清洁维护

各地市场监管部门要会同教育部门指导学校食堂合理布局各环节流程，设置相应的食品贮存、初加工、切配、烹饪、餐用具清洗消毒等场所，食品处理区地面、墙壁、天花板等铺设材料符合安全要求，表面无破损，结构有利于排污、清洁需要；配备空气幕、防蝇胶帘、防虫纱窗、防鼠板等设备设施，及时查找有害生物活动迹象，定期开展设备设施清洁维护，防止有害生物入侵和孳生。

四、规范清洗消毒流程，保障餐具用具清洁卫生

各地市场监管、教育部门要督促指导校外供餐单位和学校食堂配备与供餐人数相匹配的餐具用具清洗消毒设施设备，鼓励配置消毒房、洗碗机等；完善清洗消毒岗位工作职责，规范除渣、浸泡、清洗、消毒、保洁等各环节操作，清洗消毒后的餐具用具合理存放，避免二次污染。鼓励校外供餐单位和学校食堂采取快速检测或第三方检测等方式自查复用餐饮具清洗消毒情况，积极主动采取措施，降低复用餐饮具监督抽检不合格率。

五、细化工作举措，落实学校主体责任

各地教育部门要指导学校建立完善民主监督、满意度测评、投诉举报、应急处置等食品安全管理机制，明确食品安全管理机构。督促学校校长（园长）切实履行第一责任人责任，将食品安全工作列入学校重要议事内容，定期组织召开会议研究部署食品安全工作；中小学校长、幼儿园园长今年9月至少要在食堂召开一次现场办公会，实地查看了解情况、解决问题、部署工作，着力改善学校食堂就餐环境；严格落实中小学校（幼儿园）相关负责人陪餐制度，秋季开学第一周，各中小学校校长、幼儿园园长要身体力行，陪好开学第一餐。秋季开学后一个月内，要适时邀请家长代表进校（园）考察评议学校食堂，面向师生和家长组织开展一次食品安全满意度测评，对反映的问题立行立改，主动接受监督。

六、强化部门信息互通，实施精细化管理

各地各有关部门要建立协商机制和联合监督检查机制，拓宽制度建设维度，形成校园食品安全齐抓共管的工作合力。各地市场监管部门要及时将发现的风险隐患、抽检不合格等信息通报同级教育、农业农村部门。各地教育部门要及时掌握学校食堂新建、改建、扩建计划，掌握承包经营企业、校外供餐单位和大宗食材供应企业信息，并通报同级市场监管部门。

针对近2年发生过食品安全事故（件）、监督抽检发现多批次不合格的学校食堂及其承包经营企业和校外供餐单位，要加大监督检查和抽检力度。要以农村地区、中小学校，尤其是实施农村义务教育学生营养改善计划的学校为重点，强化监督检查，坚决纠治偷工减料、以次充好等违法违规行为。监督检查中发现涉嫌犯罪的，及时移送公安机关。

国家疾控局、教育部、国家卫生健康委、国家体育总局四部门联合印发的《中小学生超重肥胖公共卫生综合防控技术导则》

根据《中国居民营养与慢性病状况报告（2020年）》，我国6~17岁、6岁以下儿童青少年超重肥胖率分别达到19%和10.4%。城市儿童青少年肥胖率较高，农村儿童青少年肥胖率增长迅速[①]。

此次发布的《中小学生超重肥胖公共卫生综合防控技术导则》（本篇以下简称《导则》）详细分析了中小学生超重肥胖的主要影响因素，包括遗传、行为、环境和社会因素。其中，膳食营养、身体活动、生活方式、心理健康等是关键的个体水平因素，而食物系统、城市规划与生活环境、公共政策与管理等则是重要的环境和社会决定因素。

《导则》构建了以一级预防、二级预防和三级预防为核心的综合防控技术体系。包括预防中小学生超重肥胖的发生、控制超重肥胖的发生发展、防止肥胖及相关疾病发展等方面。

一级预防干预技术：促进健康饮食。引导家庭和学校提供种类多样、搭配合理的食物，多提供蔬菜水果、奶类、全谷物和杂豆、大豆及其制品，适量提供鱼、禽、蛋、瘦肉，烹饪逐步做到少盐、少油、少添加糖。引导学生做到规律、适量进餐，每天吃好早餐，减少在外就餐，合理选择零食，少喝或不喝含糖饮料，足量饮水。倡导家庭营造良好的就餐氛围，培养孩子专注进餐的习惯，进餐时不看电视、手机等电子设备。

二级预防干预技术：饮食干预。在保证学生正常生长发育的前提下，适当控制超重肥胖学生膳食总能量的摄入，并监测生长发育水平。指导学生合理选择和摄入食物，多吃新鲜蔬菜、鱼类及瘦肉、大豆及其制品，适量增加全谷物、杂粮和杂豆的摄入，减少摄入精制白米面、添加糖、脂肪、特别是饱和脂肪酸含量较多的食物，避免摄入含反式脂肪酸较多的食物。

三级预防干预技术：加强监测干预，推动关口前移。各级疾控机构可以开展中小学生超重肥胖监测，结合学生健康体检、常见病监测、农村义务教育学生营养改善计划营养健康监测评估等工作，筛查超重肥胖学生，评估危险因素，形成预警机制。动态分析监测数据，适时将监测发现的学生主要健康问题和建议反馈本级疾控主管部门和教育行政部门。

---

① 国家疾控局. 关于印发中小学生超重肥胖公共卫生综合防控技术导则的通知［EB/OL］. （2024-07-12）［2024-09-01］. https：//www.gov.cn/zhengce/zhengceku/202407/content_6963977.htm.

做到早发现、早预警、早干预，推动防控关口前移。加大宣传教育，营造支持环境，专业机构加强中小学生超重肥胖防控宣传倡导，营造支持性环境，加强健康教育教师培训，提高专业指导水平。鼓励学校、社区超市、蔬果店及餐馆饭店等公共场所设置营养标识或健康提示，为学生提供健康的食物和饮用水。积极发挥社会组织作用，组织各类健康知识培训和讲座，向学校、家庭、社区和单位宣传健康生活方式，提高学生超重肥胖防控能力。

全民科学食奶"壹拾佰仟万"专项行动方案

健康中国，营养先行。为贯彻落实《"健康中国 2030"规划纲要》《国民营养计划（2017—2030）》，以及国民营养健康指导委员会"减油、增豆、加奶"核心信息通知，中国奶业协会联合有关单位组织开展全民科学食奶"壹拾佰仟万"专项行动（以下简称专项行动），特制定本方案[①]。

一、总体思路

以习近平新时代中国特色社会主义思想为统领，全面贯彻落实党的二十大精神，以不断满足消费者日益增长的多元化新需求为根本目的，以人民健康为中心，创建营养健康环境、科普营养健康知识，针对不同区域、不同人群、不同场所的乳制品消费需求差异，在全国范围内，特别是三四线城市和农村地区，开展全民科学食奶"壹拾佰仟万"专项行动，推动乳制品消费下沉扩容和提质升级，促进国民营养健康水平提高和奶业高质量发展。

二、总体要求

坚持产业链上下联动、协同发力，策划"一项"科学食奶推广行动，联合"十家"相关单位发布"科学食奶优享健康"倡议，筛选"百名"科学食奶推广大使，走进三四线城市和农村地区"千个"场所（社区、养老院、医院、学校、企业、部队、机关等），覆盖"百万"家庭和"千万"人群。

三、行动目标

到行动结束，开拓一条科学食奶推广新路径，培育一批科学食奶推广骨干人才，推动一波专业化、精细化、功能化乳制品落地，形成一套可复制、可推广的推广经验，促使科学食奶理念更加深入人心，全民营养素养水平进一步提升。

四、重点工作

（一）举办专项行动启动仪式。中国奶业协会第十五届奶业大会奶业 20 强（D20）论坛暨 2024 中国奶业展览会开幕式上，联合营养相关机构，以及各省（自治区、直辖市）奶业协会和主要乳品加工企业正式启动全民科学食奶"壹拾佰仟万"专项行动。

（二）联合发布"科学食奶优享健康"倡议。中国奶业协会第十五届奶业大会奶业 20 强（D20）论坛暨 2024 中国奶业展览会开幕式上，联合国家食物与营养咨询委员会，以及相关学会、协会、促进会、研究机构和重点企业发出倡议，共同促进形成全民科学食

---

① 中国奶业协会. 中国奶业协会关于发布《全民科学食奶"壹拾佰仟万"专项行动方案》的通知 [EB/OL]. （2024-07-04）[2024-09-01]. http：//file1.foodmate.net/file/upload/202407/08/092726661514921.pdf.

奶的良好"食尚"。

（三）设计制作科学食奶系列科普海报。统筹规划、精心设计，制作一系列经典科普海报，具体内容涉及"减油、增豆、加奶"核心信息乳制品消费宣贯、中国居民膳食指南乳制品消费宣贯、儿童饮奶消费指南、老人乳制品消费指南、乳糖不耐受人群乳制品消费指南、奶酪消费指南等多个方面。

（四）集中推介优秀乳制品品牌。展示形象、宣传品牌、拓展市场，中国奶业协会第十五届奶业大会奶业 20 强（D20）论坛暨 2024 中国奶业展览会开幕式上，举办奶业总裁面对面之"我的品牌我代言"活动，推荐自家产品，特别是明星产品、年度新品或者专业化、精细化、功能化乳制品品类，进一步提升各类国产乳制品的知名度、影响力和市场竞争力。

（五）筛选发布首批科学食奶推广大使名单。首批科学食奶推广大使来自各省（自治区、直辖市）奶业协会和主要乳品企业，总计 100 名。中国奶业协会第十五届奶业大会奶业 20 强（D20）论坛暨 2024 中国奶业展览会开幕式上，首批推广大使正式公开亮相，并进行表态发言。

（六）推动专项行动在全国范围内全面铺开。由 100 名科学食奶推广大使牵头，以各自所在单位为主体，联合相关部门、单位和企业，创新开展科学食奶"壹拾佰仟万"专项行动。在 8—10 月，百名科学食奶推广大使走进三四线城市和农村地区"千个"社区、养老院、医院、学校、企业、部队、机关等单位场所，向"百万"家庭和"千万"人群科普科学食奶知识。

五、保障措施

（一）强化组织领导。中国奶业协会负责制定方案、督促推广，以及重要平台上各类推广工作的组织协调；地方奶业协会和主要乳品企业负责承办走进各类单位场所进行科学食奶知识推广活动并及时向中国奶业协会汇报专项行动进展情况。

（二）积极宣传引导。积极动员各类媒体开展广泛宣传活动，深入报道专项行动内容以及推进情况、阶段性成效和典型事例，全面助力专项行动各项工作落实落地，努力营造全民科学食奶良好氛围。

（三）多样化推广载体。多措并举增加行动曝光度，在推广场所的公共宣传栏张贴纸质版科普海报，利用户外大屏幕、电梯屏幕等滚动播放电子版科普海报，制作小视频、图片、漫画等，通过网站、微信公众号、视频号等多途径科普宣传。

◎ 地方政府推进行动

北京市教育委员会等五部门关于印发《北京市中小学校食堂管理办法》和《北京市中小学校校外供餐管理办法》的通知

为进一步规范本市中小学校食堂管理和中小学校校外供餐管理工作，全面提升学校食堂管理水平和服务保障能力，切实保障学生在校营养、健康、安全、卫生用餐，研究制定了《北京市中小学校食堂管理办法》和《北京市中小学校校外供餐管理办法》，已经市教委2024年第18次主任办公会审议通过，现印发给你们，请遵照执行。同时，请各区参照本办法制定具体实施文件①。

北京市中小学校食堂管理办法

第一章　总　则

第一条　为进一步规范中小学校食堂管理，健全完善食堂管理长效工作机制，全面提升学校食堂管理水平和服务保障能力，根据《中华人民共和国食品安全法》《中华人民共和国招标投标法》《中华人民共和国政府采购法》《学校食品安全与营养健康管理规定》《餐饮服务食品安全操作规范》《食品经营许可和备案管理办法》《餐饮服务通用卫生规范》和《中小学校财务制度》等法律法规规章及其他有关规定，结合本市实际，制定本办法。

第二条　本办法所称学校食堂（含学校自主经营食堂、委托经营食堂），是指学校为学生和教职工提供就餐服务，按要求具有相对独立的食品原料存放、食品加工操作、食品供应及就餐空间的场所。

第三条　本办法适用于全市中小学校食堂（以下简称学校食堂）的监督管理。中等职业学校、幼儿园食堂管理参照本办法执行。

第四条　学校书记、校长是食堂管理工作第一责任人。学校应当认真落实主体责任，建立健全管理制度，持续加大经费投入，积极改善设施条件，不断提高供餐质量和管理服务水平。

第五条　学生就餐坚持自愿性原则。学校应当充分尊重学生、家长就餐意愿，原则上寄宿制学校所有寄宿生应当在学校食堂就餐，走读生遵循自愿原则就餐。学校应当制定在校就餐管理办法，规范在校就餐管理。

第二章　组织管理

第六条　学校食堂实行属地管理，建立教育、市场监管、卫生健康、财政、公安等相关部门分工负责的工作机制。

第七条　市教委负责统筹指导全市学校食堂管理工作，会同相关部门制定学校食堂管理办法并督促区教委履行管理职责。区教委是本区学校食堂管理的责任主体，依法统一领导、组织协调辖区内学校食堂的日常管理和监督检查，负责制定学校食堂建设发展规划，统筹推进食堂建设，完善食堂设施设备条件；明确管理部门，建立管理制度和考核办法，督促学校落实食堂管理责任；对学校食堂资金使用情况进行监管，依法开展审计；将学校食堂管理工作纳入教育督导体系，定期开展学校食堂供餐满意度调查；指导学校健全完善食品安全管理与营养健康制度，加强食品安全与营养健康教育；配合市场监管、卫生健康等部门做好学校食品安全监管；配合卫生健康部门开展营养健康教育和学生健康状况监测，提升营养健康水平；积极协助相关部门开展工作。

第八条　市市场监管局统筹指导学校食堂食品安全监管工作，督促区市场监管局履行

---

① 北京市教育委员会. 北京市教育委员会等五部门关于印发《北京市中小学校食堂管理办法》和《北京市中小学校校外供餐管理办法》的通知［EB/OL］.（2024-08-30）［2024-09-01］. https：//jw.beijing.gov.cn/xxgk/2024zcwj/2024xzgfwj/202408/t20240830_3785292.html.

监管职责。区市场监管局负责辖区内学校食堂的食品安全日常监管工作，加强对学校食堂原辅食品材料采购、贮存、加工、制作等环节监管，防控食品安全风险；加强对大宗食材采购供应企业的监管；监督学校落实食品安全主体责任，指导学校严格按照《餐饮服务食品安全操作规范》《餐饮服务通用卫生规范》加工制作；建立学校食堂食品安全信用档案，定期向区教委通报学校食品安全相关信息。会同有关部门开展学校食品安全事故调查处理，依法查处涉及学校的食品安全违法行为。

第九条 市卫生健康委统筹并指导各区卫生健康部门开展校园营养健康相关工作。区卫生健康委依据《学生餐营养指南》《营养与健康学校建设指南》等要求，对学校提供营养指导，开展营养健康专业人员培训；指导学校开展食源性疾病预防和营养健康知识教育培训；组织医疗机构救治因学校食品安全事故导致的人身伤害人员；加强对学校饮用水监测与监督管理。

第十条 市财政局负责统筹指导学校食堂财务管理工作，完善学校食堂财务管理办法，督促区财政局履行管理职责。区财政局负责督促指导区教委、学校建立健全内部控制和财务管理制度；加强对学校食堂经济活动监督，防范食堂财务风险；做好经费保障，将学校食堂设备设施等经费纳入预算，改善提升食堂条件。

第十一条 公安部门应当根据相关法律法规，依法打击校园周边食品安全犯罪行为。

第十二条 学校书记、校长对食堂管理工作负总责。严格遵守财经纪律和财务制度，接受相关部门监督检查；积极改善食堂设施设备，落实食品安全保障措施，有效防范食品安全风险。

（一）成立食堂管理工作领导小组。组建由书记、校长、食品安全总监（分管食品安全副校长）、后勤管理部门负责人、食品安全员、食堂管理人员和财务人员构成的食堂管理工作领导小组，全面履行食堂管理责任。

（二）实行食堂管理工作专题会议制度。每学期至少召开1次由食堂管理工作领导小组成员和班主任、教师、食堂从业人员、学生代表参加的专题会议，听取食堂运营管理工作情况汇报，梳理分析学生对食材采购、饭菜价格、饭菜质量和员工服务态度等方面的情况反映与诉求，研究解决食堂管理中的困难和问题。

（三）成立膳食委员会。建立以师生、家长代表为主，学校领导、教师代表、食堂管理人员、营养专业人员等组成的膳食委员会，负责确定学生伙食收费标准、配餐食谱、采购招标和日常监督管理等工作。膳食委员会成员人数原则上不少于11人，以单数计，其中学生代表和家长代表比例不低于60%。膳食委员会组成人员实行任期制，原则上每届任期一学年，并报区教委主管部门留存备查。

（四）建立健全并落实管理制度。针对食堂管理的各个关键环节，建立健全相关管理制度并组织实施，主要包括：从业人员健康管理、教育培训、晨午检；食品采购索证索票、进货查验和台账记录、食品加工操作、餐食供应；加工经营场所及设施设备清洁消毒、维修保养校验、食品留样、食品添加剂使用、有害生物预防控制、餐厨废弃物处置；食品安全突发事件应急预案、岗位责任、日常检查、投诉受理以及市场监管部门规定的其他制度。

第十三条 严格落实陪餐制度。学校应当制定陪餐方案，每餐均应有学校领导班子成员与学生共同用餐。书记、校长在校期间无特殊情况应当陪餐。陪餐人员要轮流选择不同的班级进行陪餐，对饭菜进行客观评价，及时解决陪餐过程中发现和学生反映的餐食质量、数量、温度、卫生、餐饮浪费等问题，并做好陪餐记录。陪餐人员餐费应与学生餐费标准一致，费用可由学校经费据实列支。

第十四条 坚持公益性原则，不以营利为目的。学校应当充分征求学生家长或膳食委员会意见，建立餐饮定价机制，合理确定伙食费标准和配餐方案，食堂饭菜一律实行明码标价；健全完善食堂监督体系，主动接受学生和家长监督。

第三章 食品安全管理

第十五条 区教委应当加强学校食堂食品安全的监督管理，督促学校严格落实食品安全书记、校长负责制，与学校签订食品安全责任书；指导学校建立健全并落实食品安全管理制度和工作要求，定期组织开展食品安全隐患排查，常态化开展食品安全宣传教育和培训；将食品安全工作纳入年度考核重要内容。

第十六条 学校应当建立食品安全管理机构，严格落实食品安全岗位责任制，逐级签订食品安全责任书；健全并落实食材采购、贮存、加工、配送、供餐、资金管理等制度要求，完善食品安全风险防控体系，切实保障食品安全。

第十七条 学校食堂应当依法取得《食品经营许可证》，在食堂显著位置悬挂或摆放，公示食品经营许可证资质、市场监管部门监督检查记录以及食堂从业人员健康证明等应公开的信息，严格按照食品经营许可证载明的经营项目进行经营。

第十八条 学校新建、改建、扩建食堂，应提前将图纸、改（扩）建方案等征询区市场监管部门意见，确保食堂的选址、建筑结构、设计与布局和功能分区等符合《餐饮服务通用卫生规范》和《餐饮服务食品安全操作规范》相关要求。

第十九条 学校应当在依法配备食品安全员的基础上，配备食品安全总监（负责食品安全副校长），经学校任命后方可上岗。

第二十条 学校应当结合实际，细化制定《食品安全总监职责》《食品安全员守则》。

食品安全总监按照职责要求直接对本校书记、校长负责，做好食品安全管理工作，承担下列职责：

（一）组织拟定食品安全管理制度，督促落实食品安全责任制，明确食堂从业人员健康管理、供货方管理、进货查验、食品加工过程控制、追溯体系建设、投诉举报处理等食品安全方面的责任要求。

（二）组织拟定并督促落实食品安全风险防控措施，定期组织食品安全自查，评估食品安全状况，及时向书记、校长报告食品安全工作情况并提出改进措施，阻止、纠正食品安全违法行为。

（三）组织拟定食品安全事故处置方案，组织开展应急演练，落实食品安全事故报告义务，采取措施防止事故扩大。

（四）负责管理、督促、指导食品安全员落实"日管控、周排查、月调度"工作，组织开展职工食品安全教育、培训、考核。

（五）接受和配合相关部门开展食品安全监督检查等工作，如实提供有关情况。

食品安全员按照职责要求对食品安全总监或本校书记、校长负责，从事食品安全管理具体工作，承担下列职责：

（1）督促落实食品加工过程控制要求。

（2）检查食品安全管理制度执行情况，管理、保存食品加工过程记录材料。

（3）对不符合食品安全标准的食品或者有证据证明可能危害人体健康的食品以及发现的食品安全风险隐患，及时采取有效措施整改并报告。

（4）开展"日管控、周排查、月调度"工作，做好相关记录。

（5）配合有关部门调查处理食品安全事故。

第二十一条 学校食堂禁止采购和使用下列食品、食品添加剂以及食品相关产品：四季豆、鲜黄花菜、发芽土豆、野生菌类、散装熟食、野生动物及其制品、长江流域野生捕捞渔获物以及其他国家明令禁止采购和使用的食品。

不向学生提供冷食类食品、生食类食品、裱花蛋糕以及预制菜品。

第二十二条 严格落实食品留样制度。学校食堂应当配备专用的食品留样柜，留样柜须在监控区域内专人负责、上锁管理。每餐次的食品成品按品种分别盛放于清洗消毒后的专用密闭容器内，容器上应当标注留样食品名称、留样量、留样时间、留样人等信息，每个品种留样量不少于125 g，在专用食品留样柜中冷藏存放48 h以上，及时更换并做好记录。

第二十三条 学校食堂用水采用市政供水的，应当符合国家规定的《生活饮用水卫生标准》《学校及托幼机构饮水设施卫生规范》；自建供水设施的，应当取得卫生许可证，饮水设施应符合卫生规范。依法索取并留存涉水产品的卫生许可批件、水质检测合格报告，定期对涉水设备设施进行排污、清洗和消毒，确保用水安全。

第二十四条 落实卫生要求。学校食堂应当加强食品处理区、就餐场所的清洁消毒和通风换气，保持环境整洁、地面干燥，做好日常卫生清扫和检查工作。学校食堂、墙壁、地板无缝隙，天花板修葺完整。所有管道与外界或天花板连接处应封闭。人员、货物进出通道应当设有防鼠板，门缝隙应小于6 mm。食品处理区应安装灭蝇灯，防控有害生物污染食品。

第二十五条 建立餐厨废弃物处理制度。学校食堂应当设置专门的餐厨废弃物收集设施并标识明显，按照规定收集、存放餐厨废弃物，交由符合要求的餐厨垃圾处理单位处理。

第二十六条 学校应当建立严格的安全管理措施，操作区与用餐区之间设置物理分隔，实行上锁管理或身份识别管理，未经允许和登记，禁止非食堂从业人员进入。食堂应当设置合理、标准的安全通道，配备符合标准的应急疏散指示标识，消防设施设备器材应配置齐全到位并保持完好有效、运行正常；做好日常消防安全隐患排查并记录，及时消除火灾隐患；制定、完善食堂消防安全突发事件应急预案，定期组织开展消防安全培训和应急演练，提高应急处置能力。

第二十七条 学校食堂应当按照"互联网+明厨亮灶"要求，实现加工、操作可视化、透明化和全程公开。

第二十八条 学校在统筹校园信息化建设中，应当在食堂食品库房、烹饪间、备餐间、专间、留样间、餐具饮具清洗消毒间等场所安装视频监控系统，实现视频监控全覆盖，视频保存时间不少于30 d。

第二十九条 学校每学期应当开展2次以上食品安全宣传教育并有完整记录；每学期开展不少于1次的食品安全突发事件应急演练。

第三十条 学校应当建立食品安全投诉受理制度,通过设置投诉受理专线、意见箱、意见簿、公众号、小程序等形式,及时接收学生及家长食品安全诉求。学校接到投诉后,应当准确记录投诉人姓名、投诉理由,并立即进行核实,确定处理方法,及时妥善处理。

第四章 从业人员管理

第三十一条 学校应当加强食堂从业人员队伍建设,建立从业人员管理档案,制定聘用、培训、考核等制度,建立科学合理的用人机制,促进食堂健康发展。

第三十二条 学校食堂应当按照《餐饮服务食品安全操作规范》相关要求,建立健全各关键环节岗位责任制,落实岗位职责。采购、仓库管理、财务岗位不得相互兼任。

第三十三条 学校应当根据学生就餐规模,结合本校实际,足额配齐食堂从业人员,寄宿制学校可适当增加食堂从业人员。对拟聘用人员应当提前开展人员背景审查,不得聘用有不良思想倾向及行为、精神异常或偏激等现象的人员。

第三十四条 学校食堂从业人员基本要求:

(一)学校食堂从业人员须取得健康证明后方可上岗。厨师应当持有职业资格证书,并定期接受营养专业知识相关培训,无食品安全事故记录。

(二)严格落实岗前检查制度。建立食堂从业人员岗前检查制度,每天上岗前,食品安全管理人员要对每名从业人员进行健康和卫生状况检查并做好记录,不得带病上岗;出现咳嗽、腹泻、发热、呕吐以及手部有开放性外伤等病症时,应当及时报告学校并调离工作岗位,待查明原因并将有碍食品安全的疾病治愈后方可重新上岗;发现从业人员有过度疲劳和异常行为等表现,应当及时处理;发现从业人员有不良思想倾向及精神异常等现象的,立即调离工作岗位。

(三)食堂从业人员应保持良好的个人卫生习惯。处理食品及分餐前、处理食品原料及使用卫生间后,必须洗手消毒;穿戴清洁的工作衣帽,并把头发置于帽内;不得留长指甲、涂指甲油、佩戴饰物加工食品;不得在食品加工和供应场所内吸烟;不得将私人物品带入食品处理区。

(四)加强业务培训。学校应当在相关部门的指导下,定期开展食品安全、营养配餐、消防、职业道德和法制等方面的教育培训,并做好培训记录;加强厨师、面点师等重点岗位人员专业技术培训,促进食堂从业人员整体服务水平提升。

第五章 自主经营食堂管理

第三十五条 具备条件的学校,食堂应当采用自主经营方式供餐。严格落实财务公开制度,在学校现有账户下分账核算收支情况,每学期末对本学期收支情况进行公示。严禁以任何形式挤占学生伙食费,确保资金使用规范。

第三十六条 学校食堂应当配备有资质的专(兼)职营养指导员。根据学生年龄和生长发育特点,建立带量食谱制定与公示制度,每周公布学生餐营养标识。

第三十七条 规范大宗食材采购行为。区教委应当加强学校食堂采购需求管理,建立食堂大宗食品原材料招标制度和供应商准入制度,明确食材统一采购范围。对米面油、肉蛋奶等均应纳入集中采购范围,通过公开招标或公开竞争遴选方式,确定具有食品经营许可证、信用记录良好、具备承担食品安全管理能力的优质供应商,建立稳定供应渠道,降低采购成本,确保采购质量。建立供应商退出和替补机制,加强动态考核。

第三十八条 规范原辅材料采购。对不属于大宗食品采购范围的蔬菜、水果、干货、调味品等原辅材料，可集中带量采购。

第三十九条 食堂小额零星采购，应当按照学校内部控制制度规定，探索完善采购价格、食材质量及与信用记录挂钩的食材竞价机制，择优确定供应商。

第四十条 规范供货合同管理。学校应当与供应商签订供货合同，并留存备查。合同内容应至少包括：采购品目、数量质量、价格机制、费用结算、配送流程、服务时间、风险条款和其他保证食品安全的事项等。

第四十一条 学校食堂管理的各类工作会议、日常检查、台账登记等记录应当完整规范，统一存档备查，期限不少于5年。

第四十二条 建立并落实信息公示制度。学校应当通过公共信息平台、公示栏等，定期将大宗食品原料来源、餐费标准、带量食谱等情况予以公示，接受师生、家长和膳食委员会的监督。实际就餐食谱信息要与公示食谱信息相一致。

第四十三条 学校食堂应当建立健全师生投诉举报、意见建议受理制度，畅通家校沟通渠道，及时公布处理情况；定期与学生、教师、家长沟通，征求对食堂管理服务以及食品安全的意见建议，不断提高学校食堂满意度。

第四十四条 学校应当切实加强食堂文化建设，营造文明、卫生、温馨、舒适的就餐环境。师生就餐场所应张贴厉行节约、食品安全、合理膳食、健康饮食、文明用餐、爱惜粮食等宣传海报；持续推进"光盘行动"和"节粮行动"，通过采取小份菜、半份菜、自助餐等方式，制止餐饮浪费；加强餐饮育人建设，将食堂作为学校德育、劳动教育的重要阵地，努力打造健康向上的饮食文化。

第六章　委托经营食堂管理

第四十五条 自主经营确有困难的学校，经向区教委备案后，可采取委托经营方式为学生及教职工提供供餐服务。原则上由学校以招投标方式公开选择依法取得食品经营许可、能承担食品安全责任、社会信誉良好的餐饮服务单位或者符合条件的社会餐饮管理单位（以下简称食堂委托经营企业），依法签订合同。有条件的区，可由区教委按照《中华人民共和国政府采购法》及《中华人民共和国招标投标法》有关规定，统一组织有关采购活动。

第四十六条 食堂委托经营企业须具备以下资质条件：

（一）具备国家有关法律法规规定的相关条件。

（二）取得食品经营许可证；设有食品安全管理机构，配备食品安全管理人员、食品安全总监；至少配有1名具备资质的营养专业人员。

（三）建立食品卫生、安全生产、安全管理等制度。

（四）在中国政府采购、信用中国、中国裁判文书等网站和国家企业信用信息公示系统中未被列为严重违法失信的。

第四十七条 学生食堂坚持公开招标择优选择的原则确定食堂委托经营企业。学校应当成立由主要领导任组长、主管领导任副组长、相关职能部门负责人为成员的学生食堂委托经营招标工作领导小组，在充分听取家长代表或学生意见后，按照公开、公平、公正的原则，依照招投标工作流程统一组织招标，择优选定委托经营企业。选定的食堂委托经营企业经营服务时间不超过3年。中标食堂委托经营企业名单要及时在相关媒介向社会公布。

第四十八条 教职工食堂委托经营企业选择按年度预算金额,严格按照财政资金管理要求、相关采购制度、单位内控制度等规定执行。

第四十九条 委托经营的学校食堂,场地、设施由学校提供,实行"零租赁",不得以承包费、管理费等名义变相收取费用,不得向食堂委托经营企业转嫁食堂建设、修缮等费用。

第五十条 学校与中标食堂经营企业依法签订合同,明确双方在食堂管理服务、饭菜质量和价格以及食品安全等方面的权利义务,对食品安全、餐食质量、价格利润空间、合同终止条件等载明实质性条款,督促落实食品安全与营养健康管理责任。合同服务期不得超过3年,合同需向区教委和区市场监管局报备,并将服务合同存档备查。严禁学校只包不管、以权谋私、暗箱操作、收受回扣、优亲厚友等问题,确保学校食堂公益性质不受影响。

第五十一条 学校作为食堂管理的责任主体,要加强对食堂委托经营企业的监管,配备管理人员对食堂委托经营企业进行全过程、全方位的监督和管理,包括食堂食材采购质量、索证索票台账记录、餐用具清洗消毒保洁、餐厨卫生及垃圾处理、食品留样、售卖价格、餐食质量、服务质量、队伍建设、成本核算和安全生产等重点环节。

第五十二条 食堂委托经营企业应当严格依照法律法规、规章、食品安全标准以及合同约定进行经营,主动接受学校监督管理,依法接受审计。

第五十三条 食堂委托经营企业应当全面落实节能降耗要求,严格按照国家、北京市节能减排和环保相关要求,推广应用高效节能灶具和节能、节水餐饮设施设备,油烟排放需达标。

第五十四条 学校应当制定委托经营食堂退出管理办法,发现食堂委托经营企业出现下列情况之一者,学校应当立即上报区教委,按合同约定及时终止合同,同时启动新一轮采购程序。在过渡期间,学校应当采取应急措施,提前制定供餐预案。

(一)未履行经营服务合同约定的;发生转包、分包经营业务的;擅自更换履约人或违反经营服务合同行为的。

(二)降低供餐质量和餐食数量标准,随意变更供餐食谱或每学年师生满意度测评连续两次未达到80%的。

(三)未持续保持食品经营许可或管理资质、经整改仍不符合食品经营或管理条件的。

(四)与学校存在商业贿赂等不正当经营行为的。

(五)存在采购加工法律法规禁止生产经营的食品、使用非食用物质、滥用食品添加剂、降低食品安全保障条件等食品安全问题的。

(六)经营管理混乱、存在突出食品安全隐患,被市场监管部门处罚且限期整改不力的。

(七)发生食品安全事故、造成学生食物中毒的。

(八)违反相关法律法规,被市场监管部门吊销或注销食品经营许可证、营业执照的。

第五十五条 委托经营期满后,食堂委托经营企业按照合同条款自然退出,重新进行招投标程序。

第七章　出入库管理

第五十六条　建立食材验收制度。学校应当成立由校领导、后勤部门负责人、专（兼）食品安全管理员、教师代表等组成的食堂食材验收小组，按照供货合同约定开展验收工作。

第五十七条　严格履行进货查验要求。验收时，学校应当由 2 名以上验收小组成员参与，查验食品外观、供货商资质、合格证明等，将到货品目、数量质量、生产日期、保质期等信息录入台账，由验收双方共同签署并留存验收证明，确保原料可靠、问题可查、源头可溯。学校应当严格执行采购档案管理相关规定，完整保存各项采购文件资料，记录和凭证保存期限不得少于保质期满后六个月。有条件的学校可进行图片、视频录制。

第五十八条　采购包装食品时应严格查验食品生产日期、保质期，确保食品安全。严禁采购腐败变质、油脂酸败、霉变生虫、污秽不洁、掺假掺杂、超过保质期、感官异常、手续不全等食品安全法律法规禁止生产和经营的食品。

第五十九条　建立出入库管理制度。食堂物品的出入库应由专人负责，签字确认。严禁变质和过期食品出库、入库。

第八章　营养健康管理

第六十条　学校应当将营养与健康教育纳入教育内容，定期开展宣传教育活动。食堂应当在营养专业人员指导下，充分考虑不同年龄段学生的身体特点和营养需求，广泛征求学生和家长的意见，参照有关营养标准，优化配餐方案，制定品种多样、数量充足、成本合理、结构科学、营养均衡的每周带量食谱并提前公布，科学营养供餐，不断提高伙食质量和服务水平。

第六十一条　建立营养健康管理制度，明确组织管理、人员培训和考核、营养健康教育、配餐和烹饪、供餐及服务评价等职责。配备有资质的营养专业人员，制定营养配餐计划、带量食谱及营养标识等，并结合学生体质健康情况提供个性化营养配餐。

第六十二条　建设营养健康就餐文化，在食堂显著位置张贴或播放营养健康、防范食物浪费等宣传材料，摆放测量身高、体重等设备并配有自测方法，每周公示带量食谱及营养标识。

第六十三条　食物种类每餐应当至少提供谷薯杂豆类、蔬菜水果类、水产禽蛋类、奶及大豆类中的 3 类。食物烹饪方法应当符合营养健康原则，减少盐、油、糖（包括含盐油糖的各种调味品）的用量，少用炸、煎、熏、烤等烹饪方法。

第六十四条　加强营养与健康宣传教育，采取多种形式宣传合理膳食、肥胖防控、节约粮食等政策和知识。定期组织食堂负责人、营养专业人员和厨师等进行营养健康知识技能培训与考核。

第九章　食堂财务管理

第六十五条　学校食堂财务应当纳入学校财务统一管理，实行分账核算，加强收支管理、成本核算和票据管理，强化内控监督，确保资金使用规范安全有效。

第六十六条　学校自主经营食堂财务管理包括收入管理、支出管理、结转结余管理、资产管理、负债管理、财务及决算报告等方面，严格遵照《北京市中小学校食堂财务管理办法》执行。

第六十七条　学校食堂的固定资产维修改造、配置和更新，以及空调、电梯等大型配套服务设施的投入和运行费用由学校承担。

第六十八条 采取委托经营方式的食堂，由经营企业自主经营，自负盈亏。学生餐费应当据实与供餐企业结算，由学校按照代收费方式进行管理。采用预收方式的要同步建立退费机制，要按照学生实际就餐情况做好退费工作，不得发生损害、侵占学生利益情况。

第六十九条 教职员工在学校食堂就餐餐费可使用学校经费保障，严禁将餐费转嫁给委托经营企业或学生承担，严禁以任何形式挤占学生餐费。餐费收入及支出单独核算、据实结算，严禁将餐费结余转移至委托经营企业，严禁变相发放教职工福利。

第七十条 学校收取伙食费应当开具合规票据。自主经营食堂财务支出要取得合法、有效的票据，并按单位内控制度要求办理相应报销手续。

第十章 食品安全事故与应急处置

第七十一条 学校应当建立食物中毒或其他食源性疾病等突发事件应急处理机制，制定完善应急预案，细化信息报告、人员救治、现场保护、证据保全、危害控制、事故调查、善后处理、舆情应对等具体措施，每学期组织开展演练。

第七十二条 学校应当与区教委、区市场监管局、区卫生健康委建立点对点联系方式，发生疑似食品安全事件或食源性疾病，按照就近、就地处置的原则及时快速处理，并按照有关重大事项和信息报告规定，立即向区教委、市场监管、卫生健康、属地等部门报告，不得瞒报、迟报、不报；并及时续报事态进展、处置措施、原因结果、善后处理等情况。

第七十三条 学校发生食品安全事故或者疑似食品安全事故时，应立即启动应急预案并采取下列措施：

（一）积极协助医疗机构进行救治。

（二）立即停止供餐，封存导致或者可能导致食品安全事故的食品及其原料、工（用）具、设施设备、集中就餐剩余食物和患者的呕吐物（排泄物）等检测样品及现场，并按照市场监管和卫生健康、疾控等部门的要求采取控制措施。

（三）配合相关部门进行现场调查处理；加强与师生、家长联系，及时通报情况，做好沟通引导，加强舆情管控，回应社会关切。

第十一章 监督检查

第七十四条 教育行政部门应当加强与市场监管、卫生健康、财政、公安等部门的沟通协调，加强对学校食堂的日常监管。

第七十五条 区教委应当建立健全考核体系，将学校食堂管理工作纳入对学校年度考核的内容。每年组织力量对辖区内学校食堂依法开展财务审计，原则上5年内实现全覆盖。

第七十六条 教育、市场监管、卫生健康等部门，应当定期开展食品安全联合督导检查，强化日常监管。市级联合检查每学期应不少于1次；区级联合检查每学期不得少于1次。

第七十七条 区教委要督促学校利用微信小程序、第三方App、调查问卷等方式，每学期至少开展2次供餐满意度测评，组织师生和家长对饭菜质量、品种、价格、卫生、营养等方面进行评价，测评结果报区教委。区教委对投诉举报反映比较集中的学校组织开展供餐满意度复核并督促整改。

第十二章 责任追究

第七十八条 学校领导和食堂管理人员以及其他相关人员有下列情形之一的，由区教委会同有关部门视情节给予相应处分。

（一）通过虚报、冒领、套取等手段，挤占、挪用、贪污学生伙食费或食堂经费的；通过食堂向学生乱收费的。

（二）设立"小金库"，直接或采取弄虚作假方式在食堂经费中列支学校公共开支或教职工奖金福利、津补贴、招待费及其他非食堂经营服务支出等费用的。

（三）以收取食堂经营服务企业管理费、折旧费、租金等名义从学生食堂牟利、增加食堂运营成本的。

（四）在食堂管理中为他人谋利、搞利益输送或以权谋私的。

（五）隐瞒、谎报、缓报食品安全事故的。

（六）隐匿、伪造、毁灭、转移不合格食品或者有关证据，逃避检查、使调查难以进行或者责任难以追究的。

（七）发生食品安全事故，未采取有效控制措施致使事态扩大，或未配合有关部门进行事故调查、保留现场的。

（八）因采购不合格食品、食品原材料，导致学生身心健康受到损害的。

（九）在招投标工作中违反规定，造成不良影响或损失的。

第七十九条 区教育、市场监管、卫生健康等部门相关人员未按照食品安全法律法规以及本办法要求履行监督管理职责，造成学校食品安全事故的，应当依据食品安全法和相关规定给予相应处分。

第八十条 食堂委托经营企业负责人和相关工作人员在学校食堂经营过程中不履行管理职责、日常管理不到位，造成不良后果的，依法依规追究相应人员责任；构成犯罪的，依法追究刑事责任。食堂委托经营企业存在安全隐患的，应当责令限期整改，对存在违法违规行为的依法依规查处。

第十三章 附 则

第八十一条 本办法由北京市教育委员会、北京市市场监督管理局、北京市卫生健康委员会、北京市财政局、北京市公安局等部门依据职责负责解释。

第八十二条 各区可根据本办法，结合实际制定本辖区实施文件。

第八十三条 本办法自印发之日起施行。本办法施行前，已履行相关程序并签订委托服务、货物采购等合同的，待合同到期后按照本办法规定执行。本办法施行后，《北京市中小学校食堂管理办法（试行）》（京教勤〔2017〕36号）同时废止。

北京市中小学校校外供餐管理办法

第一章 总 则

第一条 为切实加强和规范中小学校校外供餐管理工作，进一步健全完善长效管理机制，全面提升校外供餐管理服务水平，切实保障学生营养、健康、安全、卫生用餐，根据《中华人民共和国食品安全法》《学校食品安全与营养健康管理规定》《餐饮服务食品安全操作规范》和《中小学校财务制度》等法律法规规章以及其他有关规定，结合本市实际，制定本办法。

第二条 本办法所称中小学校校外供餐（以下简称校外供餐），是指中小学校通过从校外供餐企业订餐的形式，集中向学生和教职工提供餐食的行为。

第三条 本办法所称校外供餐企业，是指根据服务学校订购要求，集中加工、分送食品但不提供就餐场所的集体用餐配送企业。

第四条 在本市行政区域内从事中小学校校外供餐的企业及其经营活动和需要校外供餐服务的中小学校适用本办法。有校外供餐需求的中等职业学校参照本办法执行。

第五条 学生在校就餐坚持自愿选择原则。学校应当充分尊重学生就餐意愿，由学生家长自愿委托所在学校办理校外供餐相关事宜，任何学校和个人不得强迫学生订购。

第六条 校外供餐坚持质量管理原则。校外供餐企业应从学生健康成长出发，充分考虑不同年龄段学生的身体发育需求和季节特点，不断健全完善质量管理体系，为学生提供品种多样、结构合理、数量充足、营养丰富的饭菜。

第二章 组织管理

第七条 市教委统筹指导全市学校校外供餐监督和管理工作，负责制定政策并督促区教委履行管理职责。区教委是本区学校校外供餐的主管部门，统筹管理学校校外供餐工作。负责督促、指导学校建立健全并落实食品安全与营养健康管理制度；配合市场监管、公安等部门加强对校外供餐企业的食品安全管理；配合卫生健康部门开展营养健康教育和学生健康状况监测；会同市场监管、卫生健康、公安等部门，健全完善校外供餐管理制度，建立信息沟通机制。每学期会同市场监管、卫生健康、公安等部门对校外供餐企业开展食品安全和供餐质量专项检查，督促指导落实食品安全和营养健康责任。

第八条 市市场监管局统筹指导校外供餐企业食品安全监管工作，督促区市场监管局履行监管职责。区市场监管局负责辖区内校外供餐企业的食品安全日常监管工作；依法查处校外供餐企业的食品安全违法行为；及时向属地区教委通报校外供餐企业食品安全违法行为相关信息；加强对校外供餐企业食品进货查验、加工制作、食品贮存、清洗消毒、分餐配送等环节监管，防控食品安全风险；合理运用非现场监管手段，提升监管效能。

第九条 市卫生健康委统筹并指导各区卫生健康委为开展校园营养健康相关工作。区卫生健康委对学校和校外供餐企业提供营养指导，定期开展营养健康知识教育培训；指导学校和校外供餐企业开展食源性疾病预防；依法开展相关疫情防控处置工作；组织医疗机构救治因学校食品安全事故导致人身伤害的人员；加强对校外供餐企业饮用水监测和监管。

第十条 市财政局负责统筹指导校外供餐财务管理工作，督促区财政局履行财务管理职责。区财政局负责督促指导区教委、学校加强校外供餐财务管理，建立健全财务管理制度；加强对校外供餐经济活动监督，防范财务风险。

第十一条 公安部门应当根据相关法律法规和职责，依法打击校外供餐企业食品安全犯罪行为。

第三章 学校职责

第十二条 学校是本校校外供餐管理工作的责任主体，书记、校长是第一责任人，分管校领导负直接责任。学校应当设立管理组织机构，明确管理职责，加强对校外供餐的日常管理，督促校外供餐企业落实食品安全责任，严格按照《学生餐营养指南》等相关要求为学生提供餐食，确保学生餐品种多样、营养均衡、安全卫生、优质放心。

第十三条 学校应当每学期通过党组织会议或校长办公会议专题研究校外供餐和食品安全工作，听取相关工作情况汇报，研究解决校外供餐工作中出现的矛盾、困难和问题。

第十四条 学校应当按要求配备食品安全总监（负责食品安全副校长）、专（兼）职食品安全员和营养专业人员，明确食品安全与营养健康管理责任，指导校外供餐企业优化供餐方案和每周带量食谱。

第十五条 学校应当安排专人负责校外供餐企业配送食品的接收和查验，重点做好以下工作：

（一）索取并留存供餐企业加盖公章的配送清单（出货单）。

（二）检查核对送餐人员的健康证明和工作证件；检查盛装餐食（食品）的容器是否有封装标识，明确标注供餐企业信息、保存条件、加工时间和食用时限。

（三）检查配送车辆是否为封闭式食品专用运输车辆，是否采取食品保温措施；检查配送车辆货箱的卫生状况和消毒记录。

（四）检查配送食品包装是否完整，感官性状是否正常；餐食温度、配送时间是否符合要求；配送食品是否与食谱一致。

（五）填写配送食品交接单，做好收餐查验记录。

第十六条 严格落实食品留样制度。学校应当对每餐配餐食品成品进行留样。每餐次的每个品种留样量不少于125 g，桶餐按照餐品种类留样，盒餐整盒留样，在专用冷藏设备中冷藏保存48 h以上，实行专人负责、上锁管理；做好对留样食品名称、留样量、留样时间、留样人、审核人等文字记录。

第十七条 加强学校安全保卫工作。建立校外供餐企业人员出入登记制度，加强出入校园的送餐车辆管理，确保校园安全。

第十八条 加强就餐秩序管理。学校应当主动为校外供餐企业创造良好的供餐条件，并协助做好供餐食品分发、保温等工作，为学生提供卫生、安全的就餐环境。要合理安排管理教师或学生就餐监督员，督促学生在规定地点按时就餐，教育引导学生文明用餐、安全用餐、节约用餐、珍惜粮食、杜绝浪费。

第十九条 严格落实陪餐制度。学校应当制定陪餐方案，每餐均应有学校领导班子成员与学生共同用餐。书记、校长在校期间无特殊情况应当陪餐。陪餐人员要轮流选择不同的班级进行陪餐，对饭菜进行客观评价，及时解决陪餐过程中发现和学生反映的餐食质量、数量、温度、卫生、餐饮浪费等问题，并做好陪餐记录。陪餐人员餐费应与学生餐费标准一致，费用可由学校经费据实列支。

第二十条 建立并落实信息公开公示制度。学校应当通过校园网、微信公众号、家长微信群、校内公共信息平台、公示栏等多种形式，公开校外供餐企业名称、供餐合同、餐费标准、主副食的餐量、大宗食材原料来源、每周带量食谱、营养素供给量等基本信息，主动接受家长、师生和社会监督。有条件的学校可安排教师和学生代表作为义务监督员，或设立家长开放日，对校外供餐实施有效监督。

第二十一条 建立并落实校外供餐满意度测评制度。学校应当利用微信小程序、调查问卷等方式，组织师生和家长对饭菜质量、品种、数量、价格、温度、卫生、营养和服务等进行评价，充分听取师生、家长的意见建议，及时与校外供餐企业进行沟通，督促供餐企业提高餐饮质量和服务管理水平。每学期至少开展 2 次供餐满意度测评，每次测评结果需报送区教委。

第二十二条 加强食品安全与营养健康宣传教育。广泛开展食品安全与营养科普教育，教育引导学生不偏食、不挑食、不暴饮暴食，养成厉行节约、爱惜粮食的良好习惯，杜绝餐饮浪费行为。

第二十三条 鼓励通过学生组织、值日生制度等形式，在校外供餐服务中参与集体分餐、餐具回收、垃圾分类、餐后清洁和用餐秩序维护等实践活动，实现中小学生自我管理、自我服务、自我教育的目的。

第二十四条 学生餐费应当据实与校外供餐企业结算，由学校按照代收费方式进行管理，不得通过其他单位或个人开设的微信、支付宝等方式收取，学校应当开具合规票据。采用预收方式的要同步建立退费机制，按照学生实际就餐情况做好退费工作。学校要加强对校外供餐企业管理，加大监督检查，不得发生损害、侵占学生利益情况。

第二十五条 教职员工用餐可使用学校经费保障，严禁将餐费转嫁给校外供餐企业、学生承担，严禁以任何形式挤占学生餐费。餐费每月应当按照实际就餐情况据实与校外供餐企业结算，实际就餐信息与实际交费信息相一致。严禁将伙食费结余转移至校外供餐企业，严禁变相发放教职工福利。

第四章　校外供餐企业的选择和退出

第二十六条 校外供餐企业需具备以下资质条件

（一）取得集体用餐配送资质的食品经营许可证。

（二）取得 ISO22000 或 ISO9001 食品安全管理体系认证，场所环境、设备布局、工艺流程、生产用水、从业人员个人卫生、餐具消毒、食品贮存、餐食配送等符合《食品安全法》《餐饮服务食品安全操作规范》等有关规定。

（三）具备独立的餐食加工场地，食品处理区面积（指贮存、加工制作食品及清洗消毒、保洁餐具用具等区域）不低于 150 m^2，内外环境清洁卫生。

（四）场所面积、设备设施、从业人员数量、配送车辆等条件应满足加工制作和配送需求。

（五）配备符合配送需要的封闭式食品专用运输车辆和符合要求的保温设施。

（六）按照"互联网+明厨亮灶"要求，实现加工、操作可视化、透明化和全程公开；配备的监控系统，能够将食品加工、烹饪、分餐等关键操作过程的视频信号接入服务学校，主动接受监督。视频保存 30 d 以上。

（七）设立食品安全管理机构，配备专职食品安全管理人员，至少有 1 名具备资质的营养专业人员。建立从业人员健康管理制度、食品安全自查制度、食品进货查验记录制度、原料控制制度和食品安全事故应急处置方案等。

（八）在中国政府采购、信用中国、中国裁判文书等网站和国家企业信用信息公示系统中未被列为严重违法失信。

第二十七条 严格履行资质审核和实地考察程序

（一）资质审核：重点审核供餐企业的资质信誉、服务承诺、供餐能力以及抗风险能力等内容。

（二）实地考察：安排专业人员进行实地考察。重点考察供餐企业的加工能力、加工场所、设备布局、工艺流程、卫生状况、运输车辆、运输距离、运送时间、资金保障、实际经营管理水平以及近两年经营业绩等情况。

第二十八条 坚持公开招标择优选择原则。学生餐校外供餐企业的选择由区教委负责，根据本区有校外供餐需求学校的总体情况，作为招标主体委托招标代理机构，按照公开、公平、公正的原则，依招投标工作流程统一组织招标，公开选定取得食品经营许可和集体用餐配送资质、能承担食品安全责任、社会信誉良好的校外供餐企业。招标采购过程应当邀请部分中小学校校长代表、学生家长代表和教师代表进行监督，选定的校外供餐企业准入有效时间不超过 3 年。中标校外供餐企业名单要及时在区教委官方平台向社会公布。教职工校外供餐企业的选择由各学校负责，根据年度预算金额，严格按照政府采购及单位内控制度相关规定执行。

第二十九条 学校投票选定学生餐校外供餐企业。有校外供餐需求的学校从区教委官方平台公布的校外供餐企业名单中，投票选定为本校供餐的校外供餐企业。选择程序如下：

（一）成立由学校（2 人）、膳食委员会成员（不少于 5 人）、家长代表（不少于 8 人）组成的工作小组。

（二）工作小组根据本校实际，结合供餐企业送餐距离、供餐能力等，在区教委公布的名单中选取不少于 3 家校外供餐企业，并进行实地考察，作为为本校提供服务的备选供餐企业。

（三）备选校外供餐企业确定后，学校组织学生家长，从备选名单中投票选择为本校服务的校外供餐企业。最终选定的校外供餐企业原则上不超过 2 家。

（四）学校仅需要 1 家校外供餐企业服务的，按照得票"绝对多数"的原则进行得票，当有效得票数超过有效投票的 50%时，直接确定为服务本校的供餐企业；如无校外供餐企业得票数超过 50%，需重新组织得票数最高的 2 家供餐企业进行投票，直至产生得票数超过 50%的校外供餐企业。

（五）学校最终需要选定 2 家校外供餐企业服务的，按照上述投票原则和方法优先产生第 1 家供餐企业，再进行第二轮投票确定第 2 家校外供餐企业。

（六）选择过程中的投票计数，由工作小组负责。学校要及时将投票结果向家长公开，并将相关资料归档。

第三十条 区教委负责制定本区学校校外供餐企业供餐服务合同范本。校外供餐服务合同应包括：供餐企业服务标准、餐费标准、缴费方式、供餐场所、违约责任、服务期限、解除合同条件、食品安全事故应对措施、食品出现异物处理办法、不定期查看视频监控记录等内容。

第三十一条 学校应当充分征求家长意见，采取投票方式确定餐标，有效得票超过有效投票 50%的，确定该餐标为配餐餐标；需确定多种餐标的，由家长自行选择。

第三十二条 校外供餐企业和餐标确定后，学校要与校外供餐企业签订供餐服务合同和食品安全责任书，明确双方在供餐管理服务、饭菜质量和价格以及食品安全等方面的权利与义务，对食品安全、餐食质量、饭菜价格、利润空间、合同终止条件等载明实质性条款，督促校外供餐企业落实食品安全与营养健康管理责任，依照法律法规、规章、食品安全标准以及合同约定进行经营，接受学校监督管理，依法接受审计。合同服务期原则上不超过1年。合同签订后，学校要将供餐服务合同向区教委和区市场监管局报备，并将服务合同及选定校外供餐企业的过程资料建立档案，留存备查。

第三十三条 实行校外供餐企业退出机制。校外供餐企业出现下列情况之一的，学校应当按照合同约定进行相应处理，同时报区市场监管局和区教委等部门，区教委在官方平台及时向社会发布公告。在过渡期间，学校应当采取应急措施，提前制定供餐预案。

（一）违反食品安全法律法规，被市场监管部门吊销或注销食品经营许可证的；违反相关法律法规，被登记机关吊销营业执照的；未持续保持校外供餐企业资质，经整改仍不符合食品经营许可条件的。

（二）未履行供餐服务合同约定，经营管理混乱、存在食品安全隐患，被市场监管部门处罚且限期整改不到位的。

（三）在市场监管部门日常监督检查中，存在采购、加工法律法规禁止生产经营的食品、原材料或掺假用假，使用非食用物质及滥用食品添加剂，降低食品安全保障条件等问题的。

（四）为学校供餐过程中发生转包、分包供餐业务，擅自更换履约人、变更生产地址，违反供餐服务合同行为的。

（五）降低供餐质量和餐量标准，随意变更供餐食谱，经学校约谈后仍不进行改正的；服务质量存在问题，每学年师生满意度测评连续两次未达到80%的。

（六）食品的配送温度和食用时限不符合《餐饮服务食品安全操作规范》有关要求的。

（七）发生学生食物中毒以及其他原因引发群体性事件的。

（八）供餐企业与学校存在商业贿赂等不正当经营行为的。

（九）不尊重少数民族学生餐饮习惯，致使学生产生不满情绪，导致引发影响稳定问题的。

第三十四条 校外供餐企业由于自身原因主动申请退出的，须提前一学期向学校提出，学校向区教委备案。

第五章 校外供餐企业主体责任

第三十五条 校外供餐企业应当严格按照国家的法律法规及与服务学校的合同约定进行经营活动，切实承担起食品安全与营养健康责任，定期向服务学校公开餐费收支情况，主动接受属地教育、市场监管、卫生健康、财政等部门及服务学校的监督检查与管理。

第三十六条 校外供餐企业要充分认识为学生供餐的公益性特征，坚持公益性原则，讲求社会效益。

第三十七条 校外供餐企业应当将营业执照、食品经营许可证、从业人员健康证明和食品原料来源等信息主动提供给学校公示。

第三十八条 校外供餐企业应当建立科学有效的食品安全管理制度和风险防控机制，落实"日管控、周排查、月调度"工作要求，定期对大宗食品原材料、餐用具清洗消毒效果等进行检验检测，建立自查整改台账，及时消除安全隐患，并保留自查和整改记录。

第三十九条 校外供餐企业应根据《学生餐营养指南》《餐饮食品营养标识指南》等要求，科学设计并向学校提供学生餐每周带量食谱和营养标识，每周进行公示。

第四十条 校外供餐企业严格按照《餐饮服务食品安全操作规范》要求，规范原料采购、进货查验、原料贮存、食品加工制作、食品留样、食品配送过程，确保提供的食品符合食品安全要求。

第四十一条 建立采购台账记录制度。校外供餐企业采购食品时应严格查验食品生产日期、保质期，并如实记录购进食品的名称、规格、数量、生产批号、保质期、检疫合格证明材料、供货者名称及联系方式、进货日期等内容，确保食品安全；不得采购质量不合格、超过保质期的食品；不得采购有腐败变质或感官性状异常的食品；不得采购《食品安全法》等法律法规及相关规定明文禁止生产、经营的食品。

第四十二条 校外供餐企业应依法配备食品安全总监、有资质的食品安全员和营养专业人员，明确岗位职责，定期接受食品安全、营养健康、卫生防疫培训与考核；指导原料采购、配料加工，制定带量食谱，加强厨师、面点师的技能培训。

第四十三条 校外供餐企业应当建立并严格执行从业人员健康管理和培训制度。从事接触直接入口食品工作的从业人员要每年进行健康检查，取得健康证明后方可上岗工作。

第四十四条 校外供餐企业应向学校提供加盖公章的每餐次食品配送清单（出货单）。配送清单的内容包括：供餐单位名称、食品名称、数量、食用时限、发货人以及备餐、分餐、送餐温度和时间记录等信息。

第四十五条 校外供餐企业应当积极配合学校和膳食委员会做好学生用餐满意度调查，对学校、师生、家长反映的问题和意见建议及时改进。

第四十六条 校外供餐企业用水应当符合国家规定的生活饮用水卫生标准。采用二次供水、自建供水方式的应当按照规定开展水质检测，并取得水质检测合格报告。定期对供水设施进行检修、清洁、消毒，确保用水安全。

第四十七条 严格落实食品留样制度。校外供餐企业要配备专用的食品留样柜，留样柜须在监控区域内设专人负责并上锁管理。每餐次的食品成品按品种分别盛放于清洗消毒后的专用密闭容器内，容器上应标注留样食品名称、留样量、留样时间、留样人、审核人员等信息，每个品种留样量不少于 125 g，在专用食品留样柜中冷藏存放 48 h 以上，及时更换并做好记录。

第四十八条 校外供餐企业应当每日与学校确定就餐人员，按照就餐人员准备次日食材，按需采购、精准备货；根据学生就餐意见和厨余垃圾剩余情况，及时调整更换菜品种类和数量，改进配餐管理和烹制工艺，减少餐饮浪费。

第四十九条 校外供餐企业应当按照北京市节能环保有关要求，做好餐后垃圾处理，落实生活垃圾分类要求。

第五十条 校外供餐企业入校工作人员应当听从学校安排，服从学校管理，确保校园安全。

第五十一条 建立完善供餐应急预案。对因交通、卫生、天气等原因影响供餐的紧急情况，做好处置预案，确保按时供餐。

第五十二条 建立健全突发事故应急预案。校外供餐企业应当制定食物中毒或其他食源性疾病等突发事故应急预案。发生食物中毒或疑似食物中毒等突发事故时，立即向相关部门报告并配合做好处置工作。

第五十三条 鼓励校外供餐企业主动购买食品安全责任保险，发挥保险的风险控制功能。

第五十四条 校外供餐企业不得以劳务费、补助费、赞助费等形式向供餐学校管理人员支付报酬。

第六章 营养健康管理

第五十五条 校外供餐企业应当建立营养健康管理制度，制定合理膳食营养配餐计划。根据食物品种、季节特点和饮食习惯等因素，结合学生营养健康状况和身体活动水平配餐。

第五十六条 食谱制定应当满足学生生长发育所需能量和营养素需要，早餐、午餐、晚餐提供的能量和营养素应分别占全天总量的25%~30%、30%~40%、30%~35%。食谱一周内不应重复，适时调配，做到同类食物互换、品种多样，注重营养与口味相结合。

第五十七条 加工制作食品应当控油减盐减糖，尽量减少煎、炸等可能产生有毒有害物质的烹调方式。不得加工制作四季豆、鲜黄花菜、发芽土豆、野生菌类等高风险食品，不得制售冷食类食品、生食类食品、裱花蛋糕。不得为学校提供预制菜品。

第五十八条 校外供餐企业应当配合学校加强对学生营养不良与超重、肥胖的监测和干预，提供个性化营养配餐。

第七章 食品安全事故与应急处置

第五十九条 校外供餐企业和学校应当建立学生集中用餐食品安全应急管理突发事故报告制度，健全其他食源性疾病等群体性突发事件的应急处理机制，完善应急处置预案，定期开展演练，督促相关管理人员和从业人员严格按照操作规范落实预防食品安全事故的各项措施。

第六十条 校外供餐企业和学校应当与医疗机构、区教委、区市场监管局、区卫生健康委建立点对点联系方式，发生疑似食品安全事件或食源性疾病，应按照就近、就地处置的原则及时快速处理，并按有关重大事项和信息报告规定，立即向区教委、区市场监管局、区卫生健康委等部门报告，不得瞒报、迟报、不报。

第六十一条 发生集中用餐食品安全事故或者疑似食品安全事故时，应当立即启动供餐应急预案并采取下列措施：

（一）立即停止供餐，并按规定向区教委、区市场监管局、区卫生健康委等部门报告，积极协助医疗机构进行救治。

（二）封存导致或者可能导致食品安全事故的食品及其原料、工用具、设施设备和现场，并按照市场监管部门要求采取控制措施。

（三）校外供餐企业应当在有关部门指导下，配合学校开展现场调查处理。加强与师生家长联系，做好情况通报、沟通引导等工作，加强舆情管控，回应社会关切。

第八章 监督检查

第六十二条 加强部门协调联动。教育、市场监管、卫生健康、财政、公安等相关职能部门，要建立工作联动机制，定期进行会商研判，加强信息共享反馈，共同研究解决问题，加强对校外供餐企业的日常监管，形成学生集中用餐共管共治格局。

第六十三条 加强民主管理和社会监督。膳食委员会应当参与校外供餐企业选定、餐费标准确定、配餐食谱制定和供餐质量的监督。

第六十四条 加强联合督导检查。区教委每学期应当联合区市场监管局等相关部门，对辖区内的校外供餐企业开展专项检查，督促校外供餐企业落实主体责任。

第六十五条 区教委应当将学校校外供餐管理工作纳入教育督导评估体系,每学期组织开展督导检查,推动各项制度要求落地落实;把校外供餐管理作为年度工作考核的重要内容。

第九章 责任追究

第六十六条 教育、市场监管、卫生健康、财政、公安等部门相关工作人员,在对校外供餐企业供餐服务过程中未履行监督管理职责或玩忽职守、疏于管理,造成食品安全事故或不良后果的,依据食品安全相关法律法规,给予相应处分;利用职权谋取私利的,收受校外供餐企业财物或接受校外供餐企业安排的宴请、旅游等,依规依纪依法追究有关人员责任;涉嫌违法犯罪的,按照有关法律规定处理。

第六十七条 教育、市场监管、卫生健康、财政、公安等相关部门联合督导检查时,发现校外供餐企业在经营管理过程中有违法违规行为的,一律列入违法失信名单;构成犯罪的,依法移送司法机关处理。

第六十八条 学校在校外供餐工作中不履行食品安全管理职责,未与校外供餐企业签订供餐服务合同的;未建立书记、校长负责制和陪餐制的;未按本办法履行职责、玩忽职守,造成不良后果或影响的;其他涉及违反相关制度文件的,由区教委会同市场监管部门对学校书记、校长进行约谈,视情节轻重对学校相关负责人给予相应处分。

第六十九条 发生食品安全事故后,学校和校外供餐企业迟报、漏报、瞒报造成严重不良后果的,追究相应责任人责任;构成犯罪的,依法依规追究其刑事责任。

第十章 附 则

第七十条 各区教委可根据本办法联合区市场监管局、区卫生健康委、区财政局、区公安分局等部门制定本辖区实施文件。

第七十一条 本办法由北京市教育委员会、北京市市场监督管理局、北京市卫生健康委员会、北京市财政局、北京市公安局等部门依据工作职责负责解释。

第七十二条 本办法自发布之日起施行。本办法施行前,已履行相关程序并签订校外供餐服务合同的,待合同到期后按本办法规定执行。本办法施行后,《北京市中小学校外供餐管理办法(试行)》(京教勤〔2017〕38号)同时废止。

河北省卫生健康委发布关于公开《河北省中小学学生餐营养指南(征求意见稿)》的通知

河北省卫生健康委研究制定了《河北省中小学学生餐营养指南(征求意见稿)》,现向社会公开征求意见[①]。该文件针对中小学生供餐的学校食堂或校外学生餐供餐单位制定,规定6~17岁中小学学生餐的各项营养健康要求。

学生餐菜肴应保证食材新鲜,不应外购直接入口的熟食品或预包装食品,外购和使用亚硝酸盐(包括亚硝酸钠、亚硝酸钾)、含铝食品添加剂;不应使用没有完整标识的

---

① 河北省卫生健康委.河北省卫生健康委发布关于公开《河北省中小学学生餐营养指南(征求意见稿)》的通知[EB/OL].(2023-10-16)[2024-09-01].http://wsjkw.hebei.gov.cn/tzgg/399006.jhtml.

散装油等其他散装食品；不应制售冷荤类食品、生食类食品（新鲜水果除外）、裱花蛋糕、现榨果蔬汁等；不应加工制作四季豆、鲜黄花菜、野生蘑菇、发芽土豆等高风险食品。

学生餐禁用、慎用食品目录一、禁止食用（使用）的食品（原料）类别（品种）：①《中华人民共和国食品安全法》第三十四条规定禁止使用的食品。②冷荤、凉拌菜、生食类食品（水果除外）、裱花蛋糕。③发芽马铃薯（土豆）、四季豆、鲜黄花菜、苦杏仁、野生蘑菇，以及散装食用油。④牲畜甲状腺及其他不明动物的器官、组织和腺体。⑤亚硝酸盐（包括亚硝酸钠、亚硝酸钾）等国家明文规定不得使用的食品添加剂。慎重食用（使用）的食品（原料）：①豆浆必须烧开煮沸后方可饮用。②备餐时，熟畜禽类、水产类、鲜奶制品等需注意存放温度和存放时间。③水产品中多刺的鱼类应慎用。④油炸食品、辛辣食品、腌制食品等应慎用。⑤隔顿食物必须充分加热后食用。

学生餐一日三餐应提供谷薯类、新鲜蔬菜水果类、鱼禽肉蛋类、奶及大豆类等四类食物中的3类及以上。在满足中小学生生长发育所需能量和营养素需要的基础上，注重食物多样。推荐平均每天摄入12种以上食物，若按照一日三餐分配食物品种数，早餐至少摄入3~5种，中餐摄入4~6种，晚餐4~5种，还可以辅以加餐1~2种。每周的学生餐食物种类应不少于25种。推荐提供营养素含量丰富的食物，特别是富含钙、铁和维生素A的食物。通过食物互换，适时调配，营养与口味相结合，实现平衡膳食。在鱼禽肉蛋类方面，畜肉以瘦肉为主，少提供肥肉；每周提供1次动物肝脏，每人每次20~25 g；鱼类要考虑安全性，多刺的鱼类应慎用，尽量选择刺少、易取肉的鱼类。在奶类及大豆类方面，平均每人每天提供300 g以上牛奶或相当量的奶制品，如酸奶。奶类及奶制品可分一日三餐提供，也可集中于某一餐提供，或课间餐提供。乳饮料不能代替奶及奶制品。每天提供各种大豆或大豆制品，如黄豆、豆腐、豆腐干、腐竹、豆腐脑等。

还应注意三餐不能用糕点、甜食或零食代替，不应将含糖饮料作为辅助配餐提供。采取有效措施，控油限盐。减少盐腌制、动物油脂类食物；减少需要过油处理的菜肴；炖汤、炖肉时去掉浮油。少备榨菜、咸菜和酱制食物；炒菜起锅时再加咸味调味品，减少食盐等调味品用量。

另外，校内不得设置超市（小卖部）等食品经营场所。

内蒙古自治区人民政府办公厅关于印发推进奶产业高质量发展若干政策措施的通知

为贯彻落实《国务院办公厅关于推进奶业振兴保障乳制品质量安全的意见》（国办发〔2018〕43号）、《国务院办公厅关于促进畜牧业高质量发展的意见》（国办发〔2020〕31号）等有关文件要求，按照自治区党委和政府关于建设国家重要农畜产品生产基地的工作部署，聚焦解决当前奶业生产成本高、产销衔接不紧密、产品结构不合理、产业发展质量不高等问题，进一步加大奶业振兴政策支持力度，加快奶产业转型提档，全力打造"从一棵草到一杯奶"全产业链高质量发展新格局，结合自治区实际,制定如下政策措施①。

一、加强"草源"基地建设,降低饲养成本

1. 坚持为养而种、种养结合,支持黄河、嫩江、西辽河流域和呼伦贝尔、锡林郭勒草原五大奶源基地发展优质饲草种植,对就地就近收储青贮玉米等饲草料的奶畜养殖场和奶农合作社,按照每头奶牛5.5 t、每吨50元(自治区补贴30元、盟市补贴20元)的标准给予青贮玉米收储补贴,青贮苜蓿、干草按比例折算,奶羊、奶驼、奶马按比例折算。(责任单位:自治区农牧厅、财政厅,各盟行政公署、市人民政府按职责分工负责;除第20条外,以下各项任务均需各盟行政公署、市人民政府落实,不再单独列出)

2. 在奶牛养殖优势区,推进国产优质苜蓿提质增产,对集中连片标准化种植500亩以上,且与养殖场(户)签订饲草购销合同的苜蓿种植主体,分3年给予每亩1 000元补贴。(责任单位:自治区农牧厅、财政厅、自然资源厅、林草局按职责分工负责)

3. 实施苜蓿草种繁育基地建设补贴,新建繁育基地第一年每亩补贴500元,达产后按照每年每亩300元标准给予补贴。实施"优质苜蓿新品种选育及产业示范"揭榜挂帅项目,培育适宜不同地域条件种植的新品种和高蛋白苜蓿新品种,提纯复壮国产苜蓿退化品种。(责任单位:自治区林草局、科技厅、财政厅按职责分工负责)

二、提升"种源"自给能力,加强奶畜良种繁育

4. 支持培育顶级种公牛,依据育种能力评价及相关奖励办法,对育种能力评价结果达到良好等级以上的奶牛育种企业给予基础性奖励100万元,在此基础上,依据每年排名结果,对培育出排名进入国际前200名或国内前50名荷斯坦奶牛的育种企业每头奖励100万元,50(不含)~100名的每头奖励50万元;对培育出排名进入国内前100名西门塔尔牛的育种企业每头奖励50万元;对培育出排名进入国内前5名三河牛的育种企业每头奖励50万元。(责任单位:自治区农牧厅、财政厅按职责分工负责)

5. 支持奶牛、奶羊核心育种场建设,对新创建的国家级核心育种场一次性奖励300万元,自治区级一次性奖励200万元。鼓励开展乳用蒙古马、双峰驼品种选育,提高产奶性能。(责任单位:自治区农牧厅、财政厅按职责分工负责)

6. 推广良种繁育技术,使用奶牛性控胚胎,依据性能指数,按照每枚1 500元、2 500元、3 500元分档补贴;使用奶牛性控冻精每头补贴120元;使用奶羊冻精每只补贴60元。(责任单位:自治区农牧厅、财政厅按职责分工负责)

7. 扩大奶牛生产性能测定数量,生产性能测定中心每测定一头奶牛并上传有效数据补贴70元,较上一年度新增测定有效数据超过3万头的,一次性奖励100万元,用于购置检测设备。(责任单位:自治区农牧厅、财政厅按职责分工负责)

三、稳固"奶源"供给保障,夯实产业发展基础

8. 保持规模化养殖场补贴政策连续性,适应形势变化,对2019年以后、本政策出台以前已开工在建项目和已签订招商引资协议的规模化奶牛养殖场,奶牛存栏达到3 000头

---

① 内蒙古自治区人民政府办公厅. 内蒙古自治区人民政府办公厅关于印发推进奶产业高质量发展若干政策措施的通知[EB/OL]. (2023-09-20) [2024-09-01]. https://www.nmg.gov.cn/zwgk/zfxxgk/zfxxgkml/gxzxgfxwj/nmls/202309/t20230920_2382673.html.

补贴600万元，每增加500头再补贴100万元，补贴资金主要用于规模化养殖场"三通一平"、基础设施建设、设备购置和"数智化"牧场建设等方面。进口奶牛每头补贴5 000元，其中，自治区财政补贴3 000元、盟市财政补贴2 000元。其他后续新建养殖场，根据盟市产业发展规划及市场供需情况"一场一策"给予支持。（责任单位：自治区农牧厅、财政厅按职责分工负责）

9. 提升家庭牧场和奶农合作社等新型经营主体经营水平，对养殖荷斯坦等泌乳专用奶牛、存栏规模在100~3 000头的养殖主体，按每头不超过400元的标准给予补贴，用于提升生产经营能力，改造升级养殖设施装备，降低生产成本。支持通过社会化服务提升饲料营养、选种选配、健康养殖、饲养管理、疫病防控和环境控制水平。（责任单位：自治区农牧厅、财政厅按职责分工负责）

10. 支持发展特色奶畜养殖，对2022年（含）以后新建的5 000只以上奶羊规模养殖场补贴200万元，每增加5 000只，补贴200万元。对2022年（含）以后新建的200峰以上骆驼养殖场（年奶产量不低于50 t）补贴40万元、改造升级的补贴20万元，新建的50匹以上马养殖场（年奶产量不低于10 t）补贴10万元、改造升级的补贴5万元。（责任单位：自治区农牧厅、财政厅按职责分工负责）

11. 提高生鲜乳购销合同签约率，鼓励自治区内乳制品加工企业、地方特色乳制品小型生产作坊与自治区内连续12个月无合作保障的荷斯坦奶牛养殖场签订2年以上购销合同，每新签约1家养殖场，且日收购生鲜乳1 t以上，以"先签后补、先收后补"的形式，给予加工企业（小型生产作坊）一次性补贴10万元。（责任单位：自治区农牧厅、财政厅、市场监管局按职责分工负责）

12. 支持养殖场数智化、绿色化发展，通过实施国家奶业生产能力提升项目，每年安排资金5 000万元以上，对饲喂、挤奶、保健、防疫等关键环节设施设备升级改造，建设一批高水平适度规模现代智慧牧场，实现养殖管理数字化、智能化。支持养殖场开展良好农业规范认证（GAP），对通过认证的一次性给予5万元奖励。（责任单位：自治区农牧厅、财政厅按职责分工负责）

四、做优做强乳制品加工，促进产业提档升级

13. 支持乳制品加工企业发展精深加工，对新建或改扩建生产原制奶酪、乳清、乳铁蛋白等乳制品精深加工项目的企业，按照设备投资总额的10%给予最高5 000万元补贴。（责任单位：自治区工业和信息化厅、财政厅按职责分工负责）

14. 鼓励地方特色乳制品产业提档升级，对小型生产作坊升级成乳制品加工企业的，一次性奖励50万元。支持地方特色乳制品小型生产作坊和加工企业向食品园区集中，实现规模经营、统一管理。对地方特色乳制品小型生产作坊入园一次性奖励10万元，对加工企业入园一次性奖励50万元。（责任单位：自治区农牧厅、财政厅、市场监管局按职责分工负责）

15. 支持乳制品加工企业提高奶酪生产能力，对乳制品加工企业使用生鲜乳加工原制奶酪，以上一年度使用生鲜乳加工原制奶酪量为基数，每增加1 t补贴2 000元。（责任单位：自治区工业和信息化厅、财政厅按职责分工负责）

16. 支持乳制品加工企业扩大加工量，以上一年度生鲜乳加工量为基数，每增加1 t补贴200元，自治区、盟市各承担50%。（责任单位：自治区工业和信息化厅、财政厅按

职责分工负责）

17. 支持乳制品加工企业在3—5月份销售淡季足额收奶，对使用生鲜乳进行喷粉，按收购数量的10%，每吨补贴1 000元，自治区、盟市各承担50%。（责任单位：自治区工业和信息化厅、财政厅按职责分工负责）

五、强化品牌培育，提升产业竞争力

18. 依托资源优势打造区域公用品牌，支持锡林郭勒奶酪、呼伦贝尔牛奶等区域公用品牌建设，实施地理标志奶产品保护工程，围绕生鲜乳及其加工产品，制定"蒙"字标认证标准；开展"蒙"字标认证，做精做强地理标志奶产品区域公用品牌。（责任单位：自治区市场监管局、财政厅按职责分工负责）

19. 依托产业特色打造企业品牌，引导乳制品生产企业加强产品品质和品牌形象打造，培育羊奶、驼奶、马奶等特色奶制品新品牌，打好链主企业国际牌。（责任单位：自治区市场监管局、财政厅按职责分工负责）

20. 办好世界奶业大会，充分展示内蒙古奶业高质量发展成就。支持伊利现代智慧健康谷、蒙牛中国乳业产业园两大千亿级"产城融合"项目建设，打造全球奶业高质量发展高地。（责任单位：呼和浩特市人民政府，自治区各有关部门按职责分工负责）

六、强化消费引导，扩大乳制品销量

21. 加大奶业宣传力度，普及乳制品营养知识，培育多样化、本土化消费习惯。支持乳制品生产加工企业参加消博会、绿博会等国内知名展会，举办展销活动，进一步扩大乳制品市场。加强舆情监测，及时回应社会关切，维护内蒙古奶业良好形象。（责任单位：自治区商务厅、工业和信息化厅、财政厅、农牧厅、党委网信办按职责分工负责）

22. 鼓励发展工业旅游，支持符合条件的奶产业链企业创建国家工业旅游示范基地和A级旅游景区，打造乳制品"消费+旅游"新模式。鼓励创建奶牛休闲观光牧场，将创建成功的养殖场纳入农业农村部"想去乡游"乡村休闲旅游线上平台予以推广。（责任单位：自治区文化和旅游厅、农牧厅按职责分工负责）

23. 加强电子商务人才培养，支持乳制品企业、各类院校、职业培训机构等培养电子商务人才，推动乳制品线上销售。鼓励乳制品企业和商户加强与电商平台的合作，开辟地方特色馆和旗舰店，通过双品网购节、网上年货节等主题节日集中推广营销。（责任单位：自治区商务厅、人力资源社会保障厅、农牧厅按职责分工负责）

七、加强科技创新，推动成果转化应用

24. 发挥国家乳业技术创新中心作用，每年安排1亿元科研资金，围绕奶业全产业链开展关键技术攻关，攻克一批"卡脖子"技术难题。支持乳制品加工企业开发高科技、高品质、高附加值的高端乳制品，满足差异化市场需求。（责任单位：自治区科技厅、财政厅按职责分工负责）

25. 聚焦草种业、奶牛种业创新等方向，每年以"揭榜挂帅"方式，实施自治区科技创新重大示范工程项目、自治区重点研发和成果转化项目，对在自治区内落地转化的核心技术成果推广应用给予奖励。在奶业全产业链领域取得突破性进展或攻克关键核心技术的主体，自治区科技项目立项时给予重点支持。（责任单位：自治区科技厅、财政厅按职责分工负责）

26. 完善全产业链标准体系，指导有关企业、科研院所、社会团体等开展地方、行业、团体等标准研制工作。鼓励乳制品生产企业积极参与国家和地方标准制定，引领提升行业发展水平。（责任单位：自治区市场监管局、卫生健康委按职责分工负责）

八、提高监管水平，保障乳制品质量安全

27. 强化奶畜疫病防控，统一采购布病疫苗，对新生犊牛、新补栏奶牛和奶羊开展免疫；对奶牛规模场结核病检测每头补贴15元；对通过布病、牛结核病等自治区级净化创建场评估的奶畜养殖场奖励50万元，通过国家级净化场或国家级无疫小区评估的奶畜养殖场奖励100万元。支持布病、结核病等人畜共患病和奶牛常见病的疫苗研发和推广应用。（责任单位：自治区农牧厅、财政厅、疾病预防控制局按职责分工负责）

28. 落实国家、自治区生鲜乳质量安全监测计划，确保生鲜乳收购站和运输车辆监测全覆盖。严厉打击破坏市场供销秩序等违法违规行为，依法取缔不合格生产经营主体。（责任单位：自治区农牧厅、财政厅、市场监管局按职责分工负责）

九、压实工作责任，完善保障措施

29. 加强组织领导，落实"链长制"要求。各地区、各有关部门按照职责分工，加大工作力度，强化协同配合，做好招商引资。补贴类政策要制定实施细则（方案），各责任单位要强化统筹协调，加强工作调度，及时研究工作、下摆任务、解决问题，重大问题及时提交自治区党委和政府研究。（责任单位：自治区各责任单位按职责分工负责）

30. 做好生鲜乳生产成本监测，科学搭建交易参考价格模型，引导企业落实生鲜乳价格协商机制，稳定生鲜乳购销秩序。积极开展产业政策评估，探索建立市场预警机制，及时处置突发情况，防范极端情况发生。（责任单位：自治区农牧厅、发展改革委、市场监管局、党委网信办按职责分工负责）

31. 创新拨付机制，建立奶业振兴项目资金监管平台，项目资金由盟市直接拨付到实施主体。自治区财政厅会同各牵头部门制定资金管理办法，定期调度资金支出进度等情况，确保资金及时足额到位。（责任单位：自治区财政厅及有关部门按职责分工负责）

32. 用好基金债券，债券资金、乡村振兴产业发展基金优先支持储备充分且具备开工条件的奶业产业链高质量发展项目。用好奶业振兴投资资金，优先支持养殖、草业等重点项目。（责任单位：自治区财政厅、发展改革委按职责分工负责）

33. 完善金融支持，落实自治区鼓励企业上市挂牌奖补有关政策，支持符合条件的草业、奶业等企业挂牌、上市融资和发行债券；大力推广"助保贷"、"活体贷"、"保单质押"、"青贮贷"等金融产品；探索开展牛奶价格保险试点；鼓励金融机构合理确定养殖场贷款期限，给予中长期优惠利率贷款，扩大中长期贷款占比，适度提高涉农贷款风险容忍度。（责任单位：自治区财政厅、地方金融监管局，中国人民银行内蒙古分行、国家金融监督管理总局内蒙古监管局、内蒙古证监局按职责分工负责）

上述政策自2023年10月1日起施行，有效期至2025年12月31日。《内蒙古自治区人民政府办公厅关于印发推进奶业振兴若干政策措施的通知》（内政办发〔2019〕33号）、《内蒙古自治区人民政府办公厅关于推进奶业振兴九条政策措施的通知》（内政办发〔2022〕18号）和《内蒙古自治区跨盟市生鲜乳调运补贴实施细则》（内农牧畜发〔2022〕507号）自本政策措施实施之日起同时废止。

山东省畜牧兽医局、发展和改革委员会、省教育厅等十一厅局联合发布《推进奶业高质量发展十条措施》

为解决奶业发展中养殖与加工利益联结不紧密、产需不平衡等突出问题，现就推进我省奶业高质量发展提出十条措施①。

一、支持养殖主体提升。大力实施奶业新型经营主体培育项目，择优对存栏100~3 000头的标准化奶牛场（特色奶畜参照执行）按照每年15万元左右标准给予补助，用于提升生产经营能力。择优支持生鲜乳年产量5万t以上的县（市、区）实施奶业生产能力提升整县推进项目，每县每年给予不高于2 000万元补助，用于整县域提升奶业发展水平。（省畜牧局、省财政厅分工负责）

二、保障优质饲草供应。对新增集中连片500亩以上的苜蓿示范基地，每亩给予不高于600元补助。支持规模化奶牛场青贮饲草料，每亩补助不高于160元。将全混合日粮（TMR）设备、挤奶、饲草料收获加工机械、粪污处理机械等纳入农机购置与应用补贴范围，做到应补尽补。（省农业农村厅、省畜牧局、省财政厅分工负责）

三、强化奶牛疫病防控。实行强制免疫"先打后补"，对自行完成国家强制免疫计划的奶牛场按程序补助。支持奶牛疫病净化，对成功创建无疫小区和国家级疫病净化场的，每个分别补助20万元、10万元。落实奶牛疫病强制扑杀政策，每头补助6 000元。（省畜牧局、省财政厅分工负责）

四、规范养加一体化。适应当前乳品消费新需求和行业发展新业态，支持有意愿、符合条件的标准化规模奶牛场或奶农合作社，在严格执行生产经营许可、食品安全标准等法律法规标准，确保乳品质量安全的前提下，生产经营巴氏杀菌乳、发酵乳、奶酪等产品。推行生产加工销售一体化，通过直营、电商等服务周边居民小区、酒店、饭店、商店，积极培育鲜奶消费市场，满足高品质、差异化、个性化需求。（省工业和信息化厅、省畜牧局、省市场监管局、省商务厅分工负责）

五、深化金融服务保障。推动金融机构根据中小奶牛养殖场户的特点和需求简化贷款手续，降低贷款利率；鼓励采用综合授信方式，合理延长授信期限，授信期限内随用随贷、随贷随还。支持符合条件的奶业高质量发展项目申报省级重点项目、地方政府专项债券项目，优先向金融机构推介。对有基金类融资需求的企业，采取项目库推送、单独辅导等方式，向新旧动能转换基金、有关银行等投资机构推荐。（国家金融监督管理总局山东监管局、省发展改革委、省财政厅、省畜牧局分工负责）

六、强化担保保险联动。引导金融机构拓宽贷款抵（质）押范围，开展活体奶牛、设施设备等抵（质）押贷款。优化奶牛贷、青贮贷、产业链担保贷等信贷服务工作。深入推动奶牛保险，保额提高到每头1万元。鼓励开展生鲜乳目标价格保险，对符合条件的，省财政按照市县财政保费补贴总额的50%~60%给予奖补。（国家金融监督管理总局山东监管局、省财政厅、省畜牧局分工负责）

---

① 山东省畜牧兽医局.关于印发《推进奶业高质量发展十条措施》的通知［EB/OL］.（2024-06-18）［2024-09-01］.http：//xm.shandong.gov.cn/art/2024/6/18/art_24613_10337072.html.

七、强化乳品加工扶持。鼓励符合要求的乳制品企业申报流通保供体系建设项目。将符合条件的乳制品加工企业纳入省级"技改专项贷"项目库，给予贷款贴息、股权投资支持。（省工业和信息化厅、省财政厅、省商务厅、省畜牧局分工负责）

八、加强产业科技支撑。支持奶牛生产性能测定（DHI）并给予适当补助。指导养殖企业开展牛群结构调整、疫病防控净化、地源性饲草料开发等。推动建立以企业为主体、产学研高效协同深度融合的奶业科技创新体系，加强社会化服务体系建设，提高奶业生产技术水平。支持奶牛新种质选育和养殖关键技术及配套装备的研发，创制一批综合性状优良、目标性状突出的奶牛新品系、新种质，为奶业高质量发展提供科技支撑。（省科技厅、省畜牧局分工负责）

九、加大消费宣传引导。进一步挖掘农村市场乳品消费潜力。支持"学生饮用奶计划"，发挥行业协会作用，加强品牌推荐。加强奶类营养与健康知识科普，加大公益宣传力度，利用广播电视、报纸报刊、网站、新媒体等平台，宣传奶牛养殖、乳制品加工和质量安全监管等方面的成效，增强消费信心。鼓励乳品企业通过短视频、直播等社媒传播，拓展线上销售渠道，提升线下体验、配送和服务水平。支持乳品企业参加畜牧业博览会等各类展销活动。（省委宣传部、省教育厅、省商务厅、省畜牧局分工负责）

十、支持三产融合发展。支持创建奶牛休闲观光牧场。支持奶牛养殖与乳品加工、消费、文旅、科普等结合，提供增值服务，让消费者近距离体验奶牛养殖、乳品加工过程，普及科学饮奶知识，培养奶类消费习惯。根据不同人群营养需求，引导加大功能性、健康类乳产品开发力度。（省畜牧局、省工业和信息化厅分工负责）

山东省教育厅 山东省财政厅《关于进一步加强中小学校食堂财务管理的通知》解读

《关于进一步加强中小学校食堂财务管理的通知》共分为6个部分，紧扣中小学校学生食堂管理实际，提出了6项主要管理任务①。

一是**坚持学生食堂自主经营**。中小学校学生食堂原则上实行自主经营，建立以学校为运营主体，保留必要的专业管理人员，重点管控食材采购、饭菜质量和价格等关键环节，引进优质餐饮企业提供专业化劳务服务的新型自主经营模式。对承包和委托经营（以下均称委托经营）的学生食堂，合同到期后应改为学校自主经营。

二是规范委托经营食堂财务管理。明确要求委托经营食堂伙食费收支原则上应由学校财务部门单设账套进行独立核算；无法独立核算的，受托经营方应为每个食堂设立独立账套，实施分账核算，按月、按年向学校提供食堂经营相关财务报表。

三是严格校外配餐单位财务监管。明确校外配餐单位由县级教育行政部门集中统一招标遴选，原则上不少于3家。校外配餐单位应按照企业会计准则或小企业会计准则，建立完整的会计账簿和报表，据实核算伙食费收支，完整核算运行成本，营业利润率应控制在

---

① 山东省教育厅. 山东省教育厅 山东省财政厅《关于进一步加强中小学校食堂财务管理的通知》解读［EB/OL］.（2024-07-05）［2024-09-01］. http：//edu.shandong.gov.cn/art/2024/7/5/art_107059_10332269.html.

5%以内。

四是严格落实大宗食材统一采购。明确县级教育行政部门要通过招标实行驻地中小学校食堂大宗食材统一采购，价格不得高于县域内同期市场公允价格；品种不得少于规定的8大类，同类食材供货企业不得少于3家；不得使用各级政府或有关部门指定的供货企业，不得交由第三方管理供货企业。

五是严格食堂招标行为。县级教育行政部门遴选校外配餐单位、大宗食材供货企业，中小学校自主经营食堂遴选劳务服务，必须严格按照公开、公平、公正原则，采用招标方式进行选择。招标单位与中标单位要及时签订内容完备、条款完整、形式规范的合同，并互相监督履约执行，合同约定合作时间不得超过3年。

六是细化食堂财务管理要求。各级教育行政部门要针对自主经营食堂、委托经营食堂、校外配餐单位不同的财务监管要求，建立中小学校食堂财务管理制度，实施分类监管。自主经营食堂要建立食堂财务管理制度，开设独立银行账户，实施独立会计核算，所有收支纳入食堂账户统一核算。委托经营食堂、校外配餐的学校应指定一个实有资金银行账户用于收取伙食费，没有实有资金银行账户的应按照同级财政部门账户管理规定尽快申请开设。伙食费收取，自主经营食堂由师生直接缴入食堂银行账户；委托经营食堂、校外配餐由师生直接缴入学校银行账户，并按代收费管理。

河南省教育厅等十一部门关于印发《关于实施河南省中小学食育工程的指导意见（2023—2030年）》的通知

根据指导意见，河南省将积极探索食育与运动锻炼、睡眠管理、心理健康、文化传承的有机融合路径，到2025年，培育18个"区域食育发展共同体"，建设100个学校食育推广工作室，遴选1 000所食育试点校（园），培养10 000名食育方向的专（兼）职公共营养师/营养指导员/营养配餐员。到2030年，全省形成一系列各具地方特色的学校食育课程体系，实现所有县（市、区）幼儿园食育工作全覆盖，并逐步扩展至实施营养改善计划的寄宿制中小学，以及其他具备条件、自愿实施的各级各类学校和托育机构①。

同时，将认定一批食育食材供应基地，建成儿童青少年"饮食-体质"健康数据化管理平台。构建全方位的食育工程推进体系，逐步形成中小学（幼儿园）食育、家庭食育、社会食育等多样化实施样态，实现食育健康数据共建共享共用，为实现"健康中国"目标贡献河南智慧和力量。

此外，还将建立营养配餐制度。鼓励就餐人数超过300人的中小学（幼儿园）配备食育指导师（专兼职公共营养师/营养指导员/营养配餐员），进行合理膳食和科学配餐指导。还将实施"合理膳食、均衡营养"学生健康管理行动，鼓励支持中小学生通过身体活动（如跳绳、篮球、游泳等），结合传统健身方式（如八段锦、五禽戏、武术等），促进生长发育。2~5岁儿童每天户外活动不少于2 h；6~17岁儿童青少年每天累计进行不

---

① 河南省教育厅．河南省教育厅等十一部门关于印发《关于实施河南省中小学食育工程的指导意见（2023—2030年）》的通知［EB/OL］．（2023-12-08）［2024-09-01］．https：//www.henan.gov.cn/2023/12-08/2862067.html.

少于 1 h 的中高强度身体活动。中小学（幼儿园）应结合儿童青少年认知特点，用游戏形式吸引其参加跳绳、跳皮筋、各种球类运动等集体运动，培养其具备至少 1 项运动技能。

还将在高等师范类专业增设食育相关课程，增加健康营养相关专业在本科院校和职业院校的开设范围，设立相关产业学院，支持高等院校开展食育师资的定向培养，为"食育工程"提供持续的专业人才支撑。

河南省教育厅办公室关于开展 2024 年全省学校食品安全宣传周活动的通知

为进一步加强全省各级各类学校（含幼儿园）食品安全管理工作，营造良好的校园食品安全环境，推动全省学校食品安全集中整治走深走实，守护广大师生的身体健康和生命安全，决定在 9 月的第一周组织开展全省学校食品安全宣传周活动[①]。

一、活动主题：关注校园食品安全同心共护师生健康

二、活动时间：2024 年 9 月 2—8 日

三、宣传重点：

（一）深入学习宣传习近平总书记关于食品安全的重要论述和重要指示批示精神，把习近平总书记对食品安全工作的重视和关心传达到每一位师生，切实把思想和行动统一到党中央决策部署上来。

（二）宣传普及《中华人民共和国食品安全法》《中华人民共和国食品安全法实施条例》《餐饮服务食品安全操作规范》《餐饮服务许可管理办法》等相关法律法规，增强学校、供餐单位和广大师生食品安全法律意识，提高学法、知法、守法能力。

（三）宣传落实《学校食品安全与营养健康管理规定》《农村义务教育学生营养改善计划实施办法》和《河南省校园食品安全守护行动实施方案》《河南省餐饮服务企业落实食品安全主体责任监督管理办法（试行）》等政策规定，牢固树立食品安全责任意识，提升学校食品安全管理水平，筑牢食品安全防线。

（四）开展食品安全教育，普及食品安全科学知识，倡导健康的饮食方式，提升师生食品安全素养。弘扬中华民族勤俭节约的传统美德，营造"浪费可耻、节约光荣"的浓厚氛围。开展食品安全科普宣传，解答师生及学生家长关心的食品安全问题，引导师生科学消费、理性消费、安全消费。

广东省江门市人民政府办公室关于切实做好国家"学生饮用奶计划"推广工作的通知

为认真贯彻落实党的二十大精神，践行"健康中国"战略，进一步改善我市中小学生营养状况，促进儿童青少年健康成长，根据国务院《关于推进奶业振兴保障乳品质量安全的意见》（国办发〔2018〕43 号）、《广东省人民政府关于印发广东省妇女发展规划

---

① 河南省教育厅办公室. 河南省教育厅办公室关于开展 2024 年全省学校食品安全宣传周活动的通知［EB/OL］.（2024-08-28）［2024-09-01］. https：//jyt.henan.gov.cn/2024/08-28/3055468.html.

和广东省儿童发展规划的通知》（粤府〔2021〕90号）和省农业农村厅等十厅局《转发关于进一步促进奶业振兴若干意见的通知》（粤农农〔2019〕215号）等文件精神，现就切实做好实施国家"学生饮用奶计划"工作通知如下[①]：

一、提高思想认识，国家"学生饮用奶计划"是经国务院批准在全国组织实施的一项营养改善专项计划，旨在改善中小学生营养状况、提高生长发育和健康水平，充分体现了党中央、国务院对中小学生营养健康的高度重视和关怀，也是深入贯彻落实"健康中国"战略、国民营养计划的重要举措和具体行动。各县（市、区）人民政府、各有关部门要认真贯彻落实国务院、省人民政府关于大力推广国家"学生饮用奶计划"，按照"政府引导、统一部署、严格把关、确保质量"的工作方针，充分发挥政府引导作用，向社会进行饮奶营养健康知识教育，切实提高学生通过科学合理的营养膳食对增强机体抵抗力、提升体质健康水平、促进健康发育成长重要性的认识。

二、坚持自愿原则，实施国家"学生饮用奶计划"，必须坚持学生和家长自愿原则，不得强制征订。各县（市、区）人民政府、各有关部门要通过广泛深入宣传，积极正面引导，争取学生和家长的支持认同，逐步培养学生饮奶的良好膳食习惯，同时要关注和解决好家庭经济困难学生的饮奶问题。为方便家长、服务学生，由学生家长通过学生饮用奶征订系统平台自愿订购，学校不得代替企业向学生家长收费。

三、加强安全管理，各县（市、区）人民政府、各有关部门、学校和供奶企业要强化安全意识，健全工作机制，加强学生饮用奶安全管理，确保学生饮奶安全。按照《国家"学生饮用奶计划"推广管理办法》规定，在我市实施学生饮用奶推广工作的企业应当为中国奶业协会审批认定的"中国学生饮用奶生产企业"，所推广的产品应当为包装上印制有中国学生饮用奶标志或者明确专供中小学生在校饮用的牛奶制品。在坚持国家"学生饮用奶计划"推广工作实行市场机制运作的前提下，选择学生和家长认可度高、满意度高、就近供应的企业产品。供奶企业要严格落实食品安全管理规定和行业要求，严格把控质量标准，确保产品质量达标。要切实加强学生饮用奶的订购、接收、储藏、分发、饮用、饮后包装物回收等环节的安全规范管理。

四、强化统筹协作，为保证推广工作取得实效，市政府成立国家"学生饮用奶计划"推广工作领导小组，由分管教育工作的副市长担任组长，副组长由市政府协调教育工作的副秘书长、市教育局主要负责同志担任，成员包括各县（市、区）人民政府分管教育工作的负责同志，市委宣传部、市委网信办、市教育局、市公安局、市农业农村局、市卫生健康局、市市场监管局分管负责同志，具体负责全市实施国家"学生饮用奶计划"的组织、管理、协调与指导工作。

宣传部门加强宣传实施国家"学生饮用奶计划"的目的、意义、原则和方针；网信部门加强网络舆情监测，及时将信息反馈教育行政部门，共同做好舆论管控；教育部门负责学生饮用奶在校饮用环节的监督管理，指导学校落实在校饮用的安全措施和做好学生饮用奶的宣传发动、订购、发放工作；公安部门对供奶配送车辆开辟"绿色通道"，确保学

---

① 江门市人民政府办公室．江门市人民政府办公室关于切实做好国家"学生饮用奶计划"推广工作的通知［EB/OL］．（2023-11-28）［2024-09-01］．http：//www.jiangmen.gov.cn/newzwgk/zfgb/zfgb2023nd11q/szfbgsyfwjxd/content/post_3010575.html.

生饮用奶按时送达学校;农业农村部门加强对生鲜乳生产企业的监管,严格生产质量管理,确保生鲜乳质量安全;卫生健康部门开展营养健康宣教,倡导科学、健康食用奶制品,提升学生营养健康素质;市场监管部门加强对学生饮用奶质量的监督检查,确保奶品安全可靠。各县(市、区)人民政府要制定工作方案,细化工作措施,督促辖区各有关部门落实好相关工作要求,稳步扩大国家"学生饮用奶计划"覆盖范围。

中共海南省委办公厅 海南省人民政府办公厅印发《关于构建优质均衡的基本公共教育服务体系促进基础教育高质量发展的实施意见》的通知

《关于构建优质均衡的基本公共教育服务体系促进基础教育高质量发展的实施意见》(本篇以下简称《意见》)明确,到2025年,海南基础教育短板基本补齐,教育管理体制改革取得明显成效,优质教育资源总量大幅提升;到2027年,基本形成与海南自贸港建设需要相匹配的优质均衡基本公共教育服务体系;到2035年,全省县(市、区)全部通过县域义务教育优质均衡发展国家评估认定,适龄学生享有更高质量、更加公平的基本公共教育服务[1]。

《意见》明确了7项重点工作,分别是:教育治理水平提升、教育人才素质能力提升、中小幼德育创新发展、中小学生智育水平提升、基础教育扩优提质、乡村教育对口帮扶、中小学生安全重点领域综合治理。

关于基础教育扩优提质,《意见》提出,重点增加中心城市的基础教育学位,其他市县根据实际增加重点区域的学位,到2025年累计新增至少12万个公办基础教育学位,义务教育阶段标准班额比例达到80%以上;鼓励采取城区普通高中外迁办学、初中利用高中校舍、小学利用初中校舍梯次补位办学;促进教育集团从外延式发展向内涵式发展转变,到2025年全省50%的公办中小学纳入集团化管理;推动一系列教育信息化项目和中小学智慧校园建设。

贵州贵安新区管理委员会社会事业管理局关于对《调整贵安新区农村义务教育学生营养改善计划实施标准》公开征求意见的公告

一、提高营养改善计划实施标准,拟将贵安新区农村义务教育学生营养改善计划实施标准调整为8元/(生·d)[即各级财政补助的6元/(生·d),家长缴纳2元/(生·d)][2]。

---

[1] 中共海南省委办公厅. 中共海南省委办公厅 海南省人民政府办公厅印发《关于构建优质均衡的基本公共教育服务体系促进基础教育高质量发展的实施意见》的通知[EB/OL].(2023-10-25)[2024-09-01]. https://www.hainan.gov.cn/hainan/swygwj/202310/227ac7999fea452f9f2ae50d219b137f.shtml.

[2] 贵州贵安新区管理委员会社会事业管理局. 贵州贵安新区管理委员会社会事业管理局关于对《调整贵安新区农村义务教育学生营养改善计划实施标准》公开征求意见的公告[EB/OL].(2024-03-14)[2024-09-01]. https://www.gaxq.gov.cn/xwdt/gagg/202403/t20240314_83929523.html.

二、持续加强学校供餐管理

（一）提升供餐标准，保障菜品多样，促进营养均衡。严格按照标准带量食谱保障每餐至少"三菜一汤"，多种新鲜蔬菜和肉类充足供应，保障天天有鸡蛋和水果、每周至少提供3次符合国家标准的学生饮用牛奶、2次大豆及其制品，确保畜禽鱼肉轮流交替供应的基本供餐要求。

（二）健全管理机制，稳定食材价格，保障食品安全。严格按照"四统"招标采购制度，规范学生营养改善计划食材采购行为。建立食材采购价格稳定制度，保证多方参与食材定期询价机制，确保食材采购价格不高于市场价。严格落实食品安全主体责任制，全面落实试餐陪餐制度，做好餐前检查等安全检查制度，从进货查验、食品贮存、加工制作、食品留样、餐具清洗消毒、供餐等关键环节抓好食材食品安全管理。

三、严格按照规定时间和范围实施

实施范围：贵安新区农村义务教育阶段学校。

实施时间：从2024年春季学期起执行（以管委会批准时间为准）。

贵州省学生资助和营养改善计划政策简介（节选）

一、学前教育。农村学前教育儿童营养改善计划。在农村学前教育机构实施，向在园儿童每生每天提供3元钱的营养膳食补助，标准为600元/（生·年）[1]。

二、义务教育。①城乡义务教育阶段家庭经济困难学生生活费补助。资助城乡义务教育阶段在校家庭经济困难学生。标准为小学寄宿生1 250元/（生·年）、非寄宿生625元/（生·年），初中寄宿生1 500元/（生·年）、非寄宿生750元/（生·年）（标准从2024年起执行）。②农村义务教育学生营养改善计划。在全省农村义务教育学校实施，向学生每生每天提供5元钱的营养膳食补助，标准为1 000元/（生·年）。

云南省教育厅《关于进一步加强农村义务教育学生营养改善计划采购工作的通知》

一、营养改善计划采购项目（大宗食材：大米、食用油、面粉、肉、蛋、奶；原辅材料：新鲜蔬菜、水果、干货、调味品）金额达到政府采购限额标准的，原则上应依法采用公开招标、邀请招标、竞争性谈判、竞争性磋商、询价等竞争性采购方式进行采购。不得采用单一来源采购方式进行采购。不得以政府会议、文件等形式直接指定供应商[2]。

---

[1] 贵州省戒毒管理局．贵州省学生资助和营养改善计划政策简介［EB/OL］．（2024-07-16）［2024-09-01］．https：//jdglj.guizhou.gov.cn/zwgk/zfxxgk/fdzdgknr/zcwj/zcjd/202407/t20240716_85107211.html．

[2] 云南省教育厅．云南省教育厅《关于进一步加强农村义务教育学生营养改善计划采购工作的通知》［EB/OL］．（2024-08-28）［2024-09-01］．https：//mp.weixin.qq.com/s?_biz=MzA4MTY0OTYzMQ==&mid=2650768543&idx=1&sn=5a09eedf5e78ed0b09e61f0df95e0cf3&chksm=86c15ffded820487c09e9cc398e059e3d625a8fd7ceafcf9ec272063434582c566a8e3b941d5&scene=27.

二、营养改善计划的大宗食材均应纳入政府采购范围。对于不属于政府采购范围的原辅材料比照政府采购的相关采购方式，由县级有关部门或学校作为采购人集中带量采购。鼓励各地对多频次、小额零星的原辅材料比照框架协议采购方式采购。偏远地区小规模学校（教学点）经县级教育部门批准，可采取适当的采购方式，并完善相应的县级、学校采购管理内控制度，依法依规根据符合采购需求、质量和服务相等且报价最低的原则确定成交供应商。采购人不得以分拆招标金额、化整为零等方式规避政府采购。中标供应商不得违规分包、转包。

三、未建设食堂或暂时不具备食堂供餐条件的地区，应加快学校食堂建设与改造，明确食堂供餐的时间节点，在过渡期内可采取企业（单位）供餐。校外供餐企业（单位）由县级有关部门通过市场竞争性采购方式确定。学校不得自行采购。

四、营养改善计划大宗食材政府采购项目由县级有关部门（国家机关、事业单位）统一组织实施。原辅材料的政府采购项目，可由县级有关部门、学校、学校联合体组织实施。政府采购项目不得由国有企业、教育投资公司、地方政府融资平台公司等非政府采购实施主体组织实施。与采购人存在利害关系，可能影响采购活动公正、公平进行的法人、其他组织或个人，不得参加投标。

五、县级教育部门会同财政部门负责指导学校采购需求管理工作。采购人对采购需求管理负有主体责任，应以学生营养改善为目标，合理确定采购需求，科学编制采购实施计划。营养改善计划不得采购保健食品、含乳饮料和火腿肠等深加工食品。营养改善计划所需物资需全县统一采购的，应当合理设置标段，符合条件的，鼓励探索采用框架协议采购方式实施。

六、营养改善计划采取竞争性采购方式采购的，采购人应合理设置供应商资格条件，科学制定评审规则，细化编制评分指标，全面覆盖营养改善计划采购的核心内容。提供劳务服务方与食品原辅材料供货方不得为同一主体或相关利益人。不得阻挠和限制供应商参与政府采购活动。不得差别对待供应商。在法律法规以外，采购人不得以任何形式要求企业提供财力、物力和人力（包括但不限于赠品、回扣、与采购无关的其他商品、服务、没有法律依据的保证金、借款、赞助费、分红等），并以此作为条件违规确定供应商。

七、加强对营养改善计划采购项目的价格监测。通过竞争性采购方式确定的采购标的单价，不得高于学校所在地同期市场公允价格。

八、营养改善计划食材政府采购监督管理职责由财政部门履行。供应商在履约过程中有违反政府采购法律法规情形的，采购人应及时报告县级财政部门。采购人不得向供应商收取管理费。采购员与供应商之间原则上不得发生现金交易。

陕西省教育厅等六部门印发《陕西省农村义务教育学生营养改善计划管理办法》

《陕西省农村义务教育学生营养改善计划管理办法》明确，学校负责落实营养改善计划各项具体工作，实行校长负责制。实施营养改善计划的地区和学校应大力推进学校食堂供餐①。学校食堂由学校自主经营、统一管理，不得对外承包或委托经营。学校食堂必须在取得食品经营许可证后方可为学生供餐，并全面推行明厨亮灶。

供餐食品应为营养价值较高的畜禽肉蛋奶类食品、新鲜蔬菜水果和谷薯类食品等，不得提供保健食品、含乳饮料和火腿肠等深加工食品，避免提供高盐、高油及高糖的食品，确保食品新鲜卫生、品种多样、营养均衡。各实施学校食堂的大米、食用油、面粉、肉、蛋、奶等，均应纳入政府采购范围，由县级有关部门统一组织实施，鼓励探索采用框架协议采购方式实施。各地各学校要加强食品贮存和加工管理，必须采用新鲜安全的原料制作食品，不得加工制作四季豆、野生蘑菇、发芽土豆等高风险食品。倡导学校食堂按需供餐，通过提供小份菜、半份菜、套餐、自助餐等方式，制止餐饮浪费。

各地要优先支持营养改善计划实施学校食堂建设及饮水、电力设施改造，严禁超标准建设。各地各学校要建立健全食品、食用农产品安全追溯体系，加大"互联网+监管"力度，落实学校负责人陪餐制度。教育部门应会同有关食品安全监管部门加强供餐监管，建立学校食堂、供餐企业（单位）信用档案。学校食堂、供餐企业（单位）出现被市场监管部门吊销食品经营许可证、营业执照，发生食品安全事故或在合同期内被行政处罚等情况，应立即停止供餐。

全省建立健全食品安全责任追究制度。对违反法律法规、玩忽职守、疏于管理，导致发生食品安全事故或发生食品安全事故后迟报、漏报、瞒报造成严重不良后果的，追究相应责任人责任。

---

① 陕西省教育厅. 陕西省教育厅等六部门印发《陕西省农村义务教育学生营养改善计划管理办法》[EB/OL].（2023-12-14）[2024-09-01]. http：//jyt.shaanxi.gov.cn/news/jiaoyutingwenjian/202312/14/23088.html.

第三部分
媒体报道

◎ 两会之声

全国人大代表魏立华：拓展"学生饮用奶计划"覆盖，助力健康中国

儿童青少年健康成长关系国家未来和民族命运，是全民健康的基础。近年来，为提升儿童青少年营养健康水平，我国启动实施了国家"学生饮用奶计划"，并出台了相关政策文件[①]。

今年两会期间，为实现"全民健康"这一根本目标，全国人大代表、君乐宝乳业集团董事长兼总裁魏立华建议进一步推广国家"学生饮用奶计划"的建议，扩大覆盖面、惠及面，让更多孩子享受到高品质牛奶，助力健康中国建设。

国家"学生饮用奶计划"是我国第一个由中央政府批准，并组织实施的全国性中小学生营养干预计划。此计划通过在课间向在校中小学生提供一份优质牛奶，以提高他们的身体素质并培养他们合理的膳食习惯。国家"学生饮用奶计划"是落实健康中国战略的重要举措，也是落实"国民营养计划"的具体行动。

数据显示，截至2023年末，全国学生饮用奶在校日均供应量从2001年的50万份，增长到2023年的2 775万份，其中结合营养改善计划供应占比46%，自主征订供应占比54%，惠及3 210万名学生，覆盖到全国31个省（自治区、直辖市）的10万多所学校。

但目前我国"学生饮用奶计划"在义务教育阶段在校学生中的普及率不足20%，相比国外发达国家小学生90%以上的覆盖率，中学生80%以上的覆盖率仍有很大差距，学生营养健康缺乏有效保障，"学生饮用奶计划"的进一步推广与发展任重而道远。

对此，魏立华建议按照"政策引导、学校组织、企业参与、家长自愿"的原则大力推广国家"学生饮用奶计划"，相关部门进行监管，逐步扩大"学生奶"覆盖面。同时完善学生营养午餐管理，制定和落实学生餐营养国家标准，让学生每天能够在校获得牛奶等优质的营养食物，起到真正的营养干预效果。

"加强奶类营养与健康知识科普，提高居民对乳品营养价值的认知。"针对学生奶宣传普及程度不高的现状，魏立华还建议加强科普宣传，普及乳制品营养知识，突出营养干预的效果，倡导科学选择、健康消费乳制品，培育乳制品消费习惯。多年来，君乐宝始终是学生奶健康科学知识的传播者。2023年，君乐宝联合河北省教育厅和河北省教育基金会共同主办了河北省"师生健康·中国健康"主题公益活动，助力少年儿童健康成长。

2018年5月，君乐宝获评"国家学生饮用奶计划推广示范学校"认定企业。君乐宝始终坚持安全、平稳、规范地推进国家"学生饮用奶计划"，用"全产业链一体化"模式

---

① 今日头条. 全国人大代表魏立华：拓展"学生饮用奶计划"覆盖，助力健康中国[EB/OL]. (2024-03-25)[2024-09-01]. http：//www.suizhou.gov.cn/zwgk/xxgk/qtzdgknr/hygq/202403/t20240325_1205571.shtml.

及"六个世界级"模式守护学生奶的科学营养和品质，确保满足每个学生每天1杯营养奶的指标要求。目前，君乐宝学生饮用奶已覆盖全国多个省份，守护300余万孩子的健康成长。

"为祖国的下一代提供健康营养的高品质产品，是我们的使命也是责任。君乐宝将持续推动国家'学生饮用奶计划'在全国多地深扎根、广赋能。"魏立华表示。未来，君乐宝将继续牢记安全品质初心，与国家政策同频共振，和学校家长同心共志，助力全民健康、实现健康中国。

全国人大代表史玉东：强化学生营养干预，助力健康中国建设

2024年政府工作报告中指出，"深入开展健康中国行动和爱国卫生运动，筑牢人民群众健康防线。"儿童青少年健康事关家庭幸福和民族未来。但从目前来看，我国儿童青少年在膳食营养健康方面仍存在着提升空间，需要各方共同努力①。

今年全国两会期间，全国人大代表、蒙牛集团全球研发创新中心研发总监史玉东带来了《强化学生营养干预，筑牢未来健康长城》的建议，提出需要进一步加强学生营养干预，全面助力健康中国建设。

今年是中华人民共和国成立75周年，是实现"十四五"规划目标任务的关键一年。在这个重要年份召开的全国两会，备受各方关注。近年来，为提升儿童青少年营养健康水平，我国先后启动实施了国家"学生饮用奶计划"、农村义务教育学生营养改善计划等项目，并出台了相关政策文件。

但是，与国外发达国家相比，目前我国学生饮奶普及率依然不高，学生营养健康缺乏有效保障。中国奶业协会统计的数据显示，截至目前，我国学生饮用奶普及率不足20%。史玉东介绍，但从世界范围来看，学生在校饮奶覆盖率在日本超过90%，在瑞典为95%，在其他美欧发达国家也能达到80%以上。

对此，史玉东建议，坚持"政府引导、科学发展、创新融合、共建共享"的原则，积极贯彻落实国民营养计划和合理膳食行动，以食品安全为基础，以科学营养健康理论为指导，以营养健康产业高质量发展为重点，不断提高国民营养健康水平。

此外，史玉东还建议加强学校对学生饮用奶及奶制品摄入的重要性认识，大力扶持"国家学生饮用奶计划推广示范学校"创建工作，以一带十、十带百，发挥先锋模范榜样力量，带动整体行业效仿、学习、深度融合。

"我国普及率不高的背后，除了广大居民尚未养成每天饮用牛奶习惯的原因外，与宣传普及度不高也有关系。"史玉东建议，大力度地推广"学生饮用奶计划"，通过"小手拉大手"，形成全民饮奶、终生不断奶的习惯。加强奶类营养与健康公益性宣传，明确奶类科普知识发布、传播与监管的主体和职责，持续提升奶类科普知识的质量。

---

① 未来网. 全国人大代表史玉东：强化学生营养干预，助力健康中国建设［EB/OL］.（2024-03-05）［2024-09-01］. http：//m.k618.cn/yc_new/yc_wzlb/202403/t20240305_19751519.html.

全国人大代表秦源：倡导"双蛋白"均衡饮食理念 让学生饮用奶有更多选择

秦源建议相关部门积极倡导"动物蛋白+植物蛋白"的"双蛋白"均衡饮食理念，让学生对饮用奶有更多的选择。同时，专项推进适合中国学生体质的豆奶产品研发和推广，明确学生豆奶的生产标准，包括品类定义、成分配料、生产工艺等细则①。

全国政协委员、清华大学教授李景虹：为中小学生营养餐立法立规

李景虹表示，目前，专门针对中小学生营养餐的相关法规和制度尚不健全，违法违规成本较低，建议尽快出台《中小学生营养餐管理办法》，保障中小学生用餐质量②。

李景虹提出，应对学生营养餐标准、餐饮供应与管理进行规范与约束，厘清政府、学校、家庭和社会的职责，形成共治局面。确立学生餐营养指南和行业标准，对生产供应企业责任清单、信息公开发布清单、学生就餐食堂负面清单等也要作出明确规定。建议根据青少年所在地区、年龄阶段、营养需求、发展特点等，设计相应的营养餐健康标准。明确中小学生营养餐的蛋白质、脂肪和维生素等营养素的含量和热量等指标，解决供餐结构不合理的问题。

除此之外，李景虹还建议明确国家和地方政府的中小学营养餐推广义务，各地教育主管部门及各中小学校应有计划地做好中小学生营养餐的宣传、推广和监督工作，将食物和营养知识纳入中小学课程，引导学生形成健康的饮食习惯。

全国政协委员、北京市卫生健康委员会主任刘俊彩：建议推动有空余学位的幼儿园开设托班

为应对人口形势变化，我国急需在全国范围内加快构建积极生育支持政策体系，通过大力发展普惠托育等措施，降低生育养育教育成本。在具体措施和办法上，刘俊彩建议，要从推动立法、增加供给、降低负担、强化监管等多维度出发，统筹0~6岁育幼服务资源配置，推动有空余学位的幼儿园开设托班，并推动托育服务纳入基本公共服务，制定托育服务领域的专门法律③。

刘俊彩建议从降低托育负担入手。推动托育服务纳入基本公共服务，明确财政保障的

---

① 央视新闻客户端来．人大代表秦源：倡导"双蛋白"均衡饮食理念 让学生饮用奶有更多选择［EB/OL］．（2024-03-07）［2024-09-01］．http：//www.cnhubei.com/content/2024-03/07/content_17526953.html.

② 中国青年报客户端．李景虹委员：建议为中小学校园餐立法［EB/OL］．（2024-03-05）［2024-09-01］．http：//news.cyol.com/gb/articles/2024-03/05/content_0zdgnWTvaj.html.

③ 北京商报．全国政协委员刘俊彩：建议推动有空余学位的幼儿园开设托班［EB/OL］．（2024-03-07）［2024-09-01］．https：//www.sohu.com/a/762542874_115865.

法定增长和分担原则。并将托育纳入公共服务设施规划与建设，为托育服务发展提供土地支持。加强人才培养，建立托育职称评价体系，推动锻造高质量人才队伍。

全国政协委员郁瑞芬：在基础教育中设置食育课程，助力提高全民健康水平

儿童青少年健康成长关系国家未来和民族命运。近年来，国家出台《国民营养计划（2017—2030 年）》《健康中国行动（2019—2030 年）》《学校食品安全与营养健康管理规定》《儿童青少年肥胖防控实施方案》等一系列政策举措，对普及儿童青少年健康生活方式，加强食育作出部署①。

全国政协委员、上海来伊份股份有限公司总裁郁瑞芬关注食育多年，并进行了大量的调研。去年，提出的《关于关注童食健康，预防儿童肥胖性早熟蔓延的提案》荣获 2023 年度全国政协好提案。

"今年两会我沿着去年的提案寻找根因，关注到《儿童蓝皮书：中国儿童发展报告（2023）》和《中国居民膳食指南》两份报告显示，我国 6～22 岁学生营养不良率为 10.2%，6～17 岁人群中超重肥胖率达到了 19%，营养过剩与营养缺乏两极分化，慢性病向低龄蔓延，给个人、家庭和社会带来沉重负担。我们深深感受到家长和孩子拥有科学合理膳食的知识和意识非常重要，所以今年进一步提出《关于完善基础教育中的食育内容，助力提高全民健康水平的提案》。"郁瑞芬谈到。

郁瑞芬委员表示，食育应是良好饮食习惯的培养教育，包括食品安全教育、营养卫生教育等。她分析，儿童健康出现问题的原因主要在于家庭食育知识缺乏、社会食育指导偏弱、学校食育体系空白等多个方面。"家庭食育大多依据生活经验，家长常因缺乏科学膳食知识，导致婴幼儿喂养不当、儿童青少年膳食结构不合理、饮食行为不健康，同时珍惜食物、进食礼仪等方面的培训开展较少。"郁瑞芬委员说道。

强国建设从娃娃抓起，推进食育纳入基础教育

少儿时期的饮食习惯将影响终身，自 2021 年起，我国农村 6 岁以下超重肥胖儿童比例已超过城市，城乡之间在家庭和社会层面的食育水平存在一定差距，亟须学校扛起食育工作主阵地的责任。为此，郁瑞芬委员建议：

一是强化制度保障。明确幼儿园、中小学食育的主体责任，将食育工作纳入学校教学计划并设计评价体系。鼓励全国各地出台、实施类似《关于实施河南省中小学食育工程的指导意见（2023—2030 年）》的政策，合理配备食育保障力量，加快培养具有先进食育理念的管理者、懂得营养配餐的保健师、擅长科学烹饪的炊事员。

二是开设食育课程。研发科学、系统的食育课程，编写相关教材，完善教学体系，让学生通过学习能够掌握相应的营养健康、膳食均衡、文明就餐、吃动平衡等知识，强化学生的感恩品质和节约意识，培养受益终身的良好饮食习惯和健康生活方式。

---

① 靖远县融媒体中心. 两会聚焦｜郁瑞芬委员：在基础教育中设置食育课程，助力提高全民健康水平 [EB/OL]. (2024-03-11) [2024-09-02]. https://www.jingyuan.gov.cn/zfxxgk/bmhxzxxgk/xzxxgk/gwz/fdzdgknr/spaq/art/2024/art_069b975e4d614636a0b8f1db8bac02c6.html.

三是丰富食育内涵。在课程中加强对中华民族优良传统饮食文化的解读，扩大农业生产知识普及。"只有引导理解食物功效与健康维护的关系，帮助学生更好地传承优秀民族文化，才能树立更加强大的民族自信心。"郁瑞芬委员进一步建议结合传统节日、节气习俗、食俗，传播与"食"相关的文化。

政府引导、多方协同、全社会参与，推动食育深入普及

随着人们生活水平的提高，食品安全和营养健康日益成为公众关注的焦点。食育，作为培养公众健康饮食观念和行为的重要手段，正逐渐受到社会各界的重视。然而，食育的推进并非一蹴而就，它需要政府、学校、家庭、企业等多方共同参与，形成合力，才能取得实效。为此，郁瑞芬委员建议：

一是加快推动食育的长期规划。研究借鉴发达国家食育的成功经验，开展长期规划，制订相关目标，从认识进餐的重要性、促进身心健康、提高选择食品的能力、对食物存在敬畏感恩等方面，不断加强对食育的正确认识，以食养德、以食明理、以食启智、以食健体。

二是加大食育的科普力度。郁瑞芬委员表示，应让学生有机会了解粮食"从田间到餐桌"的全产业链知识，通过多种生动易懂、易传播、受欢迎的形式，推动食育深入人心。她建议引导相关行业协会、有关高校及科研院所、公益基金会、农生生产基地、食品生产企业等社会力量与基础教育学校积极联动，鼓励志愿者广泛参与。

"民以食为天。食育担负着促进全民健康、树立节俭风尚、防范食品安全风险等重要职责。"郁瑞芬坚定认为，校园食育指向少儿健康，是德智体美劳五育的基石，推进校园食育，利在当下，功在千秋，势在必行。

全国政协委员李孝轩：审慎推进预制菜进校园

李孝轩提出两点建议：一是严格执行校园食品安全法律规定，审慎推进预制菜进校园。贯彻落实《未成年人保护法》"最有利于未成年人"的法定原则，严格执行《食品安全法》第三条关于"食品安全工作实行预防为主、风险管理、全程控制、社会共治，建立科学、严格的监督管理制度"的规定，压实食品监管、教育、学校等有关各方食品安全主体责任。加快推动《食品安全法》等法律法规与校园食品政策规定有效衔接，切实兜牢校园食品安全底线，维护青少年身心健康。二是建立校园食品安全听证制度。为学生供应安全、营养、健康的食品，是校园食品安全的底线，当前预制菜进校园引发的利弊纷争还尚无定论。应落实《学校食品安全与营养健康管理规定》"保障师生家长的知情权、参与权、选择权、监督权"等规定，加快建立教育、学校和家长校园食品安全三方听证制度，把预制菜纳入校园安全统筹监管，把"当餐加工"作为学校堂食管理的"硬约束"，确保未成年人身心健康，学校食品安全风险可控①。

---

① 科技日报．李孝轩委员：对预制菜进校园加强安全监管［EB/OL］．（2024-03-12）［2024-09-02］．https：//www.mj.org.cn/mjfc/mtjj/202403/t20240312_285044.htm．

◎ 地方两会之声

石家庄市第十五届人民代表大会第五次会议上的政府工作报告（摘录）

让教育更加优质均衡。新创建普惠性幼儿园30所，新改扩建义务教育学校25所，加快推进优质高中群规划建设。大力推进职普融通、产教融合、科教融汇，紧盯产业需求培养更多高素质应用型人才。健全青少年心理健康工作体系，加大国家"学生饮用奶计划"推广力度，为孩子快乐成长创造条件①。

江苏省政协委员吴铁俊：《关于对中小学营养午餐加强依法管理的提案》

"民以食为天，食以安为先，对于我们中小学生来说，营养健康更重要。如何让我们的孩子从吃得饱到吃得好，吃出健康，吃出营养，是目前亟待解决的一个问题。所以我建议，我们江苏有条件的地区，可以在对中小学营养午餐立法管理方面，先行先试。②"

六安市人大代表朱洁平：大力推广国家"学生饮用奶计划"

朱洁平建议，构建一套更为完善的学生饮用奶推广管理体系，创建更符合六安市情的学生饮用奶推广模式，提高学生身体素质。要进一步明确推广"学生饮用奶计划"推广工作的管理机构，制定方案，细化举措，不断加大推广力度，扩大覆盖面、提升覆盖率，同时加大宣传力度，创新宣传手段，在食品安全周、世界牛奶日、世界学生饮用奶日等重要时间节点组织专题宣传活动，让学生和家长深刻认识到学生饮用奶在改善和提高学生营养健康以及身体素质方面的重要意义。饮奶安全是一切工作的前提。相关部门要加强监督检查，严格审查配送企业的资质，做到严格准入、入校规范；要落实企业主体责任，督促和指导入校企业建立完善的质量安全追溯体系，确保学生在校饮奶的安全性和规范性。各

---

① 石家庄新闻网. 政府工作报告——2024年1月27日在石家庄市第十五届人民代表大会第五次会议上 石家庄市人民政府市长 马宇骏 [EB/OL]. (2024-02-02) [2024-09-02]. https://www.sjz.gov.cn/columns/a42a569b-80e5-43b6-bd7a-f0d09c01f221/202402/02/9d3b05aa-e3b9-4a7c-9ae1-dc44f9eb54aa.html.

② 扬子晚报. 2024江苏两会｜省政协委员吴铁俊：实施学生营养午餐计划，让学生从"吃得饱"到"吃得健康" [EB/OL]. (2024-01-23) [2024-09-02]. https://baijiahao.baidu.com/s?id=1788883611239915541&wfr=spider&for=pc.

学校强化安全意识，执行制度规定，在征订、配送、储存、领取、分发、饮用、回收等环节严格按照相关标准规范化管理①。

湖北省政府工作报告（摘录）

聚焦保障改善民生，推动发展成果更好惠及人民群众。深化重大疾病防治"323"攻坚行动，抓好全民健康教育和健康促进工作，落实国家学生饮用奶计划，不断提升全民健康水平②。

广西壮族自治区第十四届人民代表大会政府工作报告（摘录）

2023年广西安排23.2亿元（人民币，下同）支持各地实施营养改善计划。截至目前，广西共有营养改善计划县110个，覆盖农村义务教育学校14 925所，惠及学生约431.48万人③。

广西新建、改扩建中小学和幼儿园7 536所次，新增学位15.45万个；扶持5 392所普惠性民办幼儿园，惠及86万儿童。广西深入实施义务教育质量提升行动，扎实推进教育稳边固边示范带建设，新增中小学教职工编制1.7万个，补充教职工4.48万人，安排各类学生资助资金75.73亿元，受益学生431.8万人次。

成都市政协委员李婕：建议进一步完善成都市中小学"营养午餐食堂"建设

建立"营养午餐"评估制度，解决家校之间对午餐营养认定的争议问题。由教育部门牵头，以督学片区为基础，组建"营养学"专家库，建立若干支由专业营养师、学校后勤部门代表、家长代表组成的学生午餐营养评估小组，定期、不定期对本片区学校所提供的午餐是否具有足够的营养予以评估，每所学校每月被检查次数不少于一次，评估小组应将评估结果向被检查学校学生家长公布。如果家长和学生仍觉得不够营养，可探索允许食堂开展少量增值服务，例如：允许学生付费增加鸡腿、鸡蛋、牛奶、水果等。以向学校提供专业的指导和监督，保障学生的饮食质量和健康，进一步加强学生、家长和食堂之间

---

① 皖西日报.代表朱洁平：大力推广国家"学生饮用奶计划"［EB/OL］.（2024-01-18）［2024-09-02］.https：//www.luan.gov.cn/zwxx/ztzl/2024nlhzt/rdgzxlhdbfc/10440583.html.

② 湖北日报.政府工作报告［EB/OL］.（2024-02-08）［2024-09-02］.http://www.hubei.gov.cn/zwgk/hbyw/hbywqb/202402/t20240208_5081748.shtml.

③ 广西日报.2024年政府工作报告——2024年1月22日在广西壮族自治区第十四届人民代表大会第二次会议上自治区主席 蓝天立［EB/OL］.（2024-01-27）［2024-09-02］.http://www.gxzf.gov.cn/zwgk/gzbg/zfgzbg/t17916737.shtml.

的沟通，促进相互理解和合作①。

◎ 政府责任

财政部持续巩固提高义务教育经费保障水平

为贯彻落实党的二十大精神，加快义务教育优质均衡发展和城乡一体化，财政部近日下达1 582亿元，比上年增加23亿元，引导和支持地方进一步巩固完善城乡统一、重在农村的义务教育经费保障机制②。

一是提高家庭经济困难学生生活补助标准。从2024年春季学期起提高家庭经济困难寄宿生生活补助国家基础标准，年生均小学由1 000元提高到1 250元，初中由1 250元提高到1 500元；家庭经济困难非寄宿生生活补助标准继续按寄宿生生活补助国家基础标准的50%核定。预计全国超过2 000万学生获得生活补助。

二是加大农村学校校舍维修改造补助力度。从2024年起提高农村学校校舍单位面积补助测算标准，东中部地区由800元/m²提高到1 100元/m²、西部地区由900元/m²提高到1 200元/m²，并适当提高高寒高海拔等地区测算标准，更好满足农村学校校舍维修改造、抗震加固需要。

三是支持加快补齐短板弱项。通过以奖代补方式，支持地方落实好乡村教师生活补助政策，加快改善农村寄宿制学校办学条件等。

下一步，财政部将根据新形势新要求，动态调整完善政策措施，不断加大投入力度，支持和引导地方加快推进义务教育优质均衡发展和城乡一体化。

2022年中国学生资助发展报告（节选）

为促进经济欠发达地区农村中小学生健康成长，2022年6月，全国农村义务教育学生营养改善计划领导小组办公室和中国疾病预防控制中心联合印发《农村义务教育学生营养改善计划膳食指导与营养教育工作方案》《农村义务教育学生营养改善计划营养干预试点方案》，从2022年开始，结合中小学生营养健康监测评估结果，在营养改善计划实施地区开展有针对性的膳食指导和营养教育，并探索可推广的学生营养健康改善模式。2022年10月，教育部等七部门印发《农村义务教育学生营养改善计划实施办法》（教财

---

① 中国经济时报四川．成都市政协委员李婕：建议进一步完善成都市中小学"营养午餐食堂"建设［EB/OL］．（2024-02-02）［2024-09-02］．https：//mp.weixin.qq.com/s?_biz=MzI2OTQ4Njc4MQ==&mid=2247501791&idx=7&sn=82f81ad43a413a4b2bf633ce8542e27b&chksm=eadd180dddaa911b0a5cecef286551e3272d4d343e308fe8b728aba9edf4c51cd0c407b247b3&scene=27.

② 科教和文化司．财政部持续巩固提高义务教育经费保障水平［EB/OL］．（2024-05-07）［2024-09-02］．http：//www.mof.gov.cn/jrtts/202405/t20240507_3934169.htm.

〔2022〕2号），进一步明确农村义务教育学生营养改善计划实施范围，完善管理体制，强化供餐管理，规范资金使用和食材采购，加强营养健康监测与教育①。

2022年，全国共有28个省份实施农村义务教育学生营养改善计划，惠及学生3 504.44万人。其中，国家计划地区726个，覆盖学校6.37万所，惠及学生1 973.01万人；原其他国家扶贫开发工作重点县、原省级扶贫开发工作重点县、民族县、边境县、革命老区县五类地方计划地区794个，覆盖学校3.56万所，惠及学生1 151.26万人；地方自行开展地区219个，覆盖学校1.79万所，惠及学生380.17万人。全国各级财政投入营养膳食补助资金共计335.18亿元。其中，中央财政资金262.32亿元，占营养膳食补助资金的78.26%；地方财政资金72.86亿元，占21.74%。

国家卫生健康委：我国居民膳食结构还存在不合理，奶类及其制品、新鲜水果与推荐量差90%

11月24日，国家卫生健康委召开新闻发布会，介绍提升人民群众食品安全与营养健康获得感有关情况。会上，国家卫生健康委食品司副司长田建新介绍了我国居民目前膳食结构存在的不合理问题，以及从营养健康与食物供需上，国家考虑要采取的措施②。

近年来，我国居民的营养健康状况得到了比较明显的改善。大的方面讲，蛋白质、脂肪和碳水化合物这三大宏量营养素的摄入基本能够达到膳食推荐量的要求。但是从具体的细分来看，我们的膳食结构还存在着不合理。一方面，我国人均烹调用油、猪肉、粮谷类食物的摄入量偏多，超出了科学推荐量，尤其是烹调用油超出了推荐量的40%多，猪肉超出了30%多；另一方面，奶类及其制品、大豆及其制品、新鲜蔬菜、新鲜水果摄入明显不足。跟推荐膳食量相比，大豆及其制品摄入量低59%，新鲜蔬菜低47%，奶类及其制品、新鲜水果与推荐量的差距更达到90%左右。

针对饮食健康的这些不合理情况，田建新表示，将坚持问题导向，综合施策，按照营养指导消费、消费引导生产的国际通行原则，和相关部门一起，从食物的消费和供应保障两方面同向发力，促进我国居民的饮食结构更加合理、更加健康。

从消费端来说，要加强针对性的营养健康的科普宣传，引导大家会吃、会选，主动调整饮食习惯，该减的减，该增的增。

从供给端来说，要针对不同人群，老人、小孩、上班族不同人群的健康需求，加强科技创新，研发生产更多的营养素密度更高的食物。所谓营养素密度更高的食物，就是不增加能量的情况下，同样的食物提供的营养素更多。另外，还要规范食物营养强化食品和特殊医学用途配方食品应用。

---

① 人民日报.2022年中国学生资助发展报告［EB/OL］.（2023-11-03）［2024-09-02］.http：//education.news.cn/20231103/df0777577f934b858031016ca144ef1a/c.html？page=1.

② 红星新闻.国家卫健委：我国居民膳食结构还存在不合理，奶类及其制品、新鲜水果与推荐量差90%［EB/OL］.（2023-11-24）［2024-09-02］.https：//baijiahao.baidu.com/s？id=1783441440522975121&wfr=spider&for=pc.

推进"学生饮用奶计划" 共促奶业持续健康发展

由中国奶业协会主办的2023国家"学生饮用奶计划"工作会近日在海南省海口市召开。此次会议旨在深入贯彻落实《国务院办公厅关于推进奶业振兴保障乳品质量安全的意见》精神，积极践行"健康中国"战略，交流、总结国家"学生饮用奶计划"推广经验，部署下一阶段工作任务，推动我国学生饮用奶推广工作取得新成效。会上，中国奶业协会发布《国家"学生饮用奶计划"推广公报（2023）》[①]。

协同发力 持续推广"学生饮用奶计划"

"学生饮用奶关系孩子们的营养健康，关系国家的未来、民族的希望。"原农业部副部长、中国奶业协会名誉会长高鸿宾介绍，推广学生饮用奶始于2000年，由联合国粮农组织（FAO）提出，并将每年9月最后一周的周三定为"世界学生奶日"。在联合国粮农组织的支持、鼓励和倡导下，中国开始实施"学生饮用奶计划"。2013年中国奶业协会在承担此项工作之后，制定标准、扩大范围、增加品种，使这项计划实现了全新转变和全面升级，成效显著。

农业农村部畜牧兽医局副局长辛国昌指出，要把国家"学生饮用奶计划"这项工作做好，需要各方协同发力。一是广大乳品企业要承担应有的社会责任。建立稳定可靠的奶源基地，加强奶牛良种繁育及推广，推行标准化饲养，科学防控动物疫病，推进饲草料种植和奶牛养殖配套衔接，以过硬的乳品品质赢得社会信任。二是中国奶业协会要加强过程监管和公益宣传。切实落实《国家"学生饮用奶计划"推广管理办法》，高标准、严要求，把每一个环节都落实到位。三是行政管理部门要积极创造条件推广学生饮用奶。推动地方财政加大支持力度，建立健全相关制度，形成多方参与、齐抓共管的长效机制，有条件的地方可先行推动地方立法，为国家"学生饮用奶计划"推广提供法律依据和法治保障。

"当前国内奶业生产发展持续向好，市场供应充足，但奶类消费未相应地持续增长，实际消费不符经济规律预期。"国家食物与营养咨询专家委员会主任、中国奶业协会战略发展工作委员会名誉副主任陈萌山认为，从学生群体入手，更大力度地推广"学生饮用奶计划"，通过"小手拉大手"，形成全民饮奶、终生不断奶的习惯，是当前提振奶类消费的一个突破口。

我国居民各类人群人均奶类消费量偏低，与我国居民的消费观念和消费习惯有直接关系。从营养学角度和监测数据看，奶及奶制品是很好的营养产品，对我国膳食结构优化至关重要。中国疾病预防控制中心营养与健康所所长丁钢强建议，要依托乳制品健康研究的科学证据，加大对乳品营养和健康中国的宣传，加强食育教育，让膳食行动深入人心，让我国的儿童青少年更健康。

2015—2019年，中国学生营养与健康促进会与中国奶业协会在全国合作开展"国家学生饮用奶计划推广示范学校"创建工作，有力推动了国家"学生饮用奶计划"的实施。

---

① 中国安全食品网. 推进"学生饮用奶计划"共促奶业持续健康发展［EB/OL］.（2023-12-11）［2024-09-02］. http：//www.foodscn.cn/xiaoyuan/10980.

中国学生营养与健康促进会会长陈永祥表示，协会已将"提供学生饮用奶"作为重要考核指标列入"营养与健康学校"建设评价细则中，加强学校对学生饮用奶及奶制品摄入的重要性认识。

多措并举　让"学生饮用奶计划"惠及更多人

中国奶业协会副会长兼秘书长刘亚清指出，随着国家"学生饮用奶计划"深入推进，覆盖范围持续扩大，供应数量逆势增长。一是生产能力显著提升。截至目前，获得"中国学生饮用奶标志"许可的乳制品生产企业共153家，比2020年增加30多家，日处理生乳总能力8.4万t，充分满足学生饮用奶供应需求。今年春季学期，学生饮用奶产品生产总量45.3万t，总产值43.1亿元，根据产量测算，纯牛奶和灭菌调制乳占比90%，发酵乳和巴氏杀菌乳在推广不到1年的时间，合计占比10%，由此可见，学生饮用奶新增产品品类得到快速有效推广。二是供应水平又创新高。全国学生饮用奶在校日均供应量从2001年的50万份增长到今年的2 775万份，其中结合营养改善计划供应占比46%，自主征订供应占比54%，惠及3 210万名学生，覆盖全国31个省（自治区、直辖市）的10万多所学校。学生饮用奶日均供应量超过100万份的省（自治区）达到9个，依次是河北、河南、广东、山东、湖北、云南、四川、广西和江苏。学生饮用奶覆盖学生人数超过100万名的省（自治区）达到10个，依次是河北、广东、河南、山东、湖北、云南、广西、四川、江苏和湖南。

刘亚清表示，2020年以来，中国奶业协会多措并举，努力开创国家"学生饮用奶计划"推广工作新局面。一是启动新品试点，创新推广模式。2020年1月启动为期两年的增加学生饮用奶产品种类试点工作，创新了更为适合我国国情的学生饮用奶推广模式。二是修订管理办法，健全管理制度。2022年5月，中国奶业协会发布了《国家"学生饮用奶计划"推广管理办法》（修订版），同年9月发出《关于积极申报"国家学生饮用奶计划"新增产品种类及规范推广管理工作的通知》，全国统一推广"中国学生饮用奶标志"使用。三是制定团体标准，提升营养品质。中国奶业协会于2022年5月发布了《学生饮用奶 巴氏杀菌乳》等3项团体标准。四是发布推广规划，确立发展目标。2020年12月，中国奶业协会发布《国家"学生饮用奶计划"推广规划（2021—2025年）》，确定了2025年推广总体目标，明确了"十四五"时期国家"学生饮用奶计划"推广的11项具体工作任务。五是升级信息系统，提高管理效率。2022年，中国奶业协会对国家"学生饮用奶计划"推广管理信息系统进行升级改造，面向申请企业，分设"中国学生饮用奶标志许可使用申请系统""学生饮用奶奶源基地认证申请系统"两个子系统，进一步提高了学生饮用奶推广管理效率。六是充实专家队伍，强化技术支撑。今年10月，中国奶业协会在多领域遴选行业专家，扩充国家"学生饮用奶计划"专家库，夯实学生饮用奶推广工作的技术支撑力量。七是开展专题调研，研究推进举措。2021年6月，中国奶业协会配合农业农村部畜牧兽医局，做好政协十三届全国委员会第四次会议第4825号提案办理工作，组织专家赴河北、江苏、山东等7个省份开展实地调研，对北京、河南等9个省份进行调研，深入掌握国家"学生饮用奶计划"推广情况。八是加强宣传教育，提升社会认知。

刘亚清强调，要直面推广工作中面临的问题与挑战，力争全面实现《国家"学生饮用奶计划"推广规划（2021—2025年）》制定的各项目标，到2025年，国家"学生饮用奶计划"推广取得明显进展，日均供应量达到3 200万份；覆盖范围不断扩大，饮奶学生数量达到 3 600 万人，社会影响力进一步提升，学生身体素质和营养健康水平得到有效提高和改善，国家"学生饮用奶计划"再上新台阶。

2023 国家"学生饮用奶计划"工作会在海口隆重召开

12 月 6 日，主题为"学生饮用奶营养品质提升 助力健康中国战略"的 2023 国家"学生饮奶计划"工作会隆重召开①。

出席会议的领导和嘉宾有：原农业部副部长、中国奶业协会名誉会长高鸿宾；中国农业科学院原党组书记、国家食物与营养咨询专家委员会主任、中国奶业协会战略发展工作委员会名誉副主任陈萌山；原农业部党组成员、中国奶业协会战略发展委员会名誉副主任毕美家；农业农村部畜牧兽医局副局长辛国昌；中国奶业协会副会长兼秘书长刘亚清；中国学生营养与健康促进会会长陈永祥；中国疾病预防控制中心营养与健康所所长丁钢强等。

毕美家名誉副主任指出，此次会议旨在交流、总结国家"学生饮用奶计划"推广经验，部署下一阶段工作任务，推动我国学生饮用奶推广工作取得新成效。

辛国昌副局长针对当前学生饮用奶推广工作面临的问题，他指出，要把国家"学生饮用奶计划"这项工作做好，需要各方协同发力予以推进。行业行政管理部门要积极创造条件推广学生饮用奶。建立健全相关制度，形成多方参与、齐抓共管的长效机制，为国家"学生饮用奶计划"推广提供法律依据和法治保障。

陈萌山名誉副主任表示，国家食物与营养咨询委员会下一步将围绕"补齐奶类消费短板从学生抓起"这一主题，推动国家"学生饮用奶计划"深度实施，及时提出更加有力有效的政策建议，主要包括：推动营养立法进程，让国家"学生饮用奶计划"成为国家意志行为；推动政策出台力度，调动保障有关主体推广国家"学生饮用奶计划"的积极性；推动示范带动，通过组织国家食物营养示范教育基地，创造更多国家"学生饮用奶计划"实施的模式和经验。

丁钢强所长建议，要用乳制品健康研究的科学证据，加大对乳品营养和健康中国的宣传，加强食育教育，让膳食行动深入人心，让中国儿童青少年更健康。

陈永祥会长表示，中国学生营养与健康促进会已将"提供学生饮用奶"作为重要考核指标列入"营养与健康学校"建设评价细则中，加强学校对学生饮用奶及奶制品摄入的重要性认识。

于朔副总裁承诺，利乐将为孩子们的健康成长付出更多的努力，继续与中国奶业协会、各学生饮用奶生产企业紧密合作，共同助推学生饮用奶的推广发展。

高鸿宾名誉会长表示，目前推动这项工作仍然面临很多困难，2023 年全国学生饮用奶在校日均供应量 2 775 万份，增加了约 600 万份，取得了一定的成绩，但是这和我国的经济发展水平及健康水平，人民的要求和期盼，还有一定的差距。扩大学生饮用奶的推广是一件非常重要的拓展乳业消费的一个措施，很有必要把它做好。在目前情况下，我们要

---

① 中国食品报. 2023 国家"学生饮用奶计划"工作会在海口召开 [EB/OL]. (2023-12-07) [2024-09-02]. https：//baijiahao.baidu.com/s？id=1784595855604013296&wfr=spider&for=pc.

汇聚各方力量，齐心协力，通过政府、企业、协会等，大家共同的努力把好事办得更好。

刘亚清秘书长指出，国家"学生饮用奶计划"主动服务党和国家事业发展大局，积极践行"健康中国"战略，贯彻落实奶业振兴文件精神，不断总结中国特色社会主义营养改善事业发展规律，走出了一条契合我国国情的学生饮用奶推广道路，覆盖范围持续扩大，供应数量逆势增长，取得极为不易的新成就！

忆往昔，不负峥嵘岁月；望征途，一路奔涌向前。国家"学生饮用奶计划"自2000年实施以来，始终秉承初心，赓续使命，对提高和改善学生营养健康水平、促进我国乳品消费和奶业发展作出了重大贡献。这是一项功在当代、利在千秋，光荣又伟大的事业，让我们聚集智慧、凝聚力量，共同开创学生饮用奶推广工作更加美好的未来！

2023年学校供餐与学生健康国际研讨会在海口成功举办

在国家疾病预防控制局卫生与免疫规划司、全国农村义务教育学生营养改善计划领导小组办公室及中国疾病预防控制中心指导下，中国疾病预防控制中心营养与健康所联合中国学生营养与健康促进会于2023年12月7—8日在海口组织"2023年学校供餐与学生健康国际研讨会"。本次研讨会旨在探讨均衡膳食、身体活动等因素对我国儿童青少年营养、视力和心理健康的影响，交流国内外学校供餐、营养改善、超重肥胖防控的先进经验，推动我国儿童营养健康事业科学合理发展[①]。

全国农村义务教育学生营养改善计划领导小组办公室一级调研员王征介绍，2011年，国务院办公厅印发《关于实施农村义务教育学生营养改善计划的意见》，是助力学生健康成长、促进教育公平发展的一个重要举措。

"由于学校离家远，许多贫困地区的农村中小学生中午只能吃凉饭。"王征表示，营养改善计划的实施不仅使这些孩子能吃上热腾腾的饭菜，在一定程度上解决营养不足的问题，还使孩子们注意力更加集中、上课更积极。截至2021年年底，该计划已惠及全国12.38万所农村义务教育学校的3600多万名中小学生。

王征说，2022年10月，教育部、国家发展改革委、国家卫生健康委等7部门联合发布《农村义务教育学生营养改善计划实施办法》，进一步结合新时代特点和要求，优化学校供餐相关的各项管理措施，进一步加强和改进营养改善计划工作，持续提升农村学生营养状况和身体素质。

2019年，教育部、国家市场监管总局、国家卫生健康委联合印发《学校食品安全与营养健康管理规定》，加强采购、加工、供餐等环节监督管理，明确学校应当开展食品安全与营养健康的宣传教育。国家卫生健康委食品安全标准与监测评估司食品营养处处长徐娇表示，为实现从"以疾病为中心"向"以健康为中心"转变，各部门近年来密切协作，社会各层面积极参与，个人和家庭也共同参与到守护校园食品安全与学生营养健康中来，

---

① 中国学生健康.2023年学校供餐与学生健康国际研讨会在海口成功举办［EB/OL］.（2023-12-20）［2024-09-02］.https：//mp.weixin.qq.com/s?__biz=MzU4MzAxMDg4Mw==&mid=2247488924&idx=1&sn=7d2e937c599bb508d097a06229dc0eac&chksm=fdaecab0cad943a6c1b12cd6c8d7d26ed9564e23254bf39b7afb6c13f3e463324f5f71c34b2c&scene=27.

实现共建共享，体现了多年来各项政策和措施部署形成的合力。

"我国有 2.93 亿名在校生，保障学生群体的食品安全和营养健康关系重大。2021 年，教育部等 5 部门发布的《关于全面加强和改进新时代学校卫生与健康教育工作的意见》，将保障食品营养健康列为一项重要内容。"教育部体育卫生与艺术教育司体育与卫生教育处副处长、一级调研员樊泽民表示，所有食堂供应者或从业人员要像"给自己家孩子准备餐食一样给学校准备餐食"，学校食品安全要接受学生、家长和社会的监督。

国家疾病预防控制局卫生与免疫规划司副司长李筱翠则表示，我国中小学生健康状况不断改善，城乡差距逐步缩小。各部门要加强协作，发挥政策引领作用，加强专业指导，强化宣传教育，并鼓励社会广泛参与，进一步提高中小学生健康水平。

中国疾病预防控制中心副主任施小明也表示，儿童青少年营养和健康状况改善是一项系统工程，需综合发力、多方行动，并充分发挥科技支撑力量，产出更多系统性科研成果。同时，鼓励各地从营养和运动等多角度出发，做到多病共防共治。

"科学合理的学校供餐能够提高中小学生的身高体重水平，防控营养不足和超重肥胖，改善营养状况，促进体能和智力发育，也能培养中小学生的营养意识。"中国疾病预防控制中心营养与健康所学生营养室主任张倩介绍，近年来，我国中小学学校供餐比例不断提高，供餐方式不断完善，政府投资规模和覆盖范围进一步扩大，软硬件设施逐步完善，为促进中小学生均衡膳食奠定了良好基础。

与此同时，我国中小学义务教育阶段学生食堂早、午、晚餐食物供应种类有了明显改进。张倩介绍，2018 年一项针对北京市、河北省石家庄市、山东省烟台市等 7 个城市的调查显示，每日三餐中有 83.4% 的学校能够提供两种以上类别的主食，83.4% 的学校每天提供给学生的蔬菜种类可以达到 3 种以上。

全国农村义务教育学生营养改善计划领导小组办公室会同中国疾病预防控制中心营养与健康所发布的《农村义务教育学生营养改善计划营养健康状况变迁（2012—2022）》显示，2021 年，监测地区有 50.3% 的中小学生吃畜禽鱼等肉类的频率达到每周 5 次以上。

"中国疾病预防控制中心营养与健康所跟踪监测数据也显示，随着营养改善计划实施，我国农村地区学生营养状况逐步改善，各年龄段男生、女生的平均身高和体重水平逐年升高。"王征介绍，城乡不同年龄段学生的身高差距均有不同程度的缩小，生长迟缓率稳步下降。

在取得相应进展的同时，新的问题也逐渐浮出水面。"近年来，我国学生贫血率不断下降，微量营养素缺乏等情况得到极大改善。但现阶段儿童超重肥胖问题突出，且在地区间差异大。"中国疾病预防控制中心营养与健康所研究员赵文华认为，应对儿童超重肥胖，要从营造良好环境、强化学校责任、强化医疗卫生机构责任和加强支持性政策环境建设等入手。

为了让"小胖墩"更少一些，在此次研讨会上，中国疾病预防控制中心营养与健康所启动"中小学生肥胖防控示范行动——营养校园二期"。该所所长丁钢强介绍，该行动将在北京市、河北省石家庄市、山东省青岛市、四川省成都市、浙江省义乌市等地部分城区的中小学校开展，通过创建健康环境、提升学校供餐质量、普及营养健康知识、促进学生身体活动、加强营养监测等各项工作，预防与控制超重肥胖等多种形式的营养不良，培养中小学生平衡膳食、积极运动的良好习惯，建立多部门合作的儿童肥胖防控机制。

2024第三届中国儿童营养健康与食育大会在京召开

由中国副食流通协会主办的2024（第三届）中国儿童营养健康与食育大会于4月20—21日在京召开。会议以"食育助力儿童健康成长"为主题，围绕我国食育发展现状，食育与儿童营养，食育与健康行为养成、食育人才体系建立食育与企业品质提升、标准法规等相关问题进行交流和讨论①。

与会嘉宾就"食育战略与国民健康、食育人才知识体系搭建、食育推广计划、食育推广预案、食育推广优秀案例"等话题进行了分享，并对《儿童干酪和儿童再制干酪》《儿童鱼肠》两项团体标准进行了解读。

中国副食流通协会会长何继红表示，现在国家重视食育理念、培养食育人才、推动食育发展，就是应对现在儿童青少年群体新食品营养问题的新战略、新举措，副食流通协会在此方针政策指导下，努力做好食育工作，推动食育发展，助力食品产业升级，为未来强国建设打下坚实的健康基础。这次食育嘉年华就是推动食育体验化教育、融合化教育的重要工作形式之一，让孩子们在玩中学，在餐中感，在练中思，帮助孩子和家长接触食育、了解食育、亲近食育进而可以爱上食育，爱上健康生活。

北京大学公共卫生学院教授马冠生表示，食育是针对全民教育和学习过程的有效补充，是将公众科普前移，通过"食"相关的科学知识和文化教育，将信息灌输转变为体验式、互动式的过程，将单纯的知识学习转变为与生活融合的立体式学习。以食物为载体，通过研究科学吃，文明吃，培养食品安全意识和健康观念，赋予公众自主健康生活的能力。为实现《"健康中国2030"规划纲要》和更长远的未来打下基础。

中国农业大学食品安全与营养工程学院教授车会莲认为，食育人才体系的建设对于我国的食育发展、食育推广、食育价值的体现有着至关重要的作用。本次大会中对于食育人才应当具备的知识体系、技能要求、职业发展等进行了探讨。

优质的、丰富的儿童食品为儿童食育提供了良好的素材与基础，也是现代生活中，儿童健康生活品质的重要保证。本次大会发布了《儿童干酪和儿童再制干酪》和《儿童鱼肠》两项儿童食品团体标准，为这两类儿童食品的高品质发展提供了依据和标杆。

行为科学促进儿童健康——2024中国学生营养教育大会暨学生营养教育培训班举行

2024年7月27—28日，2024中国学生营养教育大会暨学生营养教育培训班在京举行。本次大会以"行为科学促进儿童健康"为主题，旨在通过行为科学的视角，探讨如何更有效地推动儿童营养教育的普及与发展，培养其健康的饮食行为和生活方式，助力中国儿童健康成长。大会指导单位为国家食物与营养咨询委员会、国民营养健康专家委员会、全国学校食品安全与营养健康工作专家组、中国学生营养与健康促进会、中国疾病预

---

① 新华网.2024第三届中国儿童营养健康与食育大会在京召开［EB/OL］.（2024-04-22）［2024-09-02］.http：//www.xinhuanet.com/food/20240422/196cc26660354c30aa85e4adac1cbbd7/c.html.

防控制中心营养与健康所，主办单位为中国学生营养与健康促进会学生健康教育分会。国家食物与营养咨询委员会主任陈萌山、中国学生营养与健康促进会会长陈永祥、中国疾控中心营养与健康所所长丁钢强、国家卫生健康委食品司三级调研员董静宇出席会议并致辞。会议开幕式由中国学生营养与健康促进会学生健康教育分会刘爱玲主任委员主持①。

陈萌山在致辞中说，做好少年儿童的食育工作应当成为完善国民教育体系、打牢社会主义现代化建设根基的必然举措。无论是从现实需要还是未来发展看，加强新时代食育工作，尤其是儿童青少年普及工作，既重要，又迫切，并给出五点建议：第一，把中小学食育上升为国家战略。第二，健全相关部门相互协调配合机制。第三，加强食育人才队伍建设。第四，完善中小学食育课程体系。第五，营造支持食育的社会氛围。

陈永祥肯定了学生健康教育分会多年来在促进学生营养教育工作发展，助力学生营养健康素养提升方面所做的工作。并表示希望通过大会交流，为今后开展学生营养健康工作提供更好的方向和思路，从关心学生营养健康教育开始，筑牢健康基石，集大家之合力，共同为儿童青少年营养健康贡献力量。

丁钢强提到，我国儿童营养健康状况虽然有了很大改善，但仍然存在膳食结构仍不合理、超重肥胖人数快速增加、慢性病低龄化等营养问题，这对于学生营养健康素养的提升带来了严峻的挑战。系统、全面、深入的营养教育是提升儿童乃至全民营养健康水平的首选策略，也是公认的解决公众营养健康问题最根本、最经济、最有效的措施和策略。

董静宇指出，贯彻落实国民营养计划和健康中国合理膳食行动要聚焦学生等重点人群，贯通"知—信—行"，突出示范引领、典型推广、创新驱动。学生营养教育要有知识、有理念、有技能，最终要落实到学生的每一课、每一餐、每一种食材。真正使科普宣教聚焦学生群体现实需求、融合多学科多专业权威，更加自觉适应新技术，推动营养健康系统性重构。

2023年，中国疾控中心营养与健康所、中国学生营养与健康促进会共同发起了"'食'刻守护'育'见未来——食育中国行活动"。两年来，开展了包括食育作品征集活动、组建全国食育队伍、研制食育标准化工具包、开展食育进万校活动、创建食育示范基地等内容丰富、形式创新、注重实效的活动，促进全国相关单位提高认识并高度重视食育工作。大会上，对"食育中国行活动"的部分活动成果进行了总结、交流。在各方见证下，举行了"新时代食育作品征集活动"证书颁发仪式、"食育中国行活动——国家食育专家组、国家食育讲师团"聘书颁发仪式。届时，中国学生营养与健康促进会学生健康教育分会与爱心企业君乐宝乳业联合启动"科学饮奶 呵护成长"食育教育校园行宣讲活动项目，通过在全国7大省份14地市开展200场公益进校园宣讲活动，逐步提升中国学生对牛奶及其营养价值的认识，促进他们养成科学、健康的饮食习惯，进一步推动"食育中国行活动"的全面落地。

大会期间，来自联合国世界粮食计划署、中国健康教育中心、中国疾控中心营养与健康所、北京师范大学、首都医科大学附属北京儿童医院等机构的专家、学者围绕"行为科学促进儿童健康"主题，就乡村儿童营养高质量发展、学校营养健康教育策略方法、

---

① 中国食品安全网. 行为科学促进儿童健康——2024中国学生营养教育大会暨学生营养教育培训班举行 [EB/OL]. (2024-07-29) [2024-09-02]. https：//www.cfsn.cn/news/detail/822/258679.htmll.

关键 7 000 d 营养应对健康挑战、助推理论相关研究等方面进行分享，并开展学龄儿童营养健康教育技能提升专场和圆桌沙龙，通过理论、技能与实践相结合，全面提升学生营养教育培训成效。

为了满足针对幼儿园、中小学等不同年龄段孩子开展食物营养教育相关课程或实践活动的知识、工具的多方面需求，会上对"食刻守护 育见未来——食育中国行活动"开展的儿童食育教育核心信息团标和系列标准课件进行发布，根据满足不同年龄段学生营养教育的目标定位和以"减油、增豆、加奶"为主旨内容，创建食育核心信息团标，形成符合儿童认知特点的食育标准课件体系。

最后，中国学生营养与健康促进会学生健康教育分会主任委员刘爱玲总结指出，学生营养教育事业的发展离不开社会各界的共同努力。期待未来能够继续与各界学生营养教育从业者保持紧密联系与合作，携手努力，推动学生营养教育事业不断向前发展，为学生的健康成长和全面发展贡献更多的智慧和力量。

国务院食安办等五部门联合部署校园食品安全排查整治专项行动

12月15日，国务院食安办组织召开校园食品安全排查整治专项行动动员部署会，深入贯彻落实国务院领导同志关于校园食品安全工作重要批示精神，梳理分析当前校园食品安全问题和原因，部署在全国范围内开展为期 6 个月的校园食品安全排查整治专项行动[①]。

会议指出，党中央、国务院高度重视校园食品安全，国务院有关领导同志多次作出重要指示批示，各地区、各有关部门要坚持食品安全"四个最严"要求，清醒认识校园存在的食品安全突出问题，采取有力措施，切实保障在校师生饮食安全。

会议强调，校园食品安全工作须臾不能放松。要坚持以人民为中心的发展思想，聚焦目标任务，集中力量组织开展校园食品安全排查整治专项行动，依法查处一批重点案件、曝光一批典型案例、清退一批不合格的承包经营企业，解决一批突出问题、制定一批标准、选树一批经验做法，形成一批制度建设成果，力争取得可感知、可检验、可评判的工作成效。

会议要求，各地区、各有关部门要提高政治站位，强化责任担当，明确实施步骤，精心组织实施，坚持问题导向，确保落地见效，加强协调联动，有力有序推进。

中央一号文件｜我国强化"菜篮子"产品稳产保供

2024 年中央一号文件提出，加强"菜篮子"产品应急保供基地建设，优化生猪产能调控机制，稳定牛羊肉基础生产能力。完善液态奶标准，规范复原乳标识，促进鲜奶

---

① 市场监管总局网站. 国务院食安办等五部门联合部署校园食品安全排查整治专项行动［EB/OL］.（2023-12-16）［2024-09-02］. https：//www.gov.cn/lianbo/bumen/202312/content_6920615.htm.

消费①。

农业农村部有关司局负责人表示将重点做好压责任、稳生产、强监管、促对接、抓监测。压实"菜篮子"市长负责制，分区分类抓好蔬菜生产，统筹做好猪牛羊禽、生鲜乳生产和水产养殖，严格落实农产品质量安全监管责任，引导主产区与大中城市建立稳定对接关系，及时发布供求信息，稳定市场预期。

2024年全国学校食品安全管理工作研讨班举办

教育部在京举办2024年全国学校食品安全管理工作研讨班，进一步落实国务院食安办、教育部等五部门印发的《校园食品安全排查整治专项行动实施方案》，进一步加强学校食品安全管理，切实压实学校食品安全教育行政部门行业管理责任，全面提升学校食品安全管理人员能力素质和保障服务水平②。

研讨班对学校食品安全管理政策、校园食品安全排查整治专项行动重点要求进行全面深入解读，明确学校食品安全管理风险防控、学生营养与健康管理、食品安全应急处置工作要求，并组织开展国际国内政策对比研究、地方典型经验交流等，以推动广大学员提高认识、强化责任、增强本领，推进各地学校食品安全管理，守护广大师生"舌尖上的安全"。部分省级教育行政部门和各省份部分地市级教育行政部门学校食品安全工作牵头单位负责人共180余人参加研讨班。

研讨班举办前，教育部有关司局结合中央有关部门新近部署要求，督促各级教育行政部门和各级各类学校狠抓学校食品安全管理，着力保障好广大师生在校膳食安全营养健康。

扩大奶类消费，促进奶业高质量发展

从居民食物消费的长期趋势看，奶业是未来增长潜力最大的朝阳产品。扩大奶业消费，既可促进奶业高质量发展，又可惠及人民群众营养健康，还可有效培育农业经济新增长点，必须坚持问题导向和系统思维，统筹扩大内需和深化供给侧结构性改革，多途径、多主体、多措施、全产业链合力推进③。

从需求端看，加大奶业科普宣传力度，形成全社会做科普、覆盖全人群的科普环境。各级政府相关部门要高度重视奶业科普宣传工作，制定专门工作方案，充分调动所属部门各类主体开展奶业科普宣传工作，努力打造覆盖全人群、全社会的科普氛围。扩大"学生饮用奶"推广规模，培育壮大奶类消费群体。适度提高"学生饮用奶"的补贴标准，

---

① 新华网. 中央一号文件丨我国强化"菜篮子"产品稳产保供 [EB/OL]. (2024-02-10) [2024-09-03]. http://www.xinhuanet.com/politics/20240210/c40f7317bc6f482c93094de2ea88db7e/c.html.

② 教育部. 2024年全国学校食品安全管理工作研讨班举办 [EB/OL]. (2024-06-04) [2024-09-03]. http://www.moe.gov.cn/jyb_xwfb/gzdt_gzdt/s5987/202406/t20240604_1133849.html.

③ 人民网. 扩大奶类消费，促进奶业高质量发展 [EB/OL]. (2024-06-14) [2024-09-03]. https://baijiahao.baidu.com/s?id=1801786445200600410&wfr=spider&for=pc.

将"学生饮用奶"纳入学校食堂供应体系。鼓励企业开发新产品，满足消费者个性化、多元化需求，激发市场消费活力。将奶类融入国人餐饮习惯。扩大奶类消费场景。推动奶类产品进社区、进机关等集中供餐点，把奶类供应纳入营养健康食堂的评价体系。

学生营养餐监管需更有力法治保障

学生营养餐是提升青少年体质的重要手段，安全是必须持守的底线。建议为校园餐立法，对学生营养午餐标准、学校午餐供应与管理进行规范与约束，厘清政府、学校、家庭和社会的职责[①]。

审计署近日发布的《国务院关于2023年度中央预算执行和其他财政收支的审计工作报告》披露了农村义务教育学生营养改善计划专项资金审计情况。报告指出，此次重点审计了13个省159个县2021年至2023年8月补助资金231.37亿元，占抽审县同期补助总金额的91%，其中发现三方面主要问题：首先是部分补助资金管理使用较为混乱，有的被直接挪用——66个县将19.51亿元用于偿还政府债务、基层"三保"等支出；有的被变相挤占——41个县和1 533所学校等通过压低供餐标准、虚构采购业务等变相截留挤占2.7亿元。其次，部分供餐单位违规经营。147家供应商和部分学校食堂等供餐单位违规经营，偷工减料、以次充好供餐。最后，餐食采购招标和供餐监管等不够规范严格，25个县通过违规直接指定、设置不合理条款等方式，确定52家供应商向2 605所学校供餐。相关监管部门和77所学校的工作人员，在供餐监管等过程中涉嫌徇私枉法，谋取个人利益。

为提高农村学生的营养健康水平，我国在2011年启动实施农村义务教育学生营养改善计划。通过多年的努力，大部分农村孩子吃上了营养餐，农村等欠发达地区15岁男生、女生身高均有显著增加，按下了农村孩子增强体质的"快进键"。可以说，农村义务教育学生营养改善计划成为了弥合城乡差距、增进社会公平的"助推器"。

孩子是祖国的花朵、民族的未来。学生营养餐是提升青少年体质的重要手段，安全是必须持守的底线。但近年来我国多地连续发生劣质营养餐和学生食物中毒事件，城市和农村均有涉及，引发社会高度关注。此次审计署发布的报告中所反映的问题，恰恰是近年来学生营养餐集中暴露出的主要问题，要解决上述问题，需要从根本上提升法治保障水平。

鉴于此，建议尽快为校园餐立法，出台《中小学营养餐管理办法》，对学生营养午餐标准、学校午餐供应与管理进行规范与约束，厘清政府、学校、家庭和社会的职责。同时，要明确规定责任主体与负面清单制度，不仅要明确国家宏观指导、政府有关部门监管、属地管理等职责，还要确立学生餐营养指南和行业标准。

审计揭部分农村学生营养餐资金挪用等问题，如何破解？

中国社会科学院财经战略研究院财政审计研究室主任汪德华告诉第一财经，营养餐资

---

① 湖南日报. 学生营养餐监管需更有力法治保障［EB/OL］.（2024-07-05）［2024-09-03］. https：//baijiahao.baidu.com/s? id＝1803699362414183346&wfr＝spider&for＝pc.

金审计发现问题较为突出,有两大的原因:一是当前部分地方财政运行困难局面难以缓解,一些地方或为应对急需支出,或为应对上级核查,从而把手伸向这笔资金;二是营养餐项目管理难度比较大,现行管理制度也不够完善。辽宁大学地方财政研究院院长王振宇告诉第一财经,农村义务教育学生营养改善计划专项资金本质上属于财政专项转移支付范畴,同其他专项一样,普遍存在专项资金不"专款专用"的问题,即在申报阶段"弄虚作假",使用环节"挤占""挪用",招标环节不规范等,要做到专项资金的全生命周期绩效管理,是个知易行难的现实问题,牵涉到较大的管理成本[①]。

汪德华表示,为避免上述营养餐资金问题,建议首先要加大公开透明力度,发挥好群众的监督作用。其次加大审计、财政、人大等监督作用,通过专业性的监督推动完善管理制度,查缺补漏。裴育也认为,应提高营养餐资金透明度。比如在学校官方网站和社交媒体平台上公示每月的营养餐资金使用报告和食谱,让家长和社会人士都能实时查看。利用电子设备记录食品采购、存储、加工和分发的每一个环节,确保流程的透明性。

在强化监管方面,裴育建议,可考虑开发一个中央监控系统,实时追踪资金分配、使用和学生就餐数据;利用大数据分析,识别异常模式,及时发现和纠正问题。部门间加强协作,并调动社会积极性,加强社会监督。他认为,可以考虑设立家长委员会,参与食谱的审核和供应商的选择,增加家长的参与度和监督力度。鼓励学生参与食谱的设计和评价,使学生成为营养餐改进的一部分。在社区层面建立监督小组,由家长和社区成员组成,直接参与学校餐饮服务的监督。

扩大奶类消费,助力健康中国

目前我国学龄儿童营养与健康状况仍面临诸多问题,其中"隐性饥饿",如钙、铁、维生素 A 等微量营养素摄入不足还十分常见。《中国居民营养与慢性病状况报告(2020年)》中的数据显示,我国各年龄阶段儿童的膳食钙摄入量甚至不足推荐量的一半。此外,我国城乡居民平均每标准人日奶类及其制品的摄入量仅为 25.9 g,不及推荐量的 1/10,农村居民乳品消费不到城镇居民的一半。18~59 岁成人平均每人每天乳类及其制品摄入量为 16.7 g,城市成人摄入量高于农村成人,女性高于男性;60 岁及以上成人平均每人每天乳类及其制品摄入量为 23.2 g,城市成人摄入量高于农村成人,女性高于男性。可以看出,尽管各年龄段人群饮奶量有所差异,但均低于推荐的摄入量[②]。

当前急需国家专门出台乳品消费文件,过去多从生产端出台扶持政策,缺少消费端的国家顶层设计,要抓住机遇,把乳品消费作为促进生产恢复的重要抓手。

一是出台乳品消费支持政策,发挥政府在扩大消费中的指导作用。组织开展乳品消费节,定期发放牛奶消费券,并通过展会、电商平台、商超门店、直播带货等多种营销活动,围绕公益性科普、农村义务教育学生营养改善计划等方面出台有针对性的政府支持政

---

① 第一财经. 审计揭部分农村学生营养餐资金挪用等问题,如何破解?[EB/OL].(2024-08-28)[2024-09-03]. http://www.stcn.com/article/detail/1300367.html.
② 农视网. 扩大奶类消费,助力健康中国[EB/OL].(2024-04-01)[2024-09-03]. https://baijiahao.baidu.com/s?id=1795096913819607379&wfr=spider&for=pc.

策,促进居民乳品消费。二是优化产品结构,加强乳品冷链基础设施建设。尽快扭转乳制品加工"高端高价"市场定位,让平价健康乳制品成为市场主流,加强对乳制品市场价格监测。支持低温鲜奶产业发展,大力推广送奶到户模式,让乳品"进社区""进家庭"。针对农村生鲜农产品冷链建设普遍滞后问题,从用地、冷库建设等方面对农村奶站建设予以支持,提高农村居民饮奶的便利性。三是扩大"学生饮用奶计划"覆盖范围,从小培养饮奶习惯。确保农村低收入地区全覆盖,明确将学生奶纳入学生营养餐,同时将幼儿园低龄人口纳入"学生饮用奶"覆盖范围。加大推广力度,由市场化运行改为半补贴式,力争"学生饮用奶"覆盖率增至50%。

2024中国学生营养教育大会暨学生营养教育培训班举行

国家食物与营养咨询委员会主任陈萌山在致辞中说,做好少年儿童的食育工作应当成为完善国民教育体系、打牢社会主义现代化建设根基的必然举措。无论是从现实需要还是未来发展看,加强新时代食育工作,尤其是儿童青少年普及工作,既重要,又迫切,并给出了五点建议[①]。

第一,把中小学食育上升为国家战略。第二,健全相关部门相互协调配合机制。第三,加强食育人才队伍建设。第四,完善中小学食育课程体系。第五,营造支持食育的社会氛围。2023年,中国疾控中心营养与健康所、中国学生营养与健康促进会共同发起了"'食'刻守护'育'见未来——食育中国行活动"。两年来,开展了包括食育作品征集活动、组建全国食育队伍、研制食育标准化工具包、开展食育进万校活动、创建食育示范基地等内容丰富、形式创新、注重实效的活动,促进全国相关单位提高认识并高度重视食育工作。

中国学生营养与健康促进会学生健康教育分会与爱心企业君乐宝乳业联合启动"科学饮奶呵护成长"食育教育校园行宣讲活动项目,通过在全国7大省份14地市开展200场公益进校园宣讲活动,逐步提升中国学生对牛奶及其营养价值的认识,促进他们养成科学、健康的饮食习惯,进一步推动"食育中国行活动"的全面落地。

第十五届奶业大会暨2024年奶业20强(D20)论坛在湖北武汉举办

7月4日,第十五届奶业大会暨2024年奶业20强(D20)论坛在湖北省武汉市召开。农业农村部副部长马有祥出席开幕式并讲话[②]。

会议强调,要认真贯彻落实党中央决策部署,强化使命担当,深化改革创新,坚定不

---

① 搜狐网.2024中国学生营养教育大会暨学生营养教育培训班举行[EB/OL].(2024-07-28)[2024-09-03].https://www.sohu.com/a/796790115_105067.

② 农业农村部新闻办公室.第十五届奶业大会暨2024年奶业20强(D20)论坛在湖北武汉举办[EB/OL].(2024-07-04)[2024-09-03].http://www.moa.gov.cn/xw/zwdt/202407/t20240704_6458406.htm.

移推进奶业高质量发展。一是稳基础，筑牢奶业发展根基。加强奶源基地建设，落实好各项纾困政策，提升优质饲草供应能力，推广节本增效饲养模式，帮助奶农渡过难关。二是强链条，推动产业融合发展。鼓励乳品企业提高自有奶源比例，支持小型奶牛场在严格保障质量安全的前提下就地加工、就近配送鲜奶、酸奶等。三是优结构，增加平价液态奶和干乳制品供应。鼓励使用生鲜乳生产巴氏杀菌乳、灭菌乳、高温杀菌乳。加强科普和宣传，引导扩大乳品消费。四是提效能，加快提升奶业竞争力。深化国际合作交流，挖潜国内、国际两种资源，探索高质量的"引进来"和"走出去"，在开放的环境中站稳脚跟、壮大成长。

本届大会以"数智赋能引领产业发展增长点，产业融合驱动奶业高质量发展"为主题，发布了《中国奶业质量报告（2024）》《2024奶业重大科技创新成果》，联合倡议"科学食奶 优享健康"。奶业20强企业、有关行业专家围绕奶源基地建设、奶业数字化转型、乳品营养与消费等专题进行了深入研讨交流。

《中国奶业质量报告（2024）》数据显示，2023年全国奶产量4 281万t，同比增长6.3%，奶牛养殖规模化率76%，同比提高4个百分点。荷斯坦奶牛年均单产9.4 t，同比增加0.2 t。生鲜乳质量安全保持在较高水平，生鲜乳抽检合格率100%，乳蛋白平均含量达到3.28%、乳脂肪达到3.91%，主要营养和卫生指标比肩发达国家。

教育部：对"预制菜进校园"持审慎态度

近日，记者就"预制菜进校园"采访教育部有关司局负责人[①]。

据这位负责人介绍，学校食品安全和营养健康事关学生健康成长，教育部长期以来会同相关部门，切实落实党中央、国务院决策部署，严格落实食品安全法等法律法规，先后制定实施了《学校食品安全与营养健康管理规定》《营养与健康学校建设指南》等制度规定，不断加强对学校食品安全和营养健康的管理。

食品安全法第五十七条规定，学校等集中用餐单位的食堂应当严格遵守法律、法规和食品安全标准；从供餐单位订餐的，应当从取得食品生产经营许可的企业订购，并按照要求对订购的食品进行查验。供餐单位应当严格遵守法律、法规和食品安全标准，当餐加工，确保食品安全。

这位负责人指出，党和政府高度重视学校食品安全，十分关心学生健康成长，广大家长期望孩子在学校吃得既绿色安全又营养健康。经研究，鉴于当前预制菜还没有统一的标准体系、认证体系、追溯体系等有效监管机制，对"预制菜进校园"应持十分审慎态度，不宜推广进校园。

走过23年，国家"学生饮用奶计划"在全国各地有序推进

今年是国家"学生饮用奶计划"推广实施第23年。据中国奶业协会统计，该计划从

---

① 新华社. 教育部：对"预制菜进校园"持审慎态度［EB/OL］.（2023-09-22）［2024-09-03］. https：//baijiahao.baidu.com/s？id=1777741852442718588&wfr=spider&for=pc.

2000 年的 5 个试点城市生根发芽，迄今为止已经惠及 31 个省（自治区、直辖市）660 个城市、77 000 多所学校的 3 200 万名中小学生，饮奶覆盖率、社会影响力逐年提升，学生营养健康状况和身体素质得到有效改善①。

政府工作报告着重强调，学生营养工作有序推进。少年强则国强，儿童青少年的营养与健康，不仅关乎个体的成长和发展，也关乎国家和民族昌盛的百年大计。为此，党和政府高度重视学生营养健康工作，相继出台多项政策法规和标准指南。

2000 年，农业部、教育部等国务院七部门联合推出国家"学生饮用奶计划"，并将其列入《中国儿童发展纲要》。2007 年，国家"学生饮用奶计划"被写进国务院 31 号文件，有近 200 个城市教委下发了相关开展文件，支持"学生饮用奶计划"的推广工作。如今，多地政府工作报告更是将国家"学生饮用奶计划"纳入重点工作范畴，明确并细化巩固、提升国家"学生饮用奶计划"覆盖率的具体任务，强化学生饮用奶质量安全管理。以湖北省为例，计划落地任务被拆分渗透到各个地市，引导学校开展学生饮用奶工作的同时，发挥本地产业优势，积极引进学生饮用奶定点生产企业，建立学生饮用奶推广中心、核心学生饮用奶生产基地等，持续为广大中国学生的成长助力。湖北、河南、山东、河北等多个省市也已出台了国家"学生饮用奶计划"的省级推广政策，加速该计划在本地深扎根、广赋能。

2023 年政府工作报告也肯定了包括国家"学生饮用奶计划"在内的多项营养改善计划实施成果。5 年来，国家持续实施营养改善计划，每年惠及 3 700 多万学生；农村学生体质健康合格率从 2012 年的 70.3% 提高至 2021 年的 86.7%，与全国学生体质健康合格率相比缩小至 5 个百分点。

以品质安全守护营养，学生饮用奶陪伴学生成长。可以看出，国家"学生饮用奶计划"是以改善学生群体营养状况、逐步培养健康意识、提升体质为目的而实施的学生营养改善专项计划。在政府的牵头下，还需要学校、乳企的共同努力，才能够推动这一民生福祉政策的落地与延续。

作为首批获得国家学生饮用奶定点生产资格的企业，辉山、光明、三元、风行、燕塘、伊利、蒙牛、新希望等企业在关注国民和青少年营养与健康的道路上持续发力，全面推动"营养普惠"大战略，开展营养普惠工程，并以牛奶助学为基础，探索校园食育讲座、研学基地、村小营养健康教育调研、百城千校公益行食育进校园等诸多领域。截至目前，各企业已成功探索了牛奶捐赠、助学助教、营养科普等一系列公益实践，致力于为中国学生创造一个营养健康的成长环境。

《国家"学生饮用奶计划"推广规划（2021—2025 年）》指出，力争到 2025 年，国家"学生饮用奶计划"日均供应量达到 3 200 万份，饮奶学生数量达到 3 600 万人。相信在各学生饮用奶企业的努力下，品质、安全、丰富的学生饮用奶产品，将会营养万千家庭，做少年儿童的健康守护者。

---

① 贺州日报. 第 23 年！国家"学生饮用奶计划"在全国各地有序推进 [EB/OL]. (2023-09-05) [2024-09-04]. http：//www.gxhz.gov.cn/sy/ywzx/hzyw/t17099127.shtml.

河南省 2024 年推广国家"学生饮用奶计划"工作推进会在郑州召开

为贯彻落实省委、省政府提出的建设"奶业强省"战略目标,按照省人民政府印发《河南省奶业振兴行动计划》文件提出的"拓展学生饮用奶计划实施范围,积极开展牛奶进校园行动"等要求,4月17日,由河南省奶业协会主办的2024年推广国家"学生饮用奶计划"工作推进会在郑州市黄河迎宾馆召开。中国奶业协会副秘书长张智山、乳品工业发展部副主任罗俊,利乐(中国)食品促发展事务总监柴彤涛,省农业农村厅奶业管理处一级调研员宋洛文,河南省奶业协会会长唐洪峰,以及中国学生饮用奶(河南)推广中心,部分市、县区教育局有关负责人等近百人参加会议。会议由河南省奶业协会秘书长陈华杰主持①。

此次会议旨在深入贯彻落实今年1月召开的省委农村工作会议精神,加快我省奶业高质量发展,积极贯彻落实省委、省政府关于"万人助万企"活动指示要求,为我省乳品加工企业纾困解难,加大国家"学生饮用奶计划"的推广力度,持续扩大覆盖范围,确保学生饮奶安全。

唐洪峰代表河南省奶业协会对各位领导和嘉宾的到来表示欢迎和感谢。他说,学生饮用奶的推广离不开教育部门的大力支持和配合。希望教育部门和学校充分认识到国家"学生饮用奶计划"的重要意义,积极参与到推广工作中来。各学生饮用奶生产企业要加强质量监督管理,要让政府放心、学校放心,确保此项工作的顺利开展。

张智山代表中国奶业协会对本次会议的召开表示祝贺。他对国家"学生饮用奶计划"推广工作历程进行了回顾和总结,他说,河南省推广国家"学生饮用奶计划"工作成绩突出,日均供应量已达291万份,位居全国第二位。为进一步推动此项工作上台阶,他强调,要从以下方面着手:一是强化质量安全意识,二是提升业务能力培训,三是开展广泛沟通协作,四是加强宣传,扩大乳品消费。

罗俊针对新颁布施行的《国家"学生饮用奶计划"推广管理办法》及团体标准,从修订背景、修订版对照、学生饮用奶团体标准、下一阶段重点工作等方面进行了解读。他指出,下一步,要着重做好企业监督管理、严格标志许可使用、发挥专家支撑作用、加强宣传引导力度、开展广泛沟通协作等方面的工作。

柴彤涛就国家"学生饮用奶计划"的推广要点、风险防范进行了讲解。他指出,学生饮用奶的推广要坚持以下原则:一是坚持政府引导,二是确保产品安全,三是融入教育活动,四是运用数据反馈。

据统计,全省奶牛存栏40.7万头,奶类产量213万t,已成为全国奶业十大主产省之一。今年1月,河南省奶业协会成立了推广"学生饮用奶计划"工作委员会,国家"学生饮用奶计划"的推广工作必将会继续在全国发挥示范引领作用,为全省莘莘学子营养

---

① 中国奶业协会. 推动"健康中国"战略 加快建设奶业强省 河南省2024年推广国家"学生饮用奶计划"工作推进会在郑州召开[EB/OL]. (2024-04-20)[2024-09-05]. https://mp.weixin.qq.com/s/2CLlyxn19ZgH_Uxb9o2X3g.

和健康成长打下坚实的基础。

中国营养学会发布《乳糖不耐受与科学饮奶专家共识》

《乳糖不耐受与科学饮奶专家共识》（以下简称《共识》）指出，乳糖不耐受是由于小肠中乳糖酶活性不足，导致摄入的乳糖不能被完全分解和吸收，从而出现腹胀、肠鸣、腹泻等症状。乳糖不耐受的症状容易与其他胃肠道问题混淆，且存在较大个体差异。目前多数人容易因为饮奶后出现上述症状而盲目回避乳制品，这也是导致乳制品摄入量不足的重要原因[①]。

中国营养学会理事长杨月欣教授表示："乳制品有不可替代的营养价值，提升乳制品摄入量是今年全民营养周核心主题之一。在日常的膳食当中注意摄入足量乳制品，可以保证钙和优质蛋白的摄入，对健康有许多积极作用。但由于对乳糖存在认知误区，很多国人在日常饮食中对乳制品采取盲目回避态度，再加上长期饮食习惯影响，导致国人乳制品摄入量不足，从而错失优秀的营养来源。为此，中国营养学会组织专家组基于大量国内外科学文献，编制了这份共识。相信共识的发布能够帮助更多国人重新认识乳糖，并建立科学饮奶观，将喝奶纳入一日三餐，提高国人饮奶量。"

中国营养学会秘书长韩军花教授在对《共识》进行细致解读时进一步强调："由于乳糖对营养素的吸收和肠道健康具有重要作用，基于用进废退的理论，大多数情况下，乳糖不耐受人群无须完全回避乳糖。可以通过选择低乳糖乳制品、补充益生元/益生菌/乳糖酶等其他方式以改善乳糖不耐受症状，也可以通过控制单次乳制品摄入量、逐步加量、与其他食物一起食用等。"

《共识》强调了乳制品和乳糖对人体健康的重要作用，澄清了公众对于乳糖不耐受存在的常见误区，提供了改善乳糖不耐受的具体措施，为乳糖不耐受人群提供了实用的饮食和健康建议，以期帮助中国人养成饮奶好习惯，提高乳制品摄入量，切实践行"每个人都是自己健康的第一责任人"。

关于 2024 年世界牛奶日·全国乳品营养周举办乳制品科普宣传活动的通知

乳与乳制品是营养健康食品，对提高国民体质，增强人体营养健康，具有十分重要意义[②]。2024 年 4 月 26 日国民营养健康指导委员会办公室发布了《关于印发"减油、增豆、加奶"核心信息的通如》（国卫食品营便函（2024）79 号），国家食品安全风险评估

---

① 新华网. 科学饮奶，从认识乳糖开始 雀巢支持中国营养学会发布"乳糖不耐受与科学饮奶专家共识"［EB/OL］.（2024-05-16）［2024-09-05］. http：//www.xinhuanet.com/food/20240516/beea9303ee1049618922b7915e143544/c.html.

② 中国乳制品工业协会. 关于 2024 年世界牛奶日·全国乳品营养周举办乳制品科普宣传活动的通知［EB/OL］.（2024-05-11）［2024-09-05］. https：//mp.weixin.qq.com/s/9GYX3Owqg3Ou0LNuLQJyJQ.

中心等单位编写了"加奶篇"核心信息，意在推进国民营养计划和健康中国合理膳食行动，促进形成合理的居民膳食结构。今年6月1日是第25个世界牛奶日，6月5—10日是第27个全国乳品营养周。值此2024年世界牛奶日·全国乳品营养周到来之际，协会倡导各地方协会、各地企业、各相关单位积极配合国民营养健康指导委员会倡导的"加奶"行动，开展乳及乳制品科普宣传活动。现将有关事项通知如下：

一、主办单位：中国乳制品工业协会

国际乳品联合会中国国家委员会（CNCIDF）

二、时间：2024年5月20至6月20日（活动周期1个月）

三、主题：天天乳制品 营养伴一生

四、宣传口号：增加乳品营养 助力国民健康

五、协会活动安排：

1. 发布"2024年世界牛奶日·全国乳品营养周"主题LOGO、宣传口号。

2. 发布主题海报，供活动单位使用（见协会公众号）。

3. 5月24日发布《2024年中国奶商指数报告》。

4. 5月27日启动"2024全民加奶行动"计划。

5. 6月1日举办"2024年世界牛奶日·全国乳品营养周"科普 宣传活动启动仪式，内容包括：

（1）播放世界各地庆祝世界牛奶日活动宣传片。

（2）现场邀请营养专家讲解乳制品营养知识，解答消费者疑问。

（3）现场播放优秀大学生拍摄的有关乳与乳制品宣传视频。

（4）现场发布根据"加奶核心信息"设计的公益宣传海报。

（5）表彰2024世界牛奶日·全国乳品营养周公益宣传推广大使。

希望各地方协会、各地企业，结合当地的情况，开展形式多样的宣传活动，并于6月20日前将所开展的活动以活动新闻报道、图片、视频等及时提交至中国乳制品工业协会，以便在主流媒体网站、协会网站、协会公众号等平台传播。

环环相扣压实校园食品安全责任

在校园食品安全责任链条上，必须分清相关主体职责，环环相扣，压实责任，把"四个最严"要求落实落细落到位[1]。

近期，一些地市相继发生校园食品安全事件，国务院食安办公开约谈当地人民政府主要负责人，提醒加强校园食品安全工作。

在校园食品安全责任链条上，我们可以看到很多相关主体：学校、教育部门、食堂承包者、食品供应商、市场监管部门等。必须对其分清职责，环环相扣，压实责任，才能把"四个最严"要求落实落细落到位。

新修订的《食品安全法》第五十七条明确规定了学校、托幼机构等集中用餐单位及

---

[1] 人民日报. 环环相扣压实校园食品安全责任[EB/OL].（2023-10-24）[2024-09-05]. http://www.moe.gov.cn/jyb_xwfb/s5148/202310/t20231025_1087327.html.

其主管部门食品安全责任,并确定了相应的法律责任。校园食品安全问题,校方是"第一责任人"。回顾出现食品安全问题的案例,主要原因是学校食品安全主体责任落实不到位。比如,学校对食堂承包经营企业的管理责任不到位,环境卫生、加工制作等不符合餐饮规范要求等。必须督促学校严格执行校长负责制、学校相关负责人陪餐制度,依法配备食品安全管理人员,认真执行相关法规和标准,严防严控食品安全风险。

校园食品安全问题,主管部门要承担起行业管理责任。教育部门要加强对承包经营企业、校外供餐单位的日常管理,加强校园食品安全工作指导和评价考核。

校园食品安全问题,属地监管部门要加强监管执法。一些地方市场监管部门监督检查力度不够,开展风险排查不深不细,致使校园食品安全潜在风险长期未得到消除。市场监管部门要加大对学校食堂、校外供餐单位的监督检查和监督抽检频次,督促整改问题,严惩违法行为并予以曝光。

此外,此次约谈有这样几个关键词体现了国务院食安办加强校园食品安全的决心。首先,约谈对象是市级人民政府主要负责人,更能引起地方政府高度重视,落实"地方政府负总责",统筹各种资源,指导、督促和帮助学校做好食品安全工作。其次,采用约谈的形式,双向沟通交流,既督促履责,又了解困难,给予靶向指导。最后,强调公开约谈,而不是闭门约谈,引入新闻监督和社会监督,营造社会共治氛围,发挥警示作用。

织密校园食品安全网,下大气力共治食品安全,需要相关方各司其职、形成合力,唯有此,才能让师生吃得放心,让家长觉得安心。

农村学生营养餐补贴不能成"唐僧肉"

《国务院关于2023年度中央预算执行和其他财政收支的审计工作报告》(以下简称《报告》)显示,国务院对13省159县2021年至2023年8月农村义务教育学生营养改善计划专项资金进行审计后发现,部分补助资金管理使用较为混乱①。

审计发现,专项资金有的被直接挪用,66县将19.51亿元用于偿还政府债务、基层"三保"等支出;有的被变相挤占,41县和1 533所学校等通过压低供餐标准、虚构采购业务等变相截留挤占2.7亿元;有的被串通套取,5县教育部门与中标供应商合谋,通过供应商分红、捐赠等方式套取4 216.02万元,用于发放福利等。

始于2011年的农村义务教育学生营养改善计划,具有显著的现实意义。许多研究表明,向农村欠发达地区的义务教育学生提供营养餐补贴,是降低儿童营养不良率、提高认知能力与学习成绩的重要手段。然而,《报告》提醒大家:要警惕营养餐补贴在少数地方变成"唐僧肉"。

农村义务教育学生营养改善计划关乎广大农村学生能否吃得好、吃得健康。挪用、挤占相关资金等行为,无异于"鹭鸶腿上劈精肉",不仅会妨碍农村学生的健康成长,还会阻碍教育均衡化发展。无论是被直接挪用、被变相挤占还是被串通套取,都源于一些地方尚未扎紧制度的笼子,让部分动了"歪心思"的人有机可乘。

---

① 新华社. 农村学生营养餐补贴不能成"唐僧肉"[EB/OL]. (2024-07-02)[2024-09-14]. https://baijiahao.baidu.com/s?id=1803431628120082682&wfr=spider&for=pc.

要根治相关乱象，坚决斩断从孩子口中"夺食"的黑手，确保每一分补助资金都用在学生身上，需要多管齐下。首先，各级各地相关部门尤其是在审计中发现问题的地方，要严肃处理涉嫌违纪违法违规的相关人员，并举一反三，采取有效举措堵住补贴资金管理、供餐企业监管等工作中的漏洞，防止此类事件再次发生。

其次，各级各地相关部门还要充分运用大数据等新手段，加强对相关补贴使用情况的日常监管，紧盯资金开支，一一核查日常账目。同时，要及时公布查处的典型案例，始终保持利剑高悬，达到以儆效尤的效果，促使相关人员不敢挪、不敢占。

要进一步强化监管力度，对补贴资金的使用、供餐企业的选择进行规范和约束，明确政府部门、学校、企业、家庭等各方面的职责，建立负面清单制度，让每一分钱都真真正正花在"刀刃"上。

第35届"5·20"中国学生营养日主题宣传活动举行

5月18日，中国学生营养与健康促进会（以下简称学促会）第35届"5·20"中国学生营养日主题宣传活动在辽宁大连举行①。

今年活动的宣传主题是"奶豆添营养 少油更健康"，针对我国居民膳食结构不合理的现状，倡导儿童青少年减少食用油摄入，养成每天饮奶或奶制品，增加大豆及豆制品摄入的饮食行为。鼓励中小学校、幼儿园开展相关宣教活动，推广国家学生饮用奶计划，助力学生健康成长。

今年，围绕宣传主题，学促会将开展"食育讲师进校园"活动，组织"国家食育讲师团"走进1 000所中小学校和幼儿园，就"减油增豆加奶"、合理膳食等主题，开展多形式的宣传活动。同时开启万名优秀食育工作者的培养工作。

2006年以来，学促会陆续在全国建设了近千所"营养与健康学校"，覆盖20多个省份。《营养与健康学校建设指南》发布后，全国各地中小学校、幼儿园积极响应，今年，共221所中小学校、幼儿园获得此项荣誉。活动上，为获得荣誉的学校和幼儿园颁发了铜牌，以资鼓励。

河北"师生健康 中国健康"主题健康教育公益活动走进沧州

9月11日，由省教育厅、省教育基金会组织开展的2023年"师生健康 中国健康"主题健康教育公益活动沧州站宣教活动启动，110名来自我市各县（市、区）教育系统安全、卫生工作的负责人参加活动②。

2023年"师生健康 中国健康"主题健康教育公益活动主要分为加强学生卫生健康

---

① 新华网．少油更健康 第35届"5·20"中国学生营养日主题宣传活动举行［EB/OL］．（2024-05-20）［2024-09-09］．http：//www.xinhuanet.com/health/20240520/603bc98cebe04db3a4948d2d0bbfa6d5/c.html.

② 沧州日报．省"师生健康 中国健康"主题健康教育公益活动走进沧州［EB/OL］．（2023-09-12）［2024-09-11］．https：//www.cznews.gov.cn/newweb/lvyou/jiankangjiaoyu/2023-09-12/94354.html.

服务、综合防控儿童青少年近视、深入开展学校急救教育三个方面，今年6月下旬至10月，在全省各地巡回开展15场活动，覆盖全省广大师生。同时，为促进中小学健康教育工作开展，还将在全省中小学校开展健康教育优质课评选活动，奖励为师生健康工作作出突出贡献的优秀教师，并形成标杆示范效应。

沧州站宣教活动当天，来自我省教育系统、医疗卫生系统以及红十字会应急救援系统的相关专家，围绕学生营养健康知识科普、综合防控儿童青少年近视问题、学校应急救护知识技能等方面对与会人员进行培训宣教。下一步，市教育局将继续围绕加强学生卫生健康服务、提高学生营养健康素养以及青少年近视综合防控水平、加强校园急救教育等内容，结合学生年龄特点，通过健康教育课、主题班会等多种形式，让健康知识、行为和能力成为师生普遍具备的素质，全方位全周期保障师生健康，不断提升全市学校健康教育工作水平。

河北省卫生健康委、省教育厅联合印发《河北省中小学学生餐营养指南》

河北省卫生健康委、省教育厅结合河北省饮食习惯，研究制定《河北省中小学学生餐营养指南》（以下简称《指南》），指导学校食堂或校外学生餐供餐单位为学生提供符合其生长发育的均衡膳食，保证各年龄段学生的正常生长发育需求，改善河北省中小学生的营养状况①。

在食品安全新鲜方面，《指南》规定，供餐单位应当依法取得食品经营许可证，并严格按照核准的经营项目进行经营。学生餐菜肴应当保证食材新鲜，不得采购和使用亚硝酸盐（包括亚硝酸钠、亚硝酸钾）、含铝食品添加剂；不得制售冷荤类食品、生食类食品（新鲜水果除外）、裱花蛋糕、现榨果蔬汁等；不得加工制作四季豆、鲜黄花菜、野生蘑菇、发芽土豆等高风险食品；不得使用没有完整标识的散装食品以及《中华人民共和国食品安全法》第三十四条规定禁止使用的食品。

在合理配餐方面，学生餐一日三餐应提供谷薯类、新鲜蔬菜水果类、鱼禽肉蛋类、奶及大豆类等4类食物中的3类及以上，尤其是早餐，应保证食物种类多样。推荐平均每天摄入12种以上食物，若按照一日三餐分配食物品种数，早餐至少摄入3~5种，中餐摄入4~6种，晚餐4~5种，还可以辅以加餐1~2种。每周的学生餐食物种类应不少于25种。学生餐应清淡，每人每天烹调油用量不超过30 g；控制食盐摄入，包括酱油和其他食物的食盐在内，提供的食盐不超过每人每天5 g；人均每日添加糖摄入量不高于25 g。

河北省邢台市在45所中小学试点运行"牛奶盒再生"项目会

课间喝牛奶是越来越多中小学生的日常，牛奶喝完后剩下的大量牛奶盒有很高的回收再利用价值。为打通校园学生饮用奶盒资源化处置"最后一公里"，去年9月以来，我市

---

① 金台资讯．河北省中小学学生餐有了营养指南［EB/OL］．（2024-02-15）［2024-09-02］．https：//baijiahao.baidu.com/s？id=1790926573572641670&wfr=spider&for=pc．

在市雷锋小学等45所中小学试点运行"牛奶盒再生"项目，以期逐步建立牛奶盒全链条回收处置流程，打造垃圾分类进校园"邢台品牌"[①]。

据悉，"牛奶盒再生"项目今年将在全市开展"学生饮用奶计划"的幼儿园和中小学全面铺开。

师生齐参与：让牛奶盒回收有着落。5月17日上午，在市雷锋小学二年级四班，学生们在第二节课课间喝完牛奶之后，并没有将奶盒随手扔进垃圾箱，而是习惯性地拆奶盒。学生张菲羽边操作边低声解读操作步骤："牛奶喝干净后，先把吸管取出来，把奶盒四个角拆开，用手轻压排掉空气，最后把牛奶盒压平，放到桌角上，举手示意完成。"几分钟后，小组长们开始由后排向前逐个将同学们放在桌边的奶盒收到垃圾袋里，然后统一送到教学楼旁的一处垃圾存放点。只见，此处垃圾存放点的4个垃圾分类箱是缩小版的，一旁还专门设置了一个仅用于存放奶盒的再生资源回收筐，各班的学生组长就是将奶盒投放到这个筐里。

该校副校长张丽娟介绍，校园是生活垃圾分类宣传教育的重要阵地，为推动垃圾分类工作，该校设置了与学生身高适配的垃圾桶，以便于学生们投放垃圾。去年9月，该校在全市率先实施"牛奶盒再生"项目，供奶企业在该校垃圾存放点增设专门存放奶盒的再生资源回收筐。该校邀请邢台冀易分再生资源回收有限公司的宣讲员对学校教师进行了培训。该校还通过不定期开展垃圾分类趣味课堂、设置校园利乐包回收宣传展板等多项举措，不断提高全体师生垃圾分类意识，引导大家积极践行绿色低碳的生活理念。

"我们倡议全校师生齐参与，养成日常'分类小习惯'，共同维护校园文明环境。"张丽娟说，如今，学生们喝完牛奶之后，将奶盒扯平压扁，组长收取后统一投放入再生资源回收筐，已经成为一种生活习惯。现在，学校每天平均能回收约500个牛奶盒。

试点先行：45所小学开展牛奶盒资源回收。据悉，为给学生们提供安全的乳制品，供奶企业学生饮用奶全部采用瑞典利乐无菌包装。利乐包装由70%纸板、25%塑料和5%的铝箔制成，回收再利用后，可制成文具、桌椅、建筑材料、衣架、乒乓球拍、托盘等许多物品，能有效减少资源浪费。市教育局中小学后勤服务指导中心主任杜军辉说，落实国家"学生饮用奶计划"，按照"政府引导、学校组织、企业参与、学生自愿"的原则，我市饮用学生饮用奶的学生逐年增多，每天产生大量的奶盒。此前由于回收基础设施不完善、储运环节存在困难，牛奶盒回收再利用一直未能实现。

去年9月，邢台冀易分再生资源回收有限公司购置了大型卧式打包机，采用液压打包的方式可将回收的奶盒进行打包压缩成块，然后运往有处理能力的造纸厂，为奶盒开启"重生"之旅。经过多方研讨，由市教育局牵头，联合市城管局环卫中心、邢台冀易分再生资源回收有限公司以及供奶企业，我市率先试点运行"牛奶盒再生"项目，寻求打通校园学生饮用奶盒资源化处置的"最后一公里"。

"市雷锋小学先行先试，率先实施。我们组织相关单位工作人员两次在该校召开垃圾

---

① 牛城晚报. 我市在45所中小学试点运行"牛奶盒再生"项目［EB/OL］. （2024-05-20）［2024-09-09］. https：//mp. weixin. qq. com/s?__biz=MzI4NjQyNzg2MQ==&mid=2247514805&idx=1&sn=8c17a36450fd59f6f22d2a35754692e6&chksm=ebdfe50fdca86c19fe45a8b368e1898f0c284e312de46429675e8ce2f229f4c31e33f5850617&scene=27.

分类再利用现场推进会，积极推动试点工作，准备把该校打造成'邢台样板'。"杜军辉介绍，截至目前，市区已有45所中小学试点运行"牛奶盒再生"项目，开展牛奶盒资源回收活动。

推进项目实施：打造垃圾分类进校园"邢台品牌"。那么，学生们定点投放后，牛奶盒何去何从？杜军辉说，"牛奶盒再生"项目试点工作开展以来，他们因地制宜为各学校制定方案，形成了"定人、定时、定点"的收运模式，学生们将奶盒集中投放后，统一由回收公司将奶盒进行集中收运。"我们定期派车到各学校收奶盒，现场检查奶盒是否有遗漏，进行称重、记录，然后将奶盒拉回公司，分拣、打包后送往有处理能力的造纸厂。在造纸厂，奶盒会在碎浆机中与水混合搅拌，使纸纤维与铝塑材料分离开来。对纸纤维进行清洗、挤压、干燥，然后可制成纸卷，与此同时提取铝塑成分，并一起粉碎成颗粒或再次分离，分别制成塑料粒子和铝粉，被进一步加工后，即可制作成文具、桌椅等物品。"邢台冀易分再生资源回收有限公司有关负责人李江泊介绍，作为我市目前唯一具备奶盒回收的国有企业，去年9月至今，该公司已累计回收牛奶盒20余t（共约100万个奶盒）。

"从目前看，试点工作取得了一定成效，奶盒全链条回收处置流程逐步建立。"杜军辉说，按照"试点先行、稳步推进"的工作思路，今年，该项目将在全市开展"学生饮用奶计划"的幼儿园和中小学全面铺开。项目实施过程中，他们将会加强引导、持续推进，通过为各班级排名等方式，提升学生们收集奶盒的积极性。同时，利用"全国城市生活垃圾分类宣传周"等重要时间节点，市教育部门将联合相关单位进校园普及垃圾分类知识，增强青少年垃圾分类的自觉性，通过"小手拉大手"让生活垃圾分类和资源环境保护意识深入到每一个家庭中，推动垃圾分类成为低碳生活新时尚。

上饶市政协调研组赴河北省石家庄市学习考察

根据市委主要领导指示，市政协于5月开展"让学生喝上放心奶、优质奶"专题调研①。

为学习借鉴外地先进经验做法，5月16—17日，市政协党组书记、主席俞健率领市政协调研组赴河北省石家庄市，开展"让学生喝上放心奶、优质奶"专题学习考察。

为改善我国中小学生的营养状况，2000年国家农业部、教育部等七部委局联合正式启动推广国家"学生饮用奶计划"。目前，该计划在全国170多个城市和地区、1万所中小学校开展实施，日饮用量达470万份。近年来，河北省石家庄市依托河北省丰富的乳业资源，通过"政府引导、学校组织、企业参与、家长自愿"的方式，大力推进"学生饮用奶计划"，取得了很好的成效。市政协调研组先后实地考察了新东康营养科技有限公司、鹿泉区第三实验小学、君乐宝优质牧场以及君乐宝营养科学院等地，详细了解了学生饮用奶校园规范管理、乳企奶源质量管理、乳品标准化生产研发等情况，并就"学生饮用奶计划"的管理推广工作与石家庄市相关部门座谈交流。调研组认为，石家庄市相关

---

① 上饶市政协. 江西上饶市政协调研组赴河北省石家庄市学习考察［EB/OL］.（2024-05-19）［2024-09-10］. http: //www.suizhou.gov.cn/zt/zwzt/2024zt/schoolmilk/gztj/202406/t20240614_1231506.shtml.

部门各司其职、全力配合，引导企业全过程参与"学生饮用奶计划"推进工作，实现了学生满意、学校满意、家长满意的社会效应。

调研组将以此次考察为契机，认真学习借鉴石家庄市学生饮用奶管理推广的好经验好做法，为市委、市政府献上"让学生喝上放心奶、优质奶"的良策。

河北省全力构筑学生饮用奶安全屏障

河北省去年学生奶日订购量逾400万份，覆盖面在全国领先。"最初主要通过'行业推动、企业参与、自愿订购'的模式，发展比较缓慢，2016年日订购量只有70万份左右。"河北省农业农村厅有关负责人介绍，2017年相关工作迎来转折，通过将学生奶推广纳入学生营养改善计划试点，采取"政府主导、财政支持、招标采购、企业直供"的模式，学生奶覆盖范围全面扩大[1]。

学生奶率先在农村地区获得群众认可，离不开河北省高度重视该项工作，出台一系列政策举措，并持续加大资金支持。

区别于早期主要靠行业推动、面向城市地区学生自愿订购，2019年，河北省出台奶业振兴规划纲要，提出"全面实施城乡义务教育学生营养改善计划，每个学生每天一杯奶，逐步实现全覆盖"。当年，河北省教育厅、省农业农村厅等四部门制定《关于在全省农村小学生中实施营养改善计划地方试点的实施方案》，在45个原集中连片贫困县和国贫县基础上，将全省剩余17个原省贫困县和86个非贫困县（区）纳入学生营养改善计划范围，103个县（区）农村小学生在校时每天可获得省县级补助合计2.5元，包括一盒牛奶、一个鸡蛋。

放心奶产自好源头。目前，河北省学生饮用奶奶源基地有73个、涉及加工企业11家。"从提升奶源基地水平、严选乳品加工企业，到规范产品配运流程、强化质量安全监管，每盒学生奶都经过'学字标'认证，严禁流入市场，形成了产品可追溯、管理全闭环。"河北省农业农村厅有关负责人表示，得益于高标准奶源基地和乳品加工企业的质量信誉背书，以及完善的质量监管体系与制度支撑，河北奶业有了整体脱胎换骨、涅槃重生的底气。

为降低学生奶饮用风险，河北学生奶采用"政府采购、企业配送、学校发放"的运转模式，县级教育部门统一组织学生奶招标，投标企业必须是乳品加工企业，中标企业成立专门团队指导学校建设学生奶存储场所、培训学生正确的饮奶方法和注意事项。除偏远量少地区外，学生奶配送由生产厂家负责，不得外包或委托第三方，通过减少中间环节和过多主体参与，保证在最优保质期内运达学校。

为培养青少年饮奶习惯，河北省组织专项宣传教育团队和在校教师，为学生及家长开展营养健康授课，加强学生奶政策宣讲、乳品消费知识普及和日常膳食指导。此外，还结合劳动教育课程，教授学生规范处理饮用奶包装，做到科学饮奶"健康"又"绿色"。锚定建设现代奶业振兴示范省目标，河北省农业农村厅有关负责人表示，下一步，河北省将

---

[1] 农民日报. 河北构筑学生奶安全屏障［EB/OL］.（2024-07-08）［2024-09-03］. https：//www.cfsn.cn/news/detail/201/255139.html.

坚持政府主导、试点先行、因地制宜、突出重点的基本原则，在禁止花色奶、乳饮料进入"学生饮用奶计划"，保障青少年营养需求的同时，进一步探索总结扩大学生奶覆盖面经验做法，为学生奶推广持续贡献河北力量。

牛奶盒的前世今生—邢台校园奶盒回收案例分享

常有消费者质疑："牛奶里有防腐剂吗，要不然，怎么能储存6个月而不变质？"其实，这其中的奥秘就在于无菌包装。小包装蕴含着大智慧，看似简单的牛奶盒，其实是由多层材料复合而成，这背后便是牛奶无须添加防腐剂就可常温保持较长货架期的奥秘①。

无菌包装由纸、铝箔和塑料复合而成，其中纸板作为主要材料提供了包装稳定性、强度及印刷面的平滑度。铝箔则能够阻挡氧气和光线，在常温下保持包装内食品的营养和风味。塑料除能够阻挡外部的湿气外，还能实现密封并使纸板黏合在铝箔上。经过超高温灭菌后的牛奶，在无菌条件下灌入无菌复合纸包装中，多层保护能够充分地避免氧气、湿气、异味等进入盒内对牛奶的影响。盒子的密封性可保证牛奶不与外界空气接触，减缓微生物生长和减少氧化反应。牛奶就像躲进了一个密闭空间，在里面十分安全，完全不必担心变质和营养流失，所以当然不需要防腐剂。

另外，牛奶盒的特殊设计，可使牛奶流速更加平稳，防止摇晃产生涡流，使得牛奶更容易保存。同时，牛奶盒底部的3 mm内侧内壁，则是应用特殊技术处理，避免了牛奶在挤压之后产生化学反应，保证了牛奶盒的产品质量和安全性。娇贵的牛奶在包装科技的加持下，解决了保质期的问题，可在更大范围内运输和销售，极大方便并满足了人们对于乳制品的日常饮食需求。

为给同学们提供安全的乳制品，君乐宝学生奶全部采用瑞典利乐无菌包装。利乐包装中75%是纸，剩下的20%和5%分别是塑料和铝箔。牛奶盒的"今生"若能被充分回收利用，可以大大减少资源浪费。据了解，100个奶盒约1 kg，2 000人的学校，每天约可产生20 kg奶盒，可分离出纸浆15 kg，铝塑5 kg，成为下游企业的原材料，可用于生产再生纸、垃圾桶、衣架、乒乓球拍、托盘等许多物品。

2024年春季学期，"学生饮用奶计划"日供应量再创历史新高。在邢台，每天有超30万在校学生饮用学生奶。"定时、定点、集中"饮用学生奶，可以让孩子们在大课间及时补充到营养和能量，并养成喝奶的习惯，强壮体魄。为了让孩子把牛奶喝到肚子里，学校还特别强调牛奶盒要做到"收发同数"。喝完后的牛奶盒一般作为其他垃圾扔到垃圾桶里进行集中填埋或焚烧处理，成为放错位置的"垃圾"。

今年春季学期，在市区教育局和分类办的领导下，君乐宝联合邢台冀易分再生资源回收有限公司，推动"牛奶盒再生"项目试点，目前在邢台市襄都区33所学校试运行，在增进孩子们垃圾分类的积极性的同时，使再生资源得到有效利用，成为校园亮点工程，具体做法：

---

① 君乐宝学生奶. 牛奶盒的前世今生—邢台校园奶盒回收案例分享［EB/OL］. （2024-03-10）［2024-09-05］. https：//mp.weixin.qq.com/s/KEhv8TSmA29hxJZ5jI53dQ.

1. 校园牛奶盒回收网点建设

结合校园场地和人数等实际情况,约 2 000 人/校,投放 1 套收集容器(回收框以及回收箱)。

牛奶盒回收框尺寸:1.2 m×1.25 m。

同时将在各回收网点周边做简易的宣传引导标识。

2. 回收管理

由老师组织学生,按回收要求将牛奶盒投放至再生资源回收箱内。

牛奶盒投放要求:奶盒中无奶液剩余,将奶盒四角压平,奶口朝下保证无奶液流出后(有条件的可以组织学生动手清洗),将奶盒投放入指定的再生资源回收箱中。

环保公司每周安排专人对牛奶盒回收箱进行称重统计,给予学校或班级"现金"或"积分兑换奖励"。

每周三、周五收运两次(结合校园牛奶盒投放情况或其他突发、特殊情况,可调整回收时间),同时检查回收箱中的卫生状况以及回收箱的保存及使用状态,确保该项工作建立长效运行机制。

最后由专车统一回收到冀易分资源回收站,清洁、挤压打包至下游铝塑分解中心。

3. 宣传培训

通过对校园老师前期的宣传介绍,让老师们了解牛奶盒回收的价值和意义,以及牛奶盒回收后对生活垃圾分类起到真正作用。由老师引导孩子们对牛奶盒回收意义的培训和宣传。不定时对孩子们开展校园垃圾分类知识的科普宣教,同时开展一些寓教于乐的主题活动,让孩子们真正认识到奶盒的"前世今生",从而引导孩子积极参与到垃圾分类中去。

通过主流媒体积极推广校园垃圾分类,牛奶盒回收的成效,树立先进,让该项工作长效健康地推行下去。

当前存在困难

(1) 以往在回收牛奶盒时,学生们只是简单的喝光压扁,以班级为单位收集后就送到回收场地。由于包装盒的内部产生了凝固的残留物,后期回收单位需要进行大量的清洗工作,费时费力,使得回收成本高昂,推广难度大。

(2) 农村学校相对分散,回收时效低、人工及物流成本高。

倡议

(1) 校园奶盒回收活动离不开学校师生的参与,以及行业企业及市区领导的支持和社会的关注。建议总结现有成功案例,着重打造标杆示范学校并广泛发动其他有条件的学校开展奶盒回收活动。

(2) 规范宣教、回收及处置的标准规范,推动全流程体系化建设。开发牛奶盒回收环境教育课件,推动标准化的回收规范,有条件的地区可以结合环卫现有回收体系从而降低回收成本。在处置端,联系对接牛奶盒处置企业,确保奶盒被合规处置。

(3) 组织行业交流,参观学习其他城市的成功经验,逐步形成校园奶盒回收及垃圾分类的品牌效应。

(4) 在垃圾分类工作开展过程中,将牛奶盒列为可回收物,并通过校园奶盒回收带动社区、商超生活垃圾分类,为建设美丽中国做出积极贡献。

2024国民营养计划——科学食奶社区大讲堂开课

为贯彻落实国民营养健康指导委员会办公室《"减油、增豆、加奶"核心信息》，促进国民营养健康水平提高，聚焦居民突出的饮食消费不合理状况，着力倡导调整减少食用油、增加豆及豆制品、奶及奶制品等膳食结构。并积极响应中国奶业协会《全民科学食奶"壹拾佰仟万"专项行动方案》活动，加大奶业科普宣传及推广工作。2024年8月25日在沈北新区迎来了一场充满活力和温度的邻里交流盛宴——人杰水岸社区首届"幸福生活节"启动仪式暨社区经济消费场景发布会①。

活动中，辽宁省奶业协会徐环宇会长代表行业协会对活动的举办表示祝贺，并现场宣布国民营养计划——科学食奶社区大讲堂正式开课，将按计划分期分批持续性组织举办国民营养计划——科学食奶大讲堂活动，创新开展科学加奶、科学食奶的知识普及。沈北新区区委书记、道义街道党工委书记、人杰水岸社区党支部书记、区委组织部部长、社会工作部部长以及区直属相关部门负责人及社区居民共计200余人参加活动。

活动现场发布了"幸福邻里""幸福合伙人""幸福火种""幸福志愿""幸福社团"五大幸福计划，徐环宇会长代表参会嘉宾为五大幸福计划执行者颁奖。

现场还发布了沈北新区首批社区经济十大消费场景，并向居民发放"邻里生活卡"和消费券。沈阳市供销社所属企业"供销社牛奶面包供销公司"等十家企业获此殊荣。

首届"幸福生活节"活动的举办，标志着沈北新区创新探索的"社区经济社企孵化"工作，在全区6个城市街道、71个社区，统筹推广"围绕服务办社区经济"的社会基层治理发展新模式正式启动。

辽宁省奶业协会将以社区经济新模式为契机，联合政府相关部门、单位和企业，走进街道、社区、养老院、医院、学校、企业、部队、机关等单位场所，积极开展各类有关行业发展、膳食健康、科学食用等方面的公益科普宣讲活动。以国民营养计划为根本，倡导膳食结构调整，引导居民养成科学加奶、科学食奶的良好习惯，提高广大民众的健康素养，助力百姓"幸福生活指数提升。为行业企业树立企业形象、宣传品牌、拓展市场，推动乳制品消费下沉扩容提升，促进国民营养健康水平提高和行业高质量发展做出应尽的贡献。

辽宁省发展改革委调研组赴河北省调研"学生饮用奶"校园推广情况

4月22—23日，由辽宁省发展改革委韩冰副主任带队，辽宁省教育、财政、农业农村等部门有关处室负责同志和相关企业人员组成的调研组赴河北省调研"学生饮用奶"校园推广情况。22日下午，调研组赴河北君乐宝君源乳业有限公司开展实地考察，并与企业相关负责人就"学生饮用奶"生产、推广、风险管控等情况进行了座谈交流，河北

---

① 辽宁省奶业协会. 2024国民营养计划——科学食奶社区大讲堂开课了！[EB/OL].（2024-08-27）[2024-09-05］. https：//mp.weixin.qq.com/s/gEBh1wxMPmIW_yF_KMuY0A.

省发展改革委吴学军二级巡视员陪同参加调研活动①。

23日上午,河北省发展改革委贾乐堂副主任主持召开座谈会,邀请省教育厅、省财政厅、省农业农村厅相关处室负责同志参加会议。河北省教育厅介绍了河北省学生饮用奶校园推广整体情况,农业农村厅就奶源基地等情况作了介绍,财政厅就资金保障讲了经验做法,双方就学生饮用奶校园推广政策和做法进行了充分交流,表示将进一步加强沟通联络,把这项利国利民的民心工程做好、做实。

黑龙江省奶业协会组织召开"学生饮用奶计划"推广工作专题座谈会

为了加大国家"学生饮用奶计划"在黑龙江地区的推广力度,使少年儿童养成科学饮奶习惯、形成科学的膳食观念,提升在校学生身体素质,特别是在当前乳制品市场消费低迷、原奶过剩的困难局面下,更需要通过拉动消费、扩大内需等方式促进奶业及相关产业健康发展。为此,协会于2024年4月17日上午召开了"黑龙江省'学生饮用奶计划'推广工作专题座谈会"②。

各学生饮用奶生产及推广企业分别汇报了本企业学生饮用奶生产、推广基本情况,推广措施及取得成效,并重点交流了在学生饮用奶推广工作中遇到的困难、问题、建议及政策需求,并表达了在未来的工作中希望获得各级政府更大力度的政策支持。

杭州中小学生"长"势如何?这份营养健康状况监测报告透露关键信息

杭州市卫生健康委联合西湖区健康办、西湖区卫生健康局和西湖区教育局公布了我市2023年中小学生营养健康状况综合监测结果③。

超重、肥胖与营养不良并存,杭州市2023年中小学生营养健康状况综合监测结果显示,学生超重率和肥胖率分别为14.2%和11.4%,较去年分别下降了1.2%和0.3%,虽然数据稳中有降,但总体仍处于高位。也就是说,每4个中小学生中就会有1个"小胖子"。值得关注的是,杭州市中小学生营养不良率为8.4%,较去年略有回升。此外监测结果还呈现出"男女有别"的明显特征。女生的营养状况总体优于男生,无论是营养不良还是超重肥胖的比例都相对较低。从整体上看,杭州市中小学生的生长发育状况有向

---

① 社会处. 辽宁省发展改革委调研组来我省调研"学生饮用奶"校园推广情况[EB/OL]. (2024-04-25)[2024-09-09]. https://hbdrc.hebei.gov.cn/gzdt/202404/t20240425_113899.html.

② 黑龙江省奶业协会公众号. 黑龙江省奶业协会组织召开"学生饮用奶计划"推广工作专题座谈会[EB/OL]. (2024-04-18)[2024-09-09]. https://mp.weixin.qq.com/s?__biz=MzAxNjM1NDk0Ng==&mid=2653021855&idx=1&sn=29b54f954a89f36026426eae5612cdbd&chksm=81108e931b86bfe3bdd5baba3ab273c3bbaea1a773bc3971f1c5c4e6962f2c02f4b9eb18e387&scene=27.

③ 杭州日报. 杭州中小学生"长"势如何?这份营养健康状况监测报告透露关键信息[EB/OL]. (2024-05-21)[2024-09-09]. https://www.hzzx.gov.cn/cshz/content/2024-05/21/content_8732273.htm.

"苗条"方向发展的趋势。

"中小学生超重、肥胖与营养不良并存，主要与饮食习惯有关。"市疾控中心（市卫生监督所）健康危害因素监测所主管医师刘辉分析，目前不少中小学生存在挑食、偏食的现象，有的孩子喜欢吃肉，可能存在脂肪摄入过多的现象，导致出现超重、肥胖；还有的孩子只喜欢吃蔬菜，如果不注意豆类、奶类等蛋白质的摄入，就容易造成营养素缺乏，发生营养不良。

让孩子早晚喝一杯奶，家庭小餐桌要与学校食堂互补。当下，奶类、水果摄入不足而肉类摄入过多的现象普遍存在。为了让学生"吃好饭"，近年来，在市卫生健康委和市教育局的推动下，杭州已有60余所中小学校通过国家级"营养与健康示范学校"、省级"营养与健康特色学校"和市级"营养健康食堂示范单位"评审。如何让孩子吃得好？刘辉建议日常增加奶类摄入。"每天上午可以让孩子喝一杯牛奶，晚上八九点再给孩子加一杯100 g左右的酸奶。平时建议家长多关注学校的供餐信息，如果学校餐食中提供的动物性食物以肉类为主，那么家庭小餐桌上要适当增加鱼虾、蛋类进行互补，保证孩子营养摄入全面。"

温州发布提升学校食堂服务质量实施意见

1月8日，温州市教育局等六部门印发《关于提升中小学（幼儿园）食堂服务质量的实施意见》（本篇以下简称《意见》）①。

《意见》提出了硬件创优提质、坚持自主经营、强化公益属性等10条工作举措。根据部署，该市将制定出台学生营养餐指南，明确学生餐每餐供应的食物要包括谷薯杂豆类、蔬菜水果类、水产畜禽蛋类、奶及大豆类等4类食物中的3类及以上，食物种类每天至少达到12种，每周至少25种；推进健康校园2030食育计划，依托全民营养周、中国学生营养日等重要活动和时间节点，多渠道、多形式向学生、教师和家长开展营养健康教育；启动校园食育师培养计划，拟定健康教育教师职称评聘资格，有条件的学校配备专兼职营养健康教育教师；加快"家长营养学校"建设，提高学生家长营养健康和食品安全素养。

此外，中小学和幼儿园食堂服务质量提升行动的实施情况将列入市人民政府对县（市、区）人民政府履行教育职责的年度考核评价。同时，由市场监管部门牵头，每学期至少开展一次联合检查或随机抽查，加强对学校食堂食品安全等方面的监管。

在温州，让学生爱上食堂餐

"浙江真是好，服务人性化""什么时候能回学校再吃一次食堂"……今年起，温州对中小学食堂出台十条管理举措，明确从原材料采购，到学生餐定价，再到营养搭配和特色口味研发等食堂管理的全链条内容。新政发出后，引发网友在社交媒体上的热烈讨论，

---

① 浙江教育报. 温州发布提升学校食堂服务质量实施意见[EB/OL]. (2024-01-16)[2024-09-06]. http://www.zjjyb.cn/html/2024/01/16/content_46622.htm.

不少网友建议全国推广①。

小食堂，大民生。办好学校食堂，让学生和家长满意是件民生大事，但也是长期困扰学校的难事。究竟要怎么做，才能让学生餐既安全健康平价，又花样丰富、人见人爱？温州以创新思路破题，系统推进学校食堂管理、监督、服务"三链"融合。今年1月，温州市教育局等六部门发布《关于提升温州市中小学（幼儿园）食堂服务质量的实施意见》（本篇以下简称《实施意见》），探索构建学校食堂现代化治理体系，全力办好师生满意的食堂，全面促进学生健康成长。

直面问题　一对一匹配找解法

推进一场关于学生餐的改革，找准改革的切入口是关键。为此，在温州市委、市政府顶层谋划和推动下，温州市教育局在政策起草前，就聚焦学生的需求和食堂的管理建设等问题，联合多部门开展调研、收集问题，并总结出配餐营养搭配、采购流程安全等十大问题，一对一匹配解决方案，积极回应社会所需。

营养搭配方面，提出学生餐供应的食物种类每天至少达到12种，每周至少25种；禁售高盐、高糖、高脂食品以及酒精、碳酸类饮料。

丰富口味方面，推广个性餐服务，鼓励有条件的义务教育阶段学校实行"ABC套餐自主选择+添餐"相结合模式，鼓励有条件的高中阶段学校实行"窗口选餐+特色风味餐等档口+添餐"多模式供餐。

安全监管方面，让家长参与"采购监督+菜谱选择+菜价制定+食材验收+陪餐体验"的全链条监管。

餐食价格方面，强化公益属性，确保学生餐费明显低于社会同类餐饮价格。

除了听到家长和学生的声音，教育部门更考虑城乡学校食堂建设的硬件差距、食堂经营管理方的监管制度完善等问题，给学生在校就餐提供有力保障。

坚持自主经营方面，温州持续落实中小学食堂自主经营要求。截至2023年底，全市已有846家学校食堂实现自主经营，占中小学校食堂总数93.8%；校外配餐学校占比从2023年初的16.13%降至3.42%。鹿城、龙湾、瑞安等地实施食堂改造专项行动，充分挖掘存量空间资源，"整合+重构"改扩建一批学校食堂，共投入1.2亿元提升改造496所学校食堂，推动"自营"食堂成为标配。

"有许多举措，实际上是我们通过前期试点，发现是行之有效的方法才进行推广。"温州市教育局计财处负责人介绍。以采购监管为例，当前温州已经有9个县（市、区）建成食堂智治采购管理平台，在全链强化食堂在食材采购、配送、验收、监督等各环节规范化管理下，基本解决了中小学食堂食材采购比价难、市场询价和定价依据不充分等问题。而在价格方面，温州在全省率先实行成本补偿定价机制，提出学校食堂全年盈亏额控制在年度营业额的3%以内，学校自营食堂直接成本不低于伙食费标准的60%。这样的定价原则，将学生一学期的餐费控制在600~900元，平均一顿两荤两素7~15元，保障

---

① 潮新闻. 在温州，让学生爱上食堂餐［EB/OL］.（2024-07-04）［2024-09-06］. https：//mp.weixin. qq. com/s？＿＿biz=MzIyMzY1MzUwMw==&mid=2247619481&idx=1&sn=b818ba49ed6d8ce77fe82bba85a8f33a&chksm=e99bdb43337db05041a5a7f8e98870c902062a7acfaf70f7d44154529783167fb9c04a9fa8e1&scene=27.

学生餐费明显低于社会同类餐饮价格。

这些政策落地后，实实在在转化成为群众满意度。

公开晾晒　让学生吃上放心餐

每到中午，"平阳学校食堂晒菜群"就热闹起来，全县196所学校的自营食堂，纷纷用图文并茂的方式展示菜品。每到这时候，各校的后勤副校长们都紧张地等在手机旁盯着，既想看看别家的新花招，又担心自家食堂被比下去。

由于群里每天有大量菜单共享，这给负责采购菜品的老师们提供了更多的可选菜品组合方案，许多花式菜品应运而生。然而这个群晾晒建立之初，只是为了监督各校的菜品安全和营养搭配。

在温州，用阳光、公开的方式接受来自社会各界的监督，已经成为促进食堂发展的一项利器，不仅仅是鹿城、永嘉、平阳、文成等地通过晾晒菜品有了意外收获。在采购、比价等各个领域，温州坚持"刀刃内向"，通过不断完善监督体系，推进校园食品安全守护行动。

每天凌晨5点半，永嘉瓯北第五小学的后勤老师就开始对当日食堂食材进行验收。去年9月以来，永嘉县推进中小学食堂采购平台改革，构建"闭环式"监督机制，用最低采购价帮助学校买进新鲜食材。

无独有偶。龙港市全域已经实行了食材验收制度。在龙港市第一中学，"一看、二闻、三摸、四查"是学校每天检查配送食材的必要环节。学校每天安排1名校领导、3名教师、2名家长代表专门负责食材进校园的第一道质检，严格把好食材这一关。

各地学校实行的完善物资采购机制，强化"家校共管"实际上正是《实施意见》的要求。意见明确，要推动家长深度参与"采购监督+菜谱选择+菜价制定+食材验收+陪餐体验"全过程学校食堂监管。不定期开展家长和教师参与陪餐、制定菜谱、优选供应商等活动，主动接受社会监督。

除此之外，温州还严格落实校园食品安全校长负责制，聚合属地政府、行业主管部门、食品安全监管部门力量，每学年对学校食堂开展食品安全监督检查和常态化网络视频巡查，对发现的问题督促整改、逐条销号。同时，以查促改，通过自查自纠、突击检查、"回头看"等多种方式，对全市841所学校共计902家食堂开展"拉网式"检查，今年以来发现并整改问题324个。

主动倾听　满足学生个性化需求

没有复制粘贴式的打菜窗口，取而代之的是品类齐全的特色菜档口：海南鸡饭、台湾饭团、重庆鸡公煲、厦门糖水铺、西场牛排……这不是商业综合体里的美食广场，而是温州市职业中等专业学校的其中一个食堂。

学校也有销售自选套餐的食堂，一段时间下来，发现菜品难免重复，而且难以变出花样。为此，在新建这个生活区食堂时，学校广泛征集师生和家长的意见：学生想吃各种美食，还有提出想吃油炸、重口味菜品的；家长的要求则很朴实，希望食品安全、健康，孩子们能吃得饱。

学生的意见要听，但提供安全、健康、平价食品的底线不能破。学校在菜色选择上倾听意见，而在菜品把关制作上"花心思"。表面上看起来，食堂有30多个档口独立销售，实际上所有的原材料由学校统一采购,从原料到酱料也都要求现场调配烧制,严禁预制菜和配送餐进食堂,烧制方法和口味做到减油减盐减辣。

一些学校在食堂样态出新,也有学校从菜品迭代和组合上下功夫。今年以来,温州人文高级中学为了满足学生"不想吃食堂的'老三样',总想换个口味"的需求,学校总务教师和厨师团队开始了寻访校外美食的行动。他们隔三岔五出校找美食的目的是,把这些学生、家长的"想吃清单"变成学校食堂里的新菜。温州市市府路小学南校区则在每周五,将下周可选的 ABC 3 种午餐方案发给家长,由学生和家长根据喜好选择。自从学校探索食堂"ABC 套餐自主选择+添餐"模式以来,学生剩菜剩饭现象明显减少。

这些举动实际上是各个学校对《实施意见》的快速落地。《实施意见》明确提出,优化选餐模式,推广个性餐服务,努力满足学生多样化、个性化用餐需求。温州市教育局计财处负责人表示,认真听学生的需求,用心做管理的优化,温州的学校食堂希望在改进提升过程中,努力为师生提供品种多样、结构合理、数量充足、营养丰富的营养餐,让师生爱吃、家长放心、社会满意。

福建省《中小学生营养配餐指南》发布

近日,福建省《中小学生营养配餐指南》团体标准正式发布(本篇以下简称《指南》),该标准由福建省营养师协会发起,全省多家供餐单位共同参与制定,旨在为 6~17 岁中小学生的营养配餐提供科学、合理的指导,提升学生的营养健康水平[1]。

《指南》分别从 6~8 岁、9~11 岁、12~14 岁、15~17 岁 4 个年龄段出发,明确了"每人全天能量和营养素所需量""中小学生每人每天(周)食物种类及数量"等数据。配餐企业可以据此合理安排每天学生餐的食物搭配。其中特别提出,从孩子的肠胃承受力和营养角度出发,配餐单位日常都不应制售冷荤凉菜;对需要上浆挂糊、旺火急炒、勾芡收汁的菜品,应尽量现做现吃;烹制要尽量采用蒸、煮、氽、炖、炒等烹调油使用量较少的方法。

在制定《指南》时,制定者充分考虑到福建居民饮食习惯,从山海百味中精选出笋、鲤鱼、草鱼、海虾等富含主要营养素的食物,提出宜每周安排鱼和各种水产品两次。此外,肉类优先选择水产类,禽类、畜肉宜以瘦肉为主,动物内脏每月食用 2~3 次。

《指南》发布后,从早餐、午餐、晚餐撰写了《中小学生一周带量食谱示例》。以小学生 15~20 元的一顿午饭为例,周一可以安排芹菜炒牛肉、南瓜、菠萝、虾皮豆腐汤;周二可以安排茄汁巴沙鱼、醋熘白菜、炝炒三丝等,还可以根据《本地居民主要食物互换表》,在同等能量和蛋白质摄入范围内,对食材进行调换。

---

[1] 闽南日报. 中小学生营养配餐团体标准发布 [EB/OL]. (2024-01-19)[2024-09-02]. http://wap.zzxww.com/pc/content/202401/19/content_125486.html.

河南省 2024 年推广国家"学生饮用奶计划"工作推进会在郑州召开

为贯彻落实河南省委、省政府提出的建设"奶业强省"战略目标,按照河南省人民政府印发《河南省奶业振兴行动计划》文件提出的"拓展'学生饮用奶计划'实施范围,积极开展牛奶进校园行动"等要求,4 月 17 日,由河南省奶业协会主办的 2024 年推广国家"学生饮用奶计划"工作推进会在郑州市黄河迎宾馆召开[①]。

此次会议旨在深入贯彻落实今年 1 月召开的河南省委农村工作会议精神,加快河南省奶业高质量发展,积极贯彻落实省委、省政府关于"万人助万企"活动指示要求,为河南省乳品加工企业纾困解难,加大国家"学生饮用奶计划"的推广力度,持续扩大覆盖范围,确保学生饮奶安全。

据统计,河南省奶牛存栏 40.7 万头,奶类产量 213 万 t,已成为全国奶业十大主产省之一。今年 1 月,河南省奶业协会成立了推广"学生饮用奶计划"工作委员会,国家"学生饮用奶计划"的推广工作必将会继续在全国发挥示范引领作用,为全省莘莘学子营养和健康成长打下坚实的基础。

湖北省随州市举办学校食堂食品安全与膳食经费管理专项培训会

8 月 20—21 日,市教育后勤服务中心在市委党校举办了全市学校食堂食品安全与膳食经费管理专项培训会,市教育局党组成员、副局长万宝岑出席开班仪式并讲话[②]。

专家讲师分别对学校后勤"食品安全要点解读""营养配餐技巧要点""食堂财务管理规范""学校后勤舆情防控""智慧食堂解决方案"等 5 个方面进行了深入解读,强调学校食堂食品安全与膳食经费管理的重要性,要求学校坚持以政策为导向,加强智慧化管理,科学防控学校食品安全风险;提升厨师配餐技能,科学制作营养带量食谱,加强平衡膳食宣传,做好国家"学生饮用奶计划"推广工作,保障学生吃出营养、吃出健康;严格落实学校食堂收入、支出、结余管理相关要求,强化学校食堂财务内控管理;增强学校后勤管理人员媒体意识和应对能力,积极利用新媒体平台,加强与师生家长的沟通,提升舆情管理能力;熟练运用"互联网+明厨亮灶",加强食堂运行情况统计,动态监控食堂成本,提升原料把关、设备管控、人员行为纠偏等智能化水平。培训结束后,学员们纷纷表示本次培训内容紧贴工作实际,具有很强的指导性和操作性,通过互动教学、案例分享,增进了对学校食堂食品安全与膳食经费管理专项整治工作的认识,为我市学校后勤服

---

① 齐鲁壹点. 河南 2024 年推广国家"学生饮用奶计划"工作推进会在郑州召开 [EB/OL]. (2024 - 04 - 23) [2024 - 09 - 09]. https://baijiahao.baidu.com/s? id = 1797121300363844281&wfr = spider&for = pcl.

② 中国食品报网. 湖北随州举办学校食堂食品安全与膳食经费管理专项培训会 [EB/OL]. (2024 - 08 - 23) [2024 - 09 - 03]. http://www.suizhou.gov.cn/zt/zwzt/2024zt/schoolmilk/gztj/202408/t20240823_1247899.shtml.

务工作取得新突破、新成效蓄力。

湖北省随州市推进国家"学生饮用奶计划"成效显著

我市自 2007 年推广国家"学生饮用奶计划"以来，覆盖率持续提升，中小学生的营养状况和身体素质明显改善。据统计，目前学生饮用奶全市入校率达 69%，线上征订覆盖率达 60%[①]。

立体宣传促实效。市政府连续 4 年将推广国家"学生饮用奶计划"写进政府工作报告、纳入年度工作目标，不断提升计划覆盖范围。各级教育部门每学期召开后勤工作会议和校长会议，落实学生饮用奶推广工作。伊利、蒙牛集团在各类媒体平台定期进行新闻报道、专题报道。各学校召开班子会议、班主任会议，张贴宣传标语 1 000 多张、悬挂横幅 200 余条，发放致学生家长的一封公开信 30 余万封，在微信公众号宣传学生饮用奶知识及视频等资料、阅读量达 6 万，使学生饮用奶推广工作做到家喻户晓、人人皆知。

教育部门联合市场监管等职能部门加强对学生饮用奶产品和服务质量监管，不定期抽检供应我市学生饮用奶产品，保证学生饮用奶质量。对学生饮用奶产品的生产经营单位进行排查、走访和统计，及时摸清底数。从今年 3 月起，聚焦 7 项重点内容对全市学生饮用奶产品进行专项检查，共检查 2 家配送单位、179 所中小学校，学生饮用奶抽检合格率达 100%。指导企业、学校配备食品安全总监，建立"日管控、周排查、月调度"制度，确保学生饮用奶绝对安全。

与此同时，国家"学生饮用奶计划"成为桥梁，建立起了经济和民生共进的"强联系"，推动蒙牛集团上级公司中粮集团加强与随州合作，推动随州绿色健康产业加快发展，在随州投资 30 亿元建设食品全产业链项目，提供 2 000 个就业岗位，年创造 3.5 亿元税收，有效助力随州打造全国有影响力的"现代农港"。

湖北省随州市曾都区市场监管局严把"三关"确保学生饮用奶质量安全

为进一步规范学生饮用奶配送企业经营行为，保障学生饮用奶质量安全，近日，湖北省随州市曾都区市场监管局对全区 152 家学校开展学生饮用奶质量安全专项检查[②]。

摸清企业底数，把好源头关。该局详细排查供应商资质、供应模式、供应品种、销售价格等情况，查看配送单位企业资质，是否严格执行食品安全管理制度，是否做好从业人员管理、记录管理等。经排查，曾都区共有 1 家学生饮用奶供应商，已建立学生饮用奶监管档案。

---

① 随州日报. 我市推进国家"学生饮用奶计划"成效显著[EB/OL].（2023-09-21）[2024-09-05]. http：//www.suizhou.gov.cn/xwdt/bmdt/202309/t20230921_1143804.shtml.
② 中国食品报网. 曾都区市场监管局严把"三关"确保学生饮用奶质量安全[EB/OL].（2024-05-28）[2024-09-09]. http：//www.suizhou.gov.cn/zt/zwzt/2024zt/schoolmilk/gztj/202405/t20240528_1227487.shtml.

详查经营过程，把好风险关。深入配送单位仓库、学校贮存间，重点检查学生饮用奶进销货台账是否完整规范，索证索票、批次检验报告、破损、退货登记是否齐全，标签标识是否规范，贮存条件是否符合要求等情况，强化学生饮用奶从经营、配送到学校使用的全过程、全链条监管。共出动执法人员257人次，发现风险隐患5处，已督促整改，整改率100%。

督促责任落实，把好监督关。督促学校建立健全学生饮用奶接收、存储、分发、饮用、包装盒回收等制度，严格落实食品留样和留样记录制度，督促经营企业严格落实食品安全主体责任，按要求落实"日管控、周排查、月调度、年自查"工作机制，点对点指导经营企业和学校对发现的问题进行及时整改规范，主动接受社会各界监督，营造良好的校园食品安全共治氛围，全力保障学生饮用奶质量安全。

湖北省武汉市硚口区教育局召开推广国家"学生饮用奶计划"工作专题部署会

会议指出，国家"学生饮用奶计划"是国务院的长远战略规划，是全市的重点发展工作，更是全区推动教育高质量发展的具体行动。市委市政府、区委区政府高度重视此项工作，出台一系列文件政策推动国家"学生饮用奶计划"。为了切实扩大在全区的覆盖率，各校（园）要不折不扣认真贯彻上级工作部署，提高政治站位，确保政策宣传到位、教师认识到位、家长沟通到位、后勤保障到位。学校要严把"三大关"（资质关、条件关、征订关），确保学生饮奶安全①。

会议要求，学校必须建立健全食品安全管理机制，对有关人员进行规范操作培训，确保广大学子的安全。学生饮用奶作为"食育"的一个重要环节，事关学生的健康成长，要按照上级文件要求，选择国家一线品牌和市委、市政府重点招商引资企业供奶，让更多学生在上午大课间、下午课后延时期间营养得到保障。

湖南省汉寿县学生"营养关爱"行动启动

9月15日，汉寿县学生"营养关爱"行动启动仪式在汉寿一中举行。县委书记周功表，县委副书记、县长王时雨等全体在家县级领导出席启动仪式，副县长李辉主持②。

启动仪式上，周功表、王时雨等领导为现场学生发放牛奶、鸡蛋，助力学生健康成长；县教育基金会负责人介绍学生"营养关爱"行动情况；学生代表、教师代表、爱心捐赠企业代表和县教育局负责人分别发言。

"营养关爱"行动由县委倡议，县教育基金会主导，联合相关职能部门，聚集爱心企

---

① 楚天全媒体. 武汉硚口区教育局召开推广国家"学生饮用奶计划"工作专题部署会［EB/OL］. （2023－12－03）［2024－09－03］. https：//baijiahao. baidu. com/s？id＝1784259178822953965&wfr＝spider&for＝pc.

② 湖南日报. 汉寿县学生"营养关爱"行动启动［EB/OL］. （2023－09－18）［2024－09－05］. https：//baijiahao. baidu. com/s？id＝1777373091354972319&wfr＝spider&for＝pc.

业力量,为全县家庭经济困难学生每人每天免费提供一个鸡蛋、一杯学生饮用奶。下一步,全县各学校将致力于把健康教育、劳动教育、感恩教育等融入营养改善计划实施的全过程,让教育公平惠及更多经济困难学生,让孩子们在拥有强健体魄的同时,更拥有一颗自立自信的健康心灵。

广东省拟出台校园商超规范管理指导意见 非寄宿制中小学幼儿园禁设商超

为进一步规范广东各级各类校园商超经营管理和服务行为,12月19日,省教育厅发布《关于校园商超规范管理的指导意见(征求意见稿)》(本篇以下简称《意见》),向社会公开征求意见[①]。

《意见》明确,非寄宿制中小学、幼儿园不得在校内设置校园商超,已经设置的,要逐步退出;校园商超实施售卖商品清单管理,不得超许可范围加工烤肠、冷饮、奶茶、豆浆等食品。

哪些学校不能设置校园商超?

《意见》中所指校园商超,是指各级各类学校(含幼儿园)商超,包括超市、商店、小卖部、自动售卖机等商品售卖场所。

《意见》明确,要严控校园商超的设置范围。非寄宿制中小学、幼儿园不得在校内设置校园商超,已经设置的要逐步退出。

寄宿制中小学可根据学校实际需求,经学校领导班子、校代会或教代会等方式集体讨论后决定,并报上级主管教育部门备案。

根据《意见》要求,校园商超必须依法取得相关许可资质或进行合法有效备案方可营业,坚决杜绝无证或未备案经营。非义务教育阶段学校的校园商超原则上自主经营。

对于确有需要对外承包的学校,按照资产出租出借管理相关规定进行审批,以招投标等公开方式选择承包单位,依法签订承包合同,承包期一般不得超过3年,最长不超过5年。

《意见》指出,学校要建立健全校园商超准入及退出机制,加强对承包单位的管理,严格履行合同要求,明确双方的权利和义务,严禁承包方转包、分包或转租他人。

校园商超能卖啥?哪些不能卖?

《意见》指出,校园商超实施售卖商品清单管理,建立可售卖品类清单并严格执行。

校园商超只能销售有相关许可、质量合格的生活用品、学习用品及食品;禁止售卖"三无产品";不得售卖假冒伪劣商品、过期变质商品;不得超许可范围加工烤肠、冷饮、奶茶、豆浆等食品。

---

① 南方日报网络版.广东拟出台校园商超规范管理指导意见 非寄宿制中小学幼儿园禁设商超[EB/OL].(2023-12-20)[2024-09-03].http://www.gd.gov.cn/gdywdt/bmdt/content/post_4303721.html.

中小学校售卖的食品类商品原则上只能售卖纯净水、矿泉水、预包装面包、牛奶等预包装食品和新鲜水果；严禁采购、贮存和销售包装或标签具有色情、暴力、不良诱导形式或内容危害未成年人身心健康的商品；避免售卖高盐、高糖及高脂的食品和酒精饮料；不得向学生销售玩具；不得对含糖饮料、调味面制品等零食进行广告宣传。

《意见》指出，如需增加其他食品销售种类需经学校领导班子和家委会集体讨论同意后，报上级教育主管部门备案。校园商超要严格落实进货查验、索票索证制度，建立商品进货台账。进货渠道必须正规，商品质量合格，确保进货来源可追溯、安全有保障。

校园商超要如何管理？

《意见》明确，校园商超应远离教学区开设（自动售卖机除外），不得影响正常的教学活动，同时具备防火、防霉、防鼠、防盗的要求。售卖的食品和非食品要分开储存、分架摆放，严禁混放。食品必须符合食品安全标签规定贮藏条件要求。

在商品售价方面，《意见》指出，校园商超要以服务师生为宗旨，坚持"公益性"原则，一律实行明码标价，一货一签，定期公示商超商品售价清单；鼓励学校与商超承包商通过合同约定的方式规范商品售卖价格水平，防止过高收费。

此外，《意见》指出，各地各校要建立由学校相关职能部门、教师代表、家长代表或学生代表共同参与，定期检查与不定期抽查相结合的监督管理机制，并研究制定负面清单，可采取"扣分制"的方式进行量化考核。

广东省恩平市教育局组织召开实施国家"学生饮用奶计划"工作部署会

12月7日，恩平市教育局组织召开实施国家"学生饮用奶计划"工作部署会，对江门市"学生饮用奶计划"的实施背景及校内操作流程进行介绍，并就饮奶知识、征订平台操作方法等进行细致讲解[①]。

会议指出，国家"学生饮用奶计划"是经国务院批准，在全国组织实施的一项营养改善专项计划，旨在改善中小学生营养状况，提高生长发育和健康水平。在恩平市试点实施国家"学生饮用奶计划"，既是深入贯彻落实"健康中国"策略、国民营养计划的重要举措和具体行动，又是教育高质量发展需要，各学校要坚定信心、务实肯干，尽全力把这项工作落实落细。

会议强调，试点工作要做到"三个务必"。各学校务必要提高思想认识，做好组织工作，压实工作责任，争创标杆，发挥试点示范突破带动作用，助推江门全市全面推广实施。供奶企业务必要协同配合，严格落实食品安全管理规定和行业要求，全面做好服务保障工作，确保产品质量安全达标。各相关部门、学校和供奶企业务必要强化安全意识，健全工作机制，坚持学生饮奶自愿原则，加强宣传推广，形成强大合力，确保试点工作顺利推进。

---

① 江门新闻网. 恩平部署实施国家"学生饮用奶计划" 补充营养 助力成长［EB/OL］.（2023-12-12）［2024-09-03］. http：//www.jiangmen.gov.cn/home/sqdt/epzx/content/post_2994429.html.

广东奶协在广州琶洲交易会馆举行学生奶交流会

近日，由广东省奶业协会主办，主题为"规范国家学生奶入校，提升校园营养健康"的一场广东学生饮用奶推广计划交流会，在广州琶洲广州交易会馆举行。这次交流会，是自国家学生饮用奶推广计划因政府职能转变，从国家学生饮用奶部际协调小组办公室转移到中国奶业协会负责推广与管理后，广东省奶协首次举行的交流会。来自福建、贵州、云南、浙江、四川和内蒙古等省区奶协的负责人和广东学生奶供应、配送企业、学校代表等百多人参加了本次大会[①]。

中国奶业协会常务副秘书长张智山前来向大会表示祝贺，他在致辞中强调，要加强学生奶的产品质量安全，做好与各方面的沟通和信息交流，发动和整合、利用社会各种力量，积极推动国家学生奶计划，使中小学生的营养和体质得到提升。

广东省奶协秘书长汪翔，在大会中介绍和汇报了广东学生奶的推广情况及相关做法和取得的经验，广东学生奶推广企业，自全国学生奶海口工作会议做出新增两大品种后，其参与学生奶推广的企业已从原来的3家发展至12家，平均日供应学生奶达220万份。

中国奶协乳品工业发展部副主任刘俊，在会上对《国家"学生饮用奶计划"推广管理办法》进行了解读。

原广州市奶办副主任和学生奶办公室主任王丁棉，在会上分享了他的题为《学生奶发展回顾与难点分析》研究报告的研究成果，在他的研究中所提出破解学生奶推广瓶颈与难点的应对策略，获得了与会者的高度认同。

会上，有5家学生奶定点生产企业介绍了各自的推广经验与做法。

在这次的大会上，广东省奶协向社会发布了一个重要信息，决定新成立广东省学生奶专业委员会，负责全省学生奶推广的指导与协调。

大会还对推广学生奶的先进单位与个人进行了表彰，并向他们颁发了获奖证书，以资鼓励。

广东"学生饮用奶计划"推广实行了20多年，日均在校饮用学生，已从当初的十多万提高至200多万，虽取得了10倍以上增长的好成绩，但饮用人数还是偏低而不尽如人意，这有待全社会的关心、支持和呵护，要聚合社会的合力，努力把学生奶的推广规模做得更大，以让能有更多的中小学生通过饮用牛奶而使自己的营养健康水平有较大的提高与改善。期望广东的学生奶能走得更远，做得更好，惠及更多的孩子。

广东省奶业协会组团赴湖北考察调研国家"学生饮用奶计划"推广工作

4月24—26日，广东省奶业协会会长颜远义和秘书长汪翔率领燕塘、风行、晨光、温氏、卡士等省内多家乳企代表赴湖北武汉、黄冈两地考察调研国家"学生饮用奶计划"

[①] 中国食品安全网. 广东奶协在广州琶洲交易会馆举行学生奶交流会 [EB/OL]. (2024-06-03) [2024-09-05]. https：//www.cfsn.cn/news/detail/612/249401.html.

推广工作。湖北省奶业协会副会长万平民、副秘书长王勇、黄冈市教育局副局长刘立志、黄冈日报主编杨辉，恒和志集团董事长何东昌，湖北嘉德康管理机构董事长朱振辉，湖北传善集团董事长马立勇，恒和志集团武汉公司总经理高江华、黄冈公司总经理陈帅等热情接待，利乐（中国）食品促发展事务总监柴彤涛，恒和志集团副总裁徐建东、两广总经理王增等陪同调研①。

在鄂期间，颜远义、汪翔带队的广东考察团先后到访武汉、黄冈，前往武汉市光谷第十八小学、蒙牛学生奶洪山区库房、黄冈市第四小学、伊利集团黄冈工厂实地调研，深入了解国家"学生饮用奶计划"在两地的具体落实情况。

在25日下午举行的座谈会上，湖北省奶业协会会长杨利国通过视频连线的方式，向广东考察团来鄂交流表示热烈欢迎，并预祝本次调研活动取得圆满成功。

万平民代表湖北省奶业协会向考察团介绍了湖北省推广国家"学生饮用奶计划"的基本情况，并从政策支持、产业支撑、规范操作、统一管理和投身公益等5个方面对湖北省的推广经验进行了归纳和分享。他表示，在国家"学生奶饮用计划"推广的新征程中，愿与广东省奶业协会保持密切交流，共同把这项伟大事业推向更深层次、更高水平。

作为东道主，何东昌在向考察团表示欢迎的同时，向两省奶协对学生奶事业的支持和贡献表示感谢。他介绍了恒和志集团的基本情况和发展历程。自2000年至今，集团已持续深耕学生奶领域20余年，现有员工1 500余人，在鄂豫皖、两广、江浙、宁夏、海南等地成立了中国学生饮用奶推广中心，业务覆盖全国11个省50个地区的331个县（市区），日均供应学生奶超过300万份，年销售额20多亿元，已成为全国最大的、专业从事国家"学生饮用奶计划"的推广、配送、服务公司。

武汉、孝感、随州等地学生奶推广工作负责人分别介绍了当地国家"学生饮用奶计划"的推广情况和工作经验。在随后的互动讨论环节，双方围绕学生饮用奶的推广模式、宣传方式、操作细节、政企联动等多个方面展开了深入细致的探讨，并就如何更好地推进此项工作达成高度共识。

在26日上午考察团赴伊利集团黄冈工厂的调研座谈会上，考察团首先从库房标准化建设、学校奶屋设施配备、学生奶回收环节等方面分享心得体会。多家乳企代表表示，武汉、黄冈两地在学校规章制度建设、在校饮奶操作流程、乳企内控监管机制等方面实现了规范化管理，值得广东学习。随后，与会人员围绕政企合作话题展开热烈讨论。陈帅说，学生奶推广企业要主动对接当地教育部门，讲明政策依据、推广意义和工作方式，积极向当地政府建言献策。

杨辉指出，黄冈学生奶推广工作走在全国前列，得益于政企双方需求高度契合。近年来，伊利集团在黄冈不断加大投资力度，提供了上千就业岗位、年纳税额破亿，为黄冈经济发展作出了突出贡献，伊利学生奶品牌认知度不断提升，覆盖面逐步扩大，目前已惠及近60万黄冈学子。

刘立志表示，黄冈学生奶推广工作已成规模体系，政府、教育部门、有关职能部门、各级学校、新闻媒体、乳品企业各司其职、互联互通，形成了强大的工作合力，国家

---

① 中国奶业协会. 广东省奶业协会组团赴湖北考察调研国家"学生饮用奶计划"推广工作［EB/OL］.（2024-05-01）［2024-09-05］. https：//mp.weixin.qq.com/s/SBFBz-yPH-klTlaw1KeTzg.

"学生饮用奶计划"的社会影响力不断扩大。教育部门正在与企业沟通,建议在学生饮用奶包装方面融入更多黄冈文化元素,以增进本地认同感。

在为期3d的考察调研接近尾声时,颜远义代表广东省奶业协会对武汉、黄冈两地的热情接待和无私分享表示感谢,并盛情邀请湖北同仁日后莅临广东考察指导。他表示,考察团此行既有问道取经、广交朋友的满满收获,更有转变观念、开拓思路的坚强决心,带着问题来,朝着先进学,把湖北的好做法、好经验带回广东,对标找差、奋力追赶。他指出,学生奶的推广不仅关系到奶业的发展,更重要的是关系到下一代的健康成长,这是一项功在当代、利在千秋的伟大事业,双方应聚集智慧、凝聚力量,持续为国家"学生饮用奶计划"献策献力、添光增彩!

风从南方来,事在比中干。广东考察团跨越1 000公里赴鄂取经,必将持续提升国家"学生饮用奶计划"在广东省的覆盖面和征订率。在国家擘画的"健康中国"战略背景下,广东与湖北将笃行不息、奋力向前,共同开创学生饮用奶推广工作更加美好的未来!

广东省学生奶推广居全国前列,交流会助力工作再提速

新快报讯 5月30日,2024年广东省学生饮用奶推广工作交流会在广州召开,会上还宣告广东省推广"学生饮用奶计划"工作委员会正式成立[1]。

此次会议旨在贯彻落实"健康中国行动"和"国民营养计划",加速国家"学生饮用奶计划"在广东省的深入实施。中国奶协常务副秘书长张智山指出,国家"学生饮用奶计划"自2000年实施以来,为改善和提高学生营养健康水平起到了积极作用。其中,广东省学生奶日均供应量达到263万份,居全国第三位,为全国学生饮用奶推广发挥了示范带头作用,其经验在2023年国家"学生饮用奶计划"工作会议上进行了分享。

广东省奶业协会秘书长汪翔在2023年度广东省国家"学生饮用奶计划"推广工作报告中介绍,去年我省聚焦政企联动、商校配合、科普教育,推广机构集聚多方资源、下沉深耕二三线城市,省奶业协会发挥桥梁作用,推动政策落地、入企指导并开展政策答疑,各方各司其职、尽展其能,推动这项民生工程积极稳健发展。此外,会上多家广东本土乳企分别介绍了企业基本情况、学生奶推广情况以及经验。广东省奶业协会还对在广东省学生饮用奶推广工作中获得先进的单位和个人颁发了荣誉称号。

广东省奶业协会原副会长王丁棉从国际、国内两个视角回顾学生奶发展历程,着重分析广东学生奶发展的优势和不足,并针对当前推广工作中的痛点和难点提出破解办法。张智山表示,希望各相关部门要进一步强化质量安全意识,持续提升专业素养能力,开展广泛沟通协作,大力推动学生饮用奶推广工作再上新台阶。

广东省奶业协会来鄂调研国家"学生饮用奶计划"推广工作

4月24—26日,广东省奶业协会率燕塘、风行、晨光、温氏、卡士等广东本土乳企

---

[1] 新快报. 广东省学生奶推广居全国前列,交流会助力工作再提速[EB/OL]. (2024-06-01) [2024-09-05]. https://mp.weixin.qq.com/s/2CLlyxn19ZgH_Uxb9o2X3g.

代表赴湖北武汉、黄冈两地调研观摩国家"学生饮用奶计划"推广工作①。

在鄂期间，调研团先后到访武汉市光谷第十八小学、蒙牛学生饮用奶洪山区库房、黄冈市第四小学、伊利集团黄冈工厂实地调研，现场观摩了学生饮用奶的库房和奶屋建设、校园制度建设和操作流程、乳企品质内控监管等工作；湖北、广东奶协和相关部门还就国家"学生饮用奶计划"推广中的政策支持、产业支撑、宣传推广、校园操作、市场规范等问题进行了交流与探讨。

国家"学生饮用奶计划"是我国第一个由中央政府批准并组织实施的全国性的大规模营养干预计划，通过在课间向在校中小学生提供一份优质牛奶，改善中小学生营养状况、促进中小学生发育成长、提高中小学生健康水平。至2023年底，我国学生饮用奶在校日均供应量已达2 775万份，覆盖全国31个省（自治区、直辖市）的10万多所学校。湖北作为推广国家"学生饮用奶计划"的先进省份，国家"学生饮用奶计划"已先后4次写进湖北省《政府工作报告》；在学生饮用奶日均供应量超过100万份的省份和学生饮用奶覆盖学生人数超过100万人的省份两个榜单上，湖北省均名列前茅。

加速国家"学生饮用奶计划"深入实施，2024年广东省"学生饮用奶计划"推广工作交流会在广州召开

2024年广东省学生饮用奶推广工作交流会5月30日在广州召开。会上，中国奶协常务副秘书长张智山指出，国家"学生饮用奶计划"自2000年实施以来，为改善和提高学生营养健康水平起到了积极作用。其中，广东省学生奶日均供应量达到263万份，居全国第三位，为全国学生饮用奶推广发挥了示范带头作用②。

本次会议由广东省奶业协会联合相关单位举办，会议旨在贯彻落实"健康中国行动"和"国民营养计划"，加速国家"学生饮用奶计划"在广东省的深入实施。

广东省奶业协会秘书长汪翔向大会作2023年度广东省国家"学生饮用奶计划"推广工作报告。他介绍，去年，我省招商引资和本省学生饮用奶生产企业聚焦政企联动、商校配合、科普教育，推广机构集聚多方资源、下沉深耕二三线城市，省奶业协会发挥桥梁作用，推动政策落地、入企指导并开展政策答疑，各方各司其职、尽展其能，推动这项民生工程积极稳健发展，形成推广合力，迎来崭新局面。

他进一步指出，下一步要加强宣传引导、政策扶持、组织领导，建立健全相关制度，形成多方参与、齐抓共管的长效机制，推动国家"学生饮用奶计划"扩面、增量。

广东省奶业协会原副会长王丁棉从国际、国内两个视角回顾学生奶发展历程，着重分析广东学生奶发展的优势和不足，并针对当前推广工作中的痛点和难点提出破解办法。

中国奶协乳品工业发展部副主任罗俊对2022年5月6日颁布实施的《国家"学生饮

---

① 湖北日报. 广东省奶业协会来鄂调研国家"学生饮用奶计划"推广工作［EB/OL］. （2024-04-29）［2024-09-09］. https：//3g. wuhan. gov. cn/sy/whyw/202404/t20240429_2395181. shtml.

② 南方报业传媒集团南方+客户端. 全国第三！广东省学生奶日均供应量达263万份［EB/OL］. （2024-05-20）［2024-09-09］. https：//baijiahao. baidu. com/s？id＝18006827977778734055&wfr＝spider&for＝pc.

用奶计划"推广管理办法》及配套团体标准进行详细解读。他指出，要着重从强化企业监督管理、严格标志许可使用、发挥专家支撑作用、加强宣传引导力度、开展广泛沟通协作等方面做好工作。

中国学生饮用奶（广东）推广中心负责人徐建东对自主征订"校外五流程、校内七步骤"操作规范进行了解读，他说，推广实施国家"学生饮用奶计划"，要坚持"统一部署、安全第一、质量至上、严格准入"的原则；要严格准入机制，严控非"学"字标入校园；要进一步扩大宣传，让健康奶、优质奶占领学校阵地。同时，各大乳企尤其是伊利、蒙牛等头部乳企要发挥龙头引领作用，积极推广示范校建设。

会上，汪翔宣布广东省推广"学生饮用奶计划"工作委员会正式成立。

广西营养改善计划实现全覆盖　受益农村学生人数超过 400 万

记者近日从广西教育厅了解到，截至 2023 年 10 月，广西农村义务教育学生营养改善计划已实现全面覆盖，受益学生人数超过 400 万①。

2023 年，广西财政进一步压减一般性支出，加大义务教育领域投入保障，筹措 22.71 亿元资金支持实施营养改善计划，其中 9 月底专项调度下达 7.44 亿元，支持广西 50 个县（市、区）启动实施新一轮营养改善计划。

据介绍，广西自 2011 年启动农村义务教育学生营养改善计划以来，广西财政每年筹措约 15.3 亿元，在 60 个县（市、区）实施营养改善计划，让 166.6 万名农村学生吃上免费的营养午餐，学生营养改善逐步实现从"吃得饱"向"吃得好"转变，农村学生营养健康水平明显提高。

此前，广西仍有 50 个县（市、区）尚未启动农村义务教育学生营养改善计划。今年，广西筹措下达农村义务教育学生营养膳食补助资金 22.71 亿元，较上年增加 8.4 亿元，增长 58.8%。其中，15.27 亿元投入支持已实施的 60 个县（市、区），7.44 亿元投入支持 10 月新启动实施营养改善计划的 50 个县（市、区）。

广西农村义务教育学生营养改善计划实现全面覆盖

2023 年，广西壮族自治区财政厅按照自治区党委、政府决策部署要求，进一步压减一般性支出，加大义务教育领域投入保障，积极筹措 22.71 亿元资金支持实施营养改善计划。其中，9 月底专项调度下达 7.44 亿元，支持 50 个县（市、区）启动实施新一轮营养改善计划。截至 2023 年 10 月，广西农村义务教育学生营养改善计划已实现全面覆盖，受益学生人数超过 400 万②。

广西召开全区农村义务教育学生营养改善计划全覆盖工作会议，部署推动营养改善计

---

① 中国教育报. 广西营养改善计划实现全覆盖 受益农村学生人数超过 400 万［EB/OL］.（2023-10-31）［2024-09-02］. https：//baijiahao.baidu.com/s？id=1781237687786490364&wfr=spider&for=pc.
② 中新网广西. 广西农村义务教育学生营养改善计划实现全面覆盖［EB/OL］.（2023-10-24）［2024-09-06］. html http：//www.gx.chinanews.com.cn/kjwt/2023-10-24/detail-ihcuiyae1926572.shtml.

划全覆盖。广西财政厅坚持以政领财、以财佐政，多次向财政部等部委对接汇报，反映广西情况，及时掌握中央奖补政策动向，争取到财政部支持广西将符合条件的县区全部纳入营养改善计划试点范围。同时，主动会商广西教育厅等部门第一时间成立工作专班，及时制定工作实施方案，落实资金来源，确保推进营养改善计划全覆盖如期实现，促进基本公共教育服务均等化。

强化支持保障，真金白银加大财政资金投入

一是统筹财力，加大资金扶持力度。在财政收支矛盾比较突出情况下，广西壮族自治区财政厅调整优化支出结构，多渠道筹措资金，优先保障营养改善计划扩面工作顺利实施。2023年，广西壮族自治区财政厅共筹措下达农村义务教育学生营养膳食补助资金22.71亿元，较上年增加8.4亿元，增长58.8%。其中，15.27亿元投入支持已实施的60个县（市、区），7.44亿元投入支持本次50个10月新启动实施营养改善计划的县（市、区）。同时，通过义务教育薄弱环节改善与能力提升等资金支持食堂建设，明确食堂聘用人员费用等支出按隶属关系纳入地方同级财政预算，全方位保障营养改善计划扩面。

二是立足政策，积极争取中央支持。按照地方先行试点、中央财政后奖补的政策要求，自治区财政厅积极争取今年启动实施营养改善计划的县区纳入中央奖补政策范围，推动该项改革工作顺利落地，有效减轻我区各级财力负担。

三是以奖代补，鼓励地方加大投入。对未能纳入中央奖补支持范围的县区，自治区财政厅采取以奖代补方式，按照70%比例分担该地区营养膳食补助费用，鼓励有条件的县区积极筹措资金，加大投入实施营养改善计划。

狠抓监督管理，切实保障资金政策落地见效

一是畅通资金到位"快车道"。将营养改善计划资金纳入直达资金管理，列入"三保"清单保障，资金实行专项调度县区"三保"专户，确保资金快速及时到位。按照教育领域事权支出责任改革要求，压实市县投入责任，指导督促市县盘活资金存量、调整优化教育支出结构，足额落实分担资金。

二是绷紧资金管理"高压线"。不断建立健全营养改善资金管理制度，2023年自治区本级出台了《农村义务教育学生营养改善计划资金管理细则》，明确了资金分配、使用、管理要求，要求营养膳食补助资金全部用于为学生提供等值优质食品，不得用于补贴教职工和城市学生伙食、弥补学校公用经费和开支聘用人员费用等方面，在制度上保障农村学生吃上健康实惠、营养均衡的餐食。

三是筑牢资金安全"防火墙"。将营养改善计划资金作为预算执行监督重点项目，通过直达资金监控系统开展全覆盖、全过程、全链条监控，确保资金流向明确、使用规范，并通过强化绩效评价、监督检查、调研督导等多种方式，不断规范资金管理，坚决杜绝挤占挪用、雁过拔毛、拿回扣、个人利益交易、在小朋友嘴巴里面刨食等违法违规行为。全覆盖政策启动后，自治区财政厅迅速会同自治区教育厅组成督导组，分赴相关县区开展工作督导，推动实施营养改善计划全覆盖政策落地落实。

农村义务教育学生营养改善计划是一项功在当代、利在千秋的德政工程、民心工程。推进广西农村义务教育学生营养改善计划全覆盖，体现中央和自治区对农村学生的深切关怀。

"五个必须"！四川省教育厅对新任校（园）长提了这些要求……

10月8日，教育厅举办2023年全省新任校（园）长食品安全专题培训。省委教育工委副书记、教育厅党组成员张澜涛出席培训并讲话①。

会议提出了"五个必须"工作要求：

一是学生餐公益性原则必须要坚持，不得以营利为目的，学校不得有食堂不用，学生食堂不得擅自改变经营模式。

二是学生食堂经营管理必须要规范，学生食堂不得无证经营，不得收取承包费、管理费。

三是食品安全风险隐患必须要严控，学校不得采购、制售高风险食品，学校不得超时供餐，学生不得自带不安全食品到校。

四是家长参与监督权益必须要保障，不得损害师生家长的权益。

五是责任落实追责问责必须要明确，不得失职渎职。

营养午餐，吃得饱更要吃得好

贵州省教育厅相关负责人接受采访时表示，推动营养餐从"吃得饱"向"吃得营养健康"转型升级，一直都是我省推动相关工作的重中之重。从持续提升供餐质量方面看，我省于2021年12月印发《省教育厅省财政厅省卫生健康委省市场监管局省发展改革委关于实施农村义务教育学生营养改善计划提质行动的通知》，全面推进实施营养改善计划"提质行动"②。

从政府责任落实坚强保障来看，贵州省将营养改善计划纳入全省重大民生工程和脱贫攻坚主要任务，各级政府均成立营养改善计划领导小组，教育、财政、卫生、食品监管等部门协调配合，保障资金拨付、食堂建设、食堂工勤人员配备及工资社保、食品安全监管、营养健康监测等工作有效落实。各部门形成合力，为营养改善计划的推进实施提供支持和保障。

从科学指导提高供餐质量来看，教育、卫生健康部门协同合作，结合贵州省饮食习俗和学生生长健康需要，印发《贵州省农村义务教育学生营养午餐带量食谱》，指导各地制定每周食谱，做到每餐至少"三菜一汤"，合理搭配动物性和植物性食物，多种新鲜蔬菜（特别是深色蔬菜）和肉类交替充足供应，每天食材种类达到12种以上（每周25种以上），每周至少提供3次牛奶和2次豆制品，保障供餐质量。同时，全面推进实施"5+X"

---

① 四川省委教育工委、教育厅."五个必须"！教育厅对新任校（园）长提了这些要求……[EB/OL].（2023-10-12）[2024-09-06]. https://baijiahao.baidu.com/s?id=1779553821498483680&wfr=spider&for=pc.

② 贵州日报. 营养午餐，吃得饱更要吃得好[EB/OL].（2024-03-18）[2024-09-06]. https://baijiahao.baidu.com/s?id=1793829768791408161&wfr=spider&for=pc.

供餐模式，在政府提供的每天每生 5 元膳食补助为主的基础上，家庭适当交纳少量费用，通过家校合力，提高供餐标准。

从强化食品安全监管方面看，省内各县（市、区）实行食品原材料"四统"（统招、统购、统配、统送）的集中采购制度，学校明确专人对食材进行验收入库，学校食堂建立食品加工、留样、贮存、"明厨亮灶"等安全管理制度，实行教师陪餐和公开公示监督制度等，保障实施营养改善计划的每一个环节规范运行、安全有序。同时，进一步规范和加强营养改善计划资金监管，实行专账核算、专款专用、封闭运行、动态监管，并引入社会监督力量，督促各地提高资金使用效益，确保资金管理安全。

该负责人表示，将紧紧围绕"十四五"规划和乡村振兴战略目标任务，继续在全省农村义务教育学校全覆盖实施营养改善计划，持续发力推动学生营养餐从"吃得好"向"吃得营养、科学"升级转型。

笔墨书香韵味长　营养午餐伴成长

从 2012 年春季学期开始，我省全面实施以"校校有食堂、人人吃午餐"为基本要素的"贵州特色"农村义务教育学生营养改善计划。2021 年 12 月，经省政府同意后，贵州省教育厅等五部门印发《关于实施农村义务教育学生营养改善计划提质行动的通知》，为农村孩子送去"营养午餐"升级版[1]。

日前，记者从贵州省教育厅了解到，截至 2023 年，中央和省级财政已累计投入学生营养膳食补助资金 341.83 亿元，每年惠及农村中小学生 380 万人以上，实现了全省农村义务教育学校全覆盖，农村义务教育学生不出校园就能吃上荤素搭配、美味可口的"营养午餐"。

菁菁校园，笔墨书香韵味长，营养午餐伴成长。

10 月 31 日，镇宁自治县第四小学食堂里，2 300 余名师生有序分区吃午餐。

"今天的排骨汤很美味，饭菜也好吃。"五年级三班学生王文涛告诉记者，老师陪着学生们吃午饭，每天都有餐后水果，每周一、三、五还加一盒牛奶。

镇宁自治县环翠街道卫生院医生王琴的孩子是该校学生，她告诉记者："孩子很喜欢学校的午餐，娃娃们一起吃得香。"

在我省，享受如此午餐的不仅仅是镇宁四小的 2 000 多名学生，还有 380 多万名农村中小学生。

2021 年 12 月，营养改善计划提质行动实施，为农村孩子送去"营养午餐"升级版，全省农村义务教育学校的午餐每餐至少"三菜一汤"，合理搭配动物性和植物性食物，多种新鲜蔬菜特别是深色蔬菜和肉类交替充足供应，每天食材种类达到 12 种以上、每周 25 种以上；加大鸡蛋、牛奶、大豆及其制品、畜禽鱼肉等高品质食材供应，做到每天提供 1 个鸡蛋和适量水果，每周至少提供 3 次符合国家标准的学生饮用牛奶和 2 次豆制品，供餐质量大大提升。

---

[1]　贵州日报. 笔墨书香韵味长 营养午餐伴成长——全省 380 万农村娃享受营养午餐升级版［EB/OL］.（2023-11-08）［2024-09-06］. http：//szb.eyesnews.cn/pc/cont/202311/08/content_108684.html.

农村义务教育学校推进实行"5+X"供餐，在政府提供的每生每天5元膳食补助为主的基础上，家庭适当交纳少量费用，更好地提高供餐质量，切实提升学生营养健康水平。政府职能部门严格要求"5"和"X"必须专款专用，全部纳入"校财局管"统一管理，严禁任何截留克扣、挤占挪用。

让孩子们不仅"吃饱"还要"吃好、吃得营养、吃得健康"，我省全面普及应用带量食谱。县级教育部门会同卫生健康部门加强监管，指导各学校结合实际，合理制定、全面普及应用带量食谱。学校合理确定早晚餐供餐标准，科学安排寄宿学生一日三餐，通过"电子营养师"等平台，定期分析学生供餐情况，有针对性地合理调整带量食谱，保障营养午餐和寄宿学生早晚餐营养均衡。

营养午餐升级后，各学校大力开展健康教育和阳光体育运动；建立"健康副校长"制度，提升学校营养健康管理能力；定期组织开展营养健康教育和食堂厨师培训，提高供餐管理人员营养健康知识水平和供餐制作水平；培养合理膳食行为，养成健康饮食和节约粮食的好习惯。按照"人人参与、天天运动"总要求，各学校组织师生每天参与阳光体育运动，增强学生体质，促进德智体美劳全面发展。

国家"学生饮用奶计划"进一步深化，又一城市为健康加码

11月21日，宝鸡市学校食品安全暨国家"学生饮用奶计划"工作推进会在宝鸡高新第十小学举办，宝鸡市将力争在2024年上半年实现国家"学生饮用奶计划"全覆盖①。

会议要求，宝鸡市各县区、各学校要严格落实食品安全监管责任和主体责任，严格落实食品安全各项措施，11月底前学校食堂、学生集体用餐配送单位"互联网+明厨亮灶"要实现全覆盖并全部接入平台，确保学校食堂和食品的安全。各单位还要严把准入关、征订关、运行关、储存关等关口，严禁未经中国奶业协会审核认定、未经许可使用中国学生饮用奶标志的企业产品流入校园，并遵循家长自愿、学生自愿的原则，由学生家长通过"学生饮用奶交费系统平台"订购和交费，学校和个人不得代替收费，扎实做好国家"学生饮用奶计划"的实施与推广工作。

宝鸡市还将在不折不扣普及国家"学生饮用奶计划"的同时，持续提升学生饮用奶在中小学、幼儿园的覆盖率，立足实际，通过试点实施、逐步推广的方式，力争在2024年上半年实现国家"学生饮用奶计划"全覆盖，让这项利国、利民、利生的事情惠及千家万户，让更多孩子在这项国家级营养干预计划中受益。

会上还解读了全省、全市学校食品安全相关文件，岐山县、凤县、扶风县、高新区等县区和学校作了交流发言。会后，与会人员还观摩学习了宝鸡高新第十小学校学生饮用奶标准化奶屋运行状况，并前往由宝鸡市市委市政府招商引资、具备学生饮用奶资质的蒙牛集团宝鸡工厂实地参观交流。

---

① 中国日报网. 国家"学生饮用奶计划"进一步深化，又一城市为健康加码［EB/OL］.（2023-11-24）［2024-09-02］. https：//baijiahao.baidu.com/s？id=1783426719528232409&wfr=spider&for=pc.

联合国世界粮食计划署甘肃学龄前儿童营养改善试点项目接续启动实施

联合国世界粮食计划署甘肃学龄前儿童营养改善试点项目临夏县项目总结暨礼县项目启动会在兰州召开。会议总结了3年来临夏县项目实施情况，并就礼县项目进行签约启动①。

据介绍，2021年，联合国世界粮食计划署与农业农村部、甘肃省农业农村厅共同签署了《关于在中国国别战略计划（2017—2021）框架下实施甘肃学龄前儿童营养改善试点项目的项目协议》，甘肃成为继广西、湖南之后的第三个实施该项目的省份，助力我省农村欠发达低收入地区3~5岁儿童营养改善，并通过试点项目积累实证经验，撬动更多的资源推动有关政策支持和关注农村学龄前儿童营养改善。

截至今年1月，联合国世界粮食计划署甘肃学龄前儿童营养改善试点项目首个落地项目，即临夏县项目已圆满完成。3年实施期间，项目以"中央厨房"供餐模式累计为8所幼儿园的4 900多名在园儿童提供每日4元标准的营养早餐；按需为8所项目幼儿园和"中央厨房"配备厨房设施设备，为幼儿园营养餐供应提供了基础保障；以提高老师、儿童及家长的营养知识水平为目标，开展系列营养健康宣教活动50多场（次）；通过"项目+企业+合作社+农户"的联农益农模式，吸纳169户低收入农户通过在种养基地务工、土地流转、供应食材等方式，加入营养餐供应链，拓展了农户农产品销售渠道，实现助农稳定增收。通过项目的实施，培养了儿童良好的饮食习惯，提高了老师、家长的营养健康知识知晓率，探索建立起了儿童营养餐与小农户增收相衔接的有效机制，取得了丰硕成果。

◎ 定点企业相关报道

2024"科学饮奶，呵护成长"食育教育校园行 讲师培训班在石家庄举办

2024年8月17日，"科学饮奶，呵护成长"食育教育校园行宣讲活动讲师培训班在河北石家庄举办。本次培训旨在提升营养教育人才队伍水平。由中国学生营养与促进会学生健康教育分会主办，国家、省级疾病预防控制中心、河北医科大学营养专家、君乐宝学

---

① 甘肃省人民政府网站.联合国世界粮食计划署甘肃学龄前儿童营养改善试点项目接续启动实施[EB/OL].（2024-04-24）[2024-09-09］. https：//www.dxzzzx.gov.cn/dxx/zwdt/tjnr/gszw/art/2024/art_3aa7a336447047a79034fcd7e68edcad.html.

生奶各地推广中心讲师团队参与本次培训①。

中国学生营养与健康促进会学生健康教育分会刘爱玲主任委员、河北省疾控中心刘长青所长、君乐宝乳业集团学生奶全国推广中心王加春副总监等领导出席活动并致辞。

刘长青所长在致辞中说，《"健康中国2030"规划纲要》要求，牢固树立健康第一的教育理念，深入开展食育教育入校园活动，培养师生健康意识、观念和生活方式。提高师生健康素养，已经成为建设高质量教育体系和建成教育强国的重要任务。

刘爱玲主委委员指出，我国儿童青少年乳品平均每人日消费量为70 g左右，远低于《中国居民膳食指南》300 g以上的推荐。目前我国儿童青少年普遍存在超重肥胖、视力严重化、慢病低龄化、豆奶制品营养膳食不合理等问题的挑战。其中奶制品对于青少年儿童的发展尤为关键，摄入足量的奶制品将对儿童青少年体格和智力的发展具有重要作用。通过食育教育校园行宣讲活动的开展，我们将持续为学生带来丰富的奶类营养知识，引导他们形成健康的饮食习惯。

王加春副总监表示希望借助各地营养专家与讲师团队，走进全国7大省份14地市200所学校，走进课堂，对各年龄段的学生因材施教，开展"科学饮奶，呵护成长"的食育教育培训，以河北为中心，建立一套食育推广的标准、课件、培训队伍，辐射更多的省市，争取家长、学生对"学生饮用奶计划"的认可与支持。

培训期间，来自河北医科大学的马玉霞教授通过牛奶对健康的重要性进行授课，对居民摄入量和牛奶营养价值进行了深入的分析。

北京景山学校高级教师刘莹对如何开展校园营养的课程进行讲述，以情景体验、互动问答的形式。使在场的培训团队学习到食育教育课程中所要具备的互动性和丰富性。

中国学生营养与健康促进会河南代表处杜松明主委生动有趣的分享了针对幼儿园与小学低年龄段的"加奶"课程，以引导孩子为基础，培养孩子饮奶习惯为目标，使孩子愿意喝奶，爱上喝奶。

石家庄市新华区教育局寇春梅老师为小学高年级以及中学的"加奶"说课，以"牛奶一杯，快乐加倍"为主题，以如何选奶、创设情景、小组合作等形式开展食育教育课。

河北省疾控中心赵永丽副主任医师采用课堂情景模拟的形式，对进入课堂可能发生的情境进行实操演练。每位教授、专家通过不同的方式和特色进行丰富多样的授课讲解，让在场的人员受益匪浅。

来自君乐宝各地推广中心的培训经理积极学习，与各地专家学者进行深入沟通交流，为食育教育贡献自己的力量，为食育教育入校活动的开展打下了坚实的基础，使培训真正触达到学校校长、老师、学生。

君乐宝学生奶两地推广中心服务的3所学校获评国家"营养与健康示范校"

5月18日，第35届"5·20"中国学生营养日主题宣传活动在辽宁大连举行。邢台

---

① 君乐宝学生奶. 2024"科学饮奶，呵护成长"食育教育校园行 讲师培训班在石家庄举办［EB/OL］.（2024-08-19）［2024-09-10］. https：//mp.weixin.qq.com/s/LMX02QPbagfbnHYuncXrKA.

市东关逸夫小学、邢台市立德小学、江苏徐州东湖实验小学作为君乐宝学生奶邢台推广中心和江苏推广中心服务的"学生饮用奶计划"推广学校，凭借积极落实"健康中国"发展战略，以关注青少年儿童营养与健康为核心，实施完善、长效的管理措施，严苛打造营养健康校园，顺利通过国家"营养与健康示范学校（幼儿园）"评选，充分体现了当地教育系统、学校及企业在健康教育方面取得的工作成果。活动上，中国营养学会为获得了国家"营养与健康示范校"称号的学校和幼儿园颁发了荣誉证书和奖牌①。

"营养与健康示范校"的建设，旨在督促学校落实营养健康教育，并给予学校合理的供餐指导，进一步保障食品安全、强化学校卫生管理，强化综合管理技能。学校在营养教育发挥主渠道作用的同时，也要注重与学生家长的沟通，共同培养学生良好的健康意识。在全社会广泛开展营养健康宣传教育，帮助儿童青少年从小养成健康的生活方式。

希望越来越多的学校参与到国家"营养与健康示范校"的评选中来！

君乐宝华南乳业全产业链一体化基地预计年底投产

据了解，君乐宝华南乳业全产业链一体化基地项目计划总投资 30 亿元，将建设华南奶源基地、液态奶研发中心、生产基地、乳业科普基地、液态奶工业旅游中心及华南销售总部，主要生产鲜奶、低温酸奶、低温乳饮料及学生奶四大类产品。基地一期项目已于去年 12 月下旬奠基，总投资 5 亿元，占地 50 亩，未来二期将根据市场需求增资扩产，主要生产奶制品饮料②。

据介绍，项目完全达产后，预计年销售额 30 亿元，年纳税约 1 亿元，提供数百个就业岗位。同时，项目或能带动我市饲草种植、奶牛养殖、乳品加工、物流运输等相关产业的发展。

去年 4 月，君乐宝乳业集团与市政府、蓬江区政府正式签署投资战略合作协议，计划投资 30 亿元在蓬江区建设华南液态奶基地项目，并签约推进国家"学生饮用奶计划"在江门推广实施，积极开拓乳品消费市场，为学生营养改善奠定强有力的供给保障根基。

去年 10 月，蓬江区实施国家"学生饮用奶计划"工作专题会召开。去年 11 月，江门市人民政府办公室印发《关于切实做好国家"学生饮用奶计划"推广工作的通知》，在全市各县市分步启动此项惠民计划。截至目前，学生饮用奶推广工作已覆盖蓬江区、新会区、恩平市，惠及近 5 万名学子。接下来，将坚持"全市一盘棋"推进各项工作。

"神兽"要领"鲜"，风行学生奶营养护航

随着 2024 年秋季开学季的临近，家长们开始为学生的新学期生活做准备。其中，"学生奶"已经成为许多中小学生家长开学必定关注的重要内容。尤其是随着国家"学生饮

---

① 君乐宝学生奶.简讯丨君乐宝学生奶两地推广中心服务的 3 所学校获评国家"营养与健康示范校"[EB/OL].（2024-05-23）[2024-09-11].https：//mp.weixin.qq.com/s/QTax1zKClkWHDx_lpkTIzQ.

② 澎湃新闻.【奏响高质量发展进行曲】君乐宝华南乳业全产业链一体化基地预计年底投产！[EB/OL].（2024-03-14）[2024-09-10].https：//www.thepaper.cn/newsDetail_forward_26697495.

用奶计划"的深入推广,越来越多的学校和家长高度重视学生在校期间的营养补充,全面呵护处于成长黄金期的莘莘学子[①]。

风行乳业是广东省首批被国家"学生饮用奶计划"部际协调小组办公室认定的"中国学生饮用奶定点生产企业"。20多年来,风行乳业长期深耕学生饮用奶,坚定不移推行国家"学生饮用奶计划",力求为广大学生的健康成长提供坚实的营养支持,为国家的未来栋梁铸就健康基石。

2023年,风行乳业凭借硬实力,正式取得学生饮用奶巴氏杀菌乳、学生饮用奶发酵乳的标志使用许可,学生杯型鲜牛奶、学生屋型鲜牛奶和学生风味发酵乳三款低温学生饮用奶正式获批使用学生饮用奶标志。

抓住成长关键期　科学饮奶助健康

"一杯奶强壮一代人"。科学研究表明,3~6岁是孩子大脑发育的黄金时期,11~16岁是孩子身体发育的关键时期。作为家长,把握住孩子发育的重要时期,及时提供生长所需的碳水、蛋白质、钙等营养元素,是非常值得重视的事情。牛奶作为国民健康的源泉,是民族健康发展的保障,成为了当下社会不可或缺的天然营养品!中国营养学会建议每人每天最好摄入不低于300 mL液态奶的乳制品,帮助正处于生长发育重要时期的少年儿童强壮身体、健康成长。

风行乳业的学生饮用奶品类丰富、营养全面,故而成为众多家长的不二之选。其中,学生饮用奶纯牛奶富含3.2 g蛋白质,110 mg原生高钙,有效促进钙吸收,助力骨骼发育。这类优质学生奶已在多地校园订购,为学生带来更多营养选择。

风行乳业作为广州本土品牌,以长期提供稳定、高质量的乳制品为大众所熟知、信赖,尤以鲜奶为特色。风行乳业始终高度重视奶源地建设,目前在广州城市周边拥有华美牧场和穗新牧场,距离乳品加工基地均不超过60 km,通过全程冷链、快速运输,生鲜乳从牧场到工厂只需1 h。生鲜乳产出到餐桌饮用最短可在12 h内实现,实现城市消费者对牛奶新鲜的极致追求。

作为广东省首批获得国家学生饮用奶定点生产资格的企业之一,风行学生奶严把品质安全关,甄选优质牧场奶源,全面执行ISO9001、HACCP等现代化管理体系,运用前沿严谨的生产工艺和行业标准,配备全球领先的检测设备,对产品从原料奶到成品的每一个环节实施严格监控,充分保障学生饮用奶产品品质。

蒙牛发布2023年可持续发展报告,以GREEN战略领航乳业高质量发展

4月28日,蒙牛集团发布《2023年可持续发展报告》(本篇以下简称《报告》)。2023年,蒙牛坚定执行GREEN可持续发展战略,将ESG(环境、社会及管治)理念融入业务决策与执行全流程,并带动全产业链的绿色转型。2023年,蒙牛MSCI(摩根士丹利资本国际公司,简称明晟)ESG评级继续攀升,由A升至AA,为中国率先获此评级的综

---

① 风行学生奶. 开学季 |"神兽"要领"鲜",风行学生奶营养护航![EB/OL]. (2024-08-29)[2024-09-11]. https://mp.weixin.qq.com/s/ia731pUdWQ5-iu9QmttQyA.

合型乳制品企业，并连续四年蝉联恒生可持续发展企业指数成分股，持续领跑行业高质量发展①。

随着近年来 ESG 理念和实践的深入发展，ESG 已成为推动企业持续增长的价值引擎。蒙牛在《报告》中表示，ESG 对企业长久稳健经营具有重要意义，蒙牛也对可持续发展管理高度重视，建立了有效的 ESG 治理机制，实施契合自身发展需要且能充分发挥自身资源优势的 ESG 策略，为经济社会的高质量发展贡献力量。

生态优先向"绿"而行，"双碳"之路为行业树立绿色标杆

绿色发展是高质量发展的底色，对于与消费者生活息息相关、横跨三产的乳业，实现绿色发展尤为重要。据联合国粮农组织数据，畜牧业碳排放量约占全球总排放量的比重高达 15%。在国家"双碳"战略引领下，推动乳业绿色低碳可持续发展已经成为业内共识。

在此背景下，蒙牛设定"2030 年碳达峰，2050 年碳中和"的"双碳"战略规划，围绕生产、原奶、包装、运输、产品等环节，不断加强自身碳排放管理，并与价值链上下游伙伴共同推动价值链绿色低碳发展，树立乳业绿色低碳转型发展的示范标杆。

在生产环节，蒙牛将提升产能利用率、探索节能机会的理念融入生产全过程，通过缩短工艺转序时间、应用创新生产技术、投入自动化智能化生产设备等措施减少产能损耗。以蒙牛宁夏工厂为例，这座全数智化工厂不仅实现了"百人产值百亿"的全球超高人效比，而且通过工厂的智慧能源系统，自动评判生产和能源之间的匹配，实现能耗降低 43%，打造了高效、智能、绿色可持续的行业标杆

牧场是碳排放的主要来源之一，为了打造低碳绿色牧场建设，蒙牛从能源利用、粪便处理、牛群管理、饲料结构、生态固碳 5 个方面持续推动牧场减碳，推进燃煤锅炉替代、节水节电、新能源车使用，目前已减少二氧化碳排放约 18.5 万 t。

在 GREEN 战略"负责任的产业生态圈"支柱下，蒙牛不仅自身全链条坚持绿色发展理念，还打通产业生态圈，聚焦可持续采购、可持续农业和生物多样性保护三大重点议题，通过多项针对性供应链管理举措，引领上下游伙伴共同营造可持续发展的产业生态体系，在共同创造商业价值的同时，推行经济效益、社会效益及环境效益并重的发展道路。

履行乳业"国家队"使命，全面承担社会责任

企业是履行社会责任最活跃的主体，是推动社会经济高质量发展的生力军。一直以来，蒙牛践行乳业"国家队"使命，积极响应国家战略，全面承担社会责任，带动产业链发展，开展公益慈善活动，以实际行动创造更大的社会价值。

在积极推动乡村振兴方面，蒙牛展现了龙头乳企担当和优势，梳理完善"产业振兴+生态振兴+营养普惠+党建共建"四位一体乡村振兴工作体系，并依托"一棵草到一杯奶"的全产业链建设，建立与农牧民的利益联结机制，帮助农牧民增收致富，同时为欠发达地区提供营养扶持。

2023 年，蒙牛在建和新建规模牧场 33 座，增加奶牛存栏 3 万头，并配套打造优质饲

---

① 澎湃新闻. 蒙牛发布 2023 年可持续发展报告，以 GREEN 战略领航乳业高质量发展 [EB/OL]. (2024-04-29) [2024-09-10]. https：//baijiahao.baidu.com/s？id = 1797650914822967925&wfr = spider&for=pc.

草料种植示范区、高产优质饲草样板田，直接和间接带动约 7 万人就业增收。为纾解农牧民现金流难题，蒙牛联合多家金融机构，启动整合金融帮扶模式，持续为上游合作牧场提供扶持资金近 40 亿元，满足牧场购牛增量、购买设备、转型改造、良种繁育、信息化建设、饲草料购置等多种资金需求，持续解决农牧民现金流难题。

凭借在助力乡村振兴方面的突出行动，蒙牛入选 2023 年《中国名牌》乡村振兴研究中心"乡村振兴经典案例"，入选新华社中国经济信息社"新华信用金兰杯"ESG 突出贡献案例。

乳业是与国人健康息息相关的重要民生产业，作为行业龙头，蒙牛重视学生营养，强化孩子健康意识。2023 年，蒙牛继续推动"营养普惠工程"，多举措推动学生营养健康事业发展，在全国 452 所学校开展营养普惠工程牛奶公益捐赠项目，捐赠牛奶 370.4 万包，覆盖 58.2 万少年儿童。

20 多年来，蒙牛的营养普惠工程共惠及全国 28 个省（自治区、直辖市）的 2 500 万名学生。蒙牛还通过开展体育教育、研学教育、食育教育等丰富多样的公益活动拓展青少年课外教育内容，培养青少年营养健康意识，为青少年的健康成长和全面发展奠定良好。

《报告》显示，2023 年蒙牛公益基金会公益事业支出 5 124.75 万元，蒙牛志愿者参与志愿服务活动达 10 000 余人次。在社区孝亲敬老、抗震救灾、关爱特殊人群等公益行动方面，蒙牛始终站在第一线，贡献应尽力量。凭借这些社会贡献，一个负责任的蒙牛形象获得了广泛认可。

把握 ESG 建设机遇，创造长久价值

ESG 建设是时代"热潮"，更是时代需求，企业要积极拥抱 ESG 建设，将其视为发展机会，助力企业开拓新业务、降低运营成本、获得更多政策支持、吸引及留住优秀人才，助推企业实现高质量发展。

在 GREEN 战略指导下，蒙牛将 ESG 理念融入业务决策与执行全流程，推动全产业链高质量发展。结合业务特点及可持续发展目标，蒙牛在管理层年度绩效合同纳入可持续发展 KPI，包含营养产品研发、绿色标杆工厂打造、碳排放强度下降、负责任产品营销等方面，并根据高管在各项可持续发展事宜的相关职责制定差异化可持续发展绩效考核权重。同时，还将可持续发展 KPI 纳入中层管理人员绩效考核，并在集团年度优秀表彰评选中纳入可持续发展评价维度。

为提升全员可持续发展意识与能力，蒙牛整合内外部资源，积极开展各项 ESG 主题共创、意识宣贯和培训活动。2023 年，举办了第二届"蒙牛可持续共创汇"，助力各部门开阔思路、凝聚可持续发展共识，通过各部门通力协作与创新探索，助力践行蒙牛可持续发展战略。

在员工的培养和职业发展方面，蒙牛围绕"让牛人绽放"的核心价值观，明确管理者是人才培养的第一责任人，打造内部辅导文化，在人才理念的指引下，助力牛人持续绽放成长，持续打造全方位人才培养体系，拓宽员工职业发展新路径。同时，蒙牛积极与高校、行业伙伴合作，打造多种学习平台，满足员工多样的学习需求，助力员工职业发展和专业技能的提升，增强行业人才储备。

面向未来，蒙牛将持续推进 GREEN 可持续发展战略，积极培育可持续发展新质生产力，协同带动乳业产业链创造更大价值，全面领航中国乳业高质量发展。

蒙牛焦作工厂将打造全国学生饮用奶生产基地

在日前于北京蒙牛总部举行的政企交流座谈会上，合作双方再次提出以学生饮用奶为重要抓手，继续在我市打造超百亿产业集群，进一步奠定蒙牛焦作工厂在蒙牛集团重要的战略地位，同时也为更多青少年健康茁壮成长保驾护航①。

截至目前，蒙牛学生饮用奶在河南省17个地级市做到了全覆盖。2021年，其省内年销量超过3.8亿元，为上游牧场消化奶源超4.05万t。目前在河南每日为超过100万名孩子提供高品质的学生饮用奶产品。焦作全市900余所中小学（不含幼儿园和高中）约40余万名学生中，有24万人每日饮用蒙牛学生饮用奶，覆盖率达60%。

为进一步做强做优奶业产业，在3月21日举行的政企交流座谈会上，我市相关部门表示，对蒙牛焦作工厂以学生饮用奶为主打的"双百亿"产业集群进一步加大支持力度，为企业良性快速发展营造外部环境。蒙牛集团表示，将进一步承担社会责任，对部分贫困群体加大捐献力度，力争让所有的中小学生每天都能饮用优质学生饮用奶，为孩子们的健康成长助力赋能。

乳企持续发力学生营养健康事业　三元学生营养公益中国行在行动

少年强则国强，少年儿童的营养健康，不仅影响个人的成长，也关乎国家民族的未来。长久以来，学生营养都是社会关注的热门话题，与之相关的学生奶也成为公众关注的焦点②。

倡导营养改善　学生奶热度不减

多喝牛奶是公认的改善营养健康之道。2000年，农业部、教育部等国务院七部门联合推出国家"学生饮用奶计划"，旨在通过课间向在校学生提供一份优质牛奶，以提高学生身体素质并培养合理膳食习惯。现在这项计划推广实施23年，已经惠及7万多所学校的3 000万名中小学生，对改善中小学生营养健康状况和身体素质发挥了重要作用。与此同时，随着生活水平提升，家长们除了给孩子提供基础的物质保障之外，越发重视孩子成长过程中的营养补充，牛奶因其极高的营养价值，成为很多家长为孩子选择"营养搭子"的首选。

在此背景下，以北京三元食品股份有限公司为代表的乳企持续发力，为使国家"学生饮用奶计划"推广惠及更多人贡献力量。

从物资捐赠到观念培养　营养公益全新升级

近日，三元食品联合中国儿童少年基金会发起了"健康成长'元'梦行动——三元

---

① 焦作日报. 蒙牛焦作工厂将打造全国学生奶生产基地［EB/OL］.（2024-03-25）［2024-09-10］. http：//www.changjiangtimes.com/2024/03/637842.html.

② 央广网. 乳企持续发力学生营养健康事业　三元学生营养公益中国行在行动［EB/OL］.（2023-12-11）［2024-09-10］. https：//gongyi.cnr.cn/cnrgy/syxsyygyzgx/syzxd/20231211/t20231211_526515228.shtml.

学生营养公益中国行",用营养守护学生健康成长,助力梦想开花,将营养公益推向新高度。

在政策加持、社会经济条件提升,以及家长、学校、乳企的共同推动下,我国中小学生的营养健康状况有了很大的改善,但少年儿童营养问题依然存在,如困难儿童的营养缺乏问题、高脂高糖食物摄入过多导致的超重肥胖、饮食不均衡带来的营养素不足等等。《中国学龄儿童膳食指南(2022)》指出,学龄期是建立健康信念和形成健康饮食行为的关键时期,从小养成健康的饮食行为和生活方式将使其受益终生。可见,想要提升学生营养健康状况,除了提供基础的营养支持,帮助少年儿童建立健康认知、养成健康生活方式同样重要。

今年,三元食品将"三元学生奶营养1+1+1公益活动"升级为"三元学生营养公益中国行",正诠释了这样的理念。和以往不同的是,活动打破了传统的捐赠模式,在捐赠"1盒学生奶+1堂食育课+1份科普小礼包"的基础上,结合当前中小学营养健康现状,给孩子们带来食育营养实践课程,既关注学生营养状况,也重视提升营养认知,潜移默化影响着学生们的饮食观念与行为,助力学生身心全面健康发展。

用营养为梦想插上翅膀　守护孩子"元"梦未来

中小学生正处于成长发育的关键时期,保证营养不掉队、拥有强健的体魄,才能更从容地应对充实的学习生活,为实现梦想打下良好基础。三元食品依托系列公益活动,用营养为学生们的成长之路保驾护航,让他们可以在追求梦想的道路上勇往直前。

一直以来,三元食品不断丰富以提升学生营养为目的的公益行动内涵。从物资捐赠入手,为受灾的家庭、处困境中的孩子带去营养补给;开展丰富的活动,如承办农业部第一届奶酪进校园和校园足球活动,为健康中国贡献力量;在工业园内建立以牛奶为主题的博物馆"首都牛奶科普馆",助力青少年乳品营养科普……此次"健康成长'元'梦行动——三元学生营养公益中国行"为学生开启"健康"与"梦想"双重守护,再次体现了三元食品对于营养公益的用心,让公益更有温度、更有深度。

安全营养口味全面发力　家长放心学生爱喝

当然,既然是学生营养公益,就得回归到"营养"本身。目前许多家长对于学生奶有所顾虑,主要在于不确定学生奶的安全性,或错把风味牛奶当成乳饮料,认为营养价值不高。实际上,只有获得国家定点生产企业认证资格的企业,才可以生产及配送"学生奶"。另外,依据学生饮用奶标准,灭菌调制乳蛋白质含量要在2.4%以上,原奶含量不低于80%。

也就是说,符合标准的学生奶,其安全和营养价值是有保障的。在安全方面,三元食品作为首批首家学生饮用奶定点生产企业,在学生奶供应业务中发挥着标准化、流程化的服务优势,致力于为学生提供高质量饮用奶。从前端的奶牛育种,到奶牛饲养,再到生产环节层层严格控制,三元食品形成了独有的品质管理体系,筑牢学生奶安全防线。另一方面,再好的学生奶,孩子不喜欢不爱喝,也失去了意义。为此,三元不断升级学生奶风味,已经推出11款学生饮用奶产品,提供多种口味选择,满足孩子们的多元需求,希望让更多的孩子爱上喝奶。

践行民族乳企担当　助阵健康中国

青少年儿童的健康成长备受重视，培养学生健康生活方式，提高健康素养，是"健康中国"战略的重要组成部分。三元食品专注于学生营养健康，立足优质产品，投入营养公益，积极推广国家"学生饮用奶计划"，在助力"健康中国"的路上不断前行。据统计，自2017年起，三元食品针对困难地区、学校启动定向捐赠，惠及海南、河北、河南、山东、江苏、广西、湖南、贵州、安徽、北京等省份近200余所学校，践行民族乳企担当。

如今，越来越多乳企加入关注与守护中国学生营养健康事业中，三元食品用营养守护孩子们健康成长、勇敢追梦的脚步不会停止，未来将继续与国家政策同频共振，为提升中小学生营养健康水平贡献力量。此外，三元食品将把学生营养公益中国行打造成一个长期公益IP，探索学生营养公益更深层次内涵，不断解锁更多领域，带动更多力量参与到公益行动中。

光明乳业与爱同行，为青少年健康保驾护航

六月伊始，适逢儿童节与全国爱眼日，光明乳业先后参与"童心筑爱 品牌赋能"公益同行活动与青少年爱眼护眼体育赛事活动——"眼力运动会"，以实际行动践行企业社会责任，为孩子们带来了温暖与关爱，同时在青少年健康成长的道路上播撒下希望的种子①。

筑爱童心　光明乳业与爱同行

近日，"童心筑爱 品牌赋能"公益同行活动在儿福院举行。这次活动目的在于汇聚社会各界力量，为福利院的孩子们带去关爱与陪伴。

光明乳业作为此次活动的重要支持者，以其深厚的社会责任感与爱心为儿童福利院的孩子们捐献了新款光明莫斯利安酸奶，同时获赠儿童福利院颁发的捐助证书。

此次光明乳业参加"童心筑爱 品牌赋能"公益同行活动，为儿童福利院的孩子们带来了物质上的帮助与关爱，同时传递了正能量与爱心，让这次活动更加丰富多彩、意义非凡。

共筑明亮视界　点亮希望之光

在这个充满活力的六月，一场别开生面的青少年爱眼护眼体育赛事活动——"眼力运动会"成功举办。而光明乳业作为健康生活的倡导者，也积极参与其中。

为了确保孩子们在活动中得到充分的放松与恢复，光明乳业在"能量补给站"互动环节提供了丰富的光明乳制品，提倡健康饮食对于视力保护的作用。其中，光明大白兔黄桃益生菌奶球用每袋添加38亿CFU长双歧杆菌BB536的营养，助力孩子们在比赛中全情投入，享受运动的乐趣；光明龙井牛乳茶将龙井原叶的香气与光明醇正生牛乳的丝滑口感完美融合，喝一口，茶的天然清香便在口中弥漫，为孩子们在紧张的比赛间隙带来一份宁

---

① 中国奶业协会．光明乳业与爱同行，为青少年健康保驾护航［EB/OL］．(2024-06-05)［2024-09-11］．https：//mp.weixin.qq.com/s/deUnUOoyCLgSCbO0w7vYIQ.

静与美味。

而在活动现场，一系列融合竞技、趣味与教育的赛事热烈进行。"射击"与"射箭"挑战赛采用新颖的激光形式，为孩子们探索视力潜能提供独特舞台；"眼力大挑战""眼手脚综合协调反应"和"九洞动作稳定"等互动环节，结合视觉训练与体能锻炼，锻炼青少年的眼手协调能力，培养专注力和视觉追踪能力。这一系列丰富多彩的"眼力运动会"不仅是体育竞技的璀璨舞台，更是一次视力健康教育的深刻实践。

光明乳业深知身体健康是青少年成长的重要基石，展望未来，光明乳业将继续秉承关注孩子们健康与成长的理念，更积极拓展健康教育的边界。通过更多创新、有趣、富有教育意义的活动，为他们的未来点亮希望之光！

关爱学生健康 彰显企业担当｜花花牛乳业集团学生饮用奶捐赠活动圆满举办

8月28日，由二七区教育局、二七区慈善总会主办的"助力教育·筑梦未来"——花花牛乳业集团学生饮用奶捐赠仪式在郑州市第106初级中学隆重举行[1]。

二七区委常委、副区长王潜，二七区教育局党组副书记、副局长张学志，二七区蜜蜂张街道办事处党工委副书记、主任凌逸云，二七区慈善总会副会长吕江红，以及区委宣传部、区团委、区妇联、区民政局、区文旅体局、区卫健局、区市场监管局、区慈善总会等单位相关领导出席仪式，部分学校校长，花花牛乳业集团总经理杨永、党委副书记兼纪委书记周付产、营销事业部总监齐林清、学生饮用奶项目部负责人赵永伟、花花牛学生饮用奶（郑州）推广中心负责人何秀云以及部分学生代表等参加。捐赠仪式由郑州市第106初级中学校长芦义涛主持。

活动伊始，花花牛总经理杨永发言。他表示，花花牛乳业集团作为河南本土最大的国家级龙头乳企，全国最早且郑州市唯一的"中国学生饮用奶定点生产企业"，在勇担省委、省政府提出的"三业振兴"和"奶业振兴"重任的同时，积极响应国家政策，大力推广国家"学生饮用奶计划"。截至目前，花花牛已为河南省4 000万学子提供学生饮用奶服务，每天为河南省超100万学生提供"安全、营养、方便、价廉"的学生饮用奶，在质量、口感、新鲜、安全等方面得到了广大学生及家长的认可与信赖。此次捐赠活动，旨在为二七区广大学子的营养健康护航，为他们的学业添能助力。

杨永呼吁更多的企业、组织和个人积极响应"关心下一代"的号召，共同参与到支持教育事业和关爱少年儿童营养健康的行动中来。他坚信在二七区委、区政府、区教育局等相关部门的支持下，国家"学生饮用奶计划"将在二七区不断扩大覆盖面，让这项民心工程、德政工程惠及更多学子。

王潜表示，此次捐赠仪式是政、企、校携手护航青少年健康成长的又一次具体行动。近年来，二七区全面贯彻党中央精神和省、市委决策部署，大力推广国家"学生饮用奶计划"，为青少年健康成长提供了坚实保障。他对花花牛乳业集团支持教育事业、履行社

---

[1] 中国奶业协会. 关爱学生健康 彰显企业担当｜花花牛乳业集团学生饮用奶捐赠活动圆满举办[EB/OL].（2024-08-31）[2024-09-11]. https：//mp.weixin.qq.com/s/z8SG0JYbwUJJyqMGdq1Npw.

会责任的爱心善举表示高度赞扬。

王潜强调，推广实施国家"学生饮用奶计划"是一项政治工程、民生工程，需要政府、企业、学校、家庭及社会力量的共同参与，希望教育部门和相关责任单位以此次捐赠活动举办为契机，进一步加大学生饮用奶等营养知识的宣传引导，加强与企业的联系协作，做好学生饮用奶进校园工作，探索学生安全饮奶的新途径、新方法，不断扩大覆盖面，不断助力辖区企业发展壮大，为全区经济社会持续健康发展保驾护航。

张学志代表二七区学子接受花花牛集团的捐赠，在今年秋季开学之际，全区义务教育阶段超10万名小学、初中学生每人将获赠一袋优质花花牛低温学生酸奶，感受本土龙头乳企花花牛对学生营养健康事业的关心关爱。

捐赠仪式后，王潜一行参观了第106初级中学的学生饮用奶标准化奶屋，详细了解花花牛学生饮用奶的推广情况和操作规范。花花牛学生饮用奶相关负责人表示，将继续牢记企业使命担当，着力践行社会责任，让企业发展和公益慈善同向而行、同步奋进，持续提升全区乃至全市学生的营养健康状况和身体素质，为践行"健康中国"贡献花花牛力量！

◎ 其他媒体报道

教育部：系统推进食品安全和营养健康教育进课堂

教育部在《对十四届全国人大一次会议第7555号建议的答复》中表示，将加强食品安全和营养健康教育在课程教材中的系统研究和整体设计，进一步明确教育目标和教学要求。继续支持各地开展中小学教师相关培训课程，提升广大教师和学生健康素养[①]。

农业农村部市场与信息化司司长雷刘功表示，食物是我们每天都要消费的物品，食物供给充足、营养持续改善，是保障人民幸福生活的物质基础。

他提及，目前我国人均能量、蛋白质及脂肪供给量已经超过世界平均水平，但营养不平衡、不充分的情况较为普遍，概括为一"多"一"少"。"多"就是食用植物油等吃得偏多，目前我国人均烹调用油超出科学膳食推荐量的40%多；"少"就是牛奶及乳制品、大豆及豆制品等健康食品摄入不足，目前我国人均奶类年消费量仅为世界平均的1/3、亚洲平均的1/2，远低于110~183 kg的膳食推荐量，大豆及豆制品摄入量低于推荐量的59%，这两个方面均有较大增长空间。

雷刘功称，下一步，农业农村部将会同有关部门，把健康中国和农业强国建设协同起来，以满足人民高品质生活和人口高质量发展的需要为目标，采取一系列措施，促进营养健康消费。一是深入推进品种培优、品质提升、品牌打造和标准化生产，通过开发新型豆制品、奶酪等健康营养食品，增加绿色优质产品供给，让消费者餐桌丰富起来，这是从生

---

① 澎湃新闻．教育部：系统推进食品安全和营养健康教育进课堂［EB/OL］．（2024-01-19）［2024-09-13］．https：//m.thepaper.cn/baijiahao_26073033.

产端讲。二是强化农产品质量安全监管，全面落实食用农产品承诺达标合格证制度，把好"安全关"，让消费者吃得放心，这是从监管方面讲。三是围绕"减油增豆"等重点内容，加强食物营养科普宣传，引导城乡居民调整饮食习惯和食物结构，我们要做到让老百姓会选、会吃、吃出健康。

民心工程国家"学生饮用奶计划"进入第24年！全国多地区开花结果

随着2024年春季开学陆续开启，学生饮用奶又成为家长、学校和社会关注的焦点。如今，国家"学生饮用奶计划"迈入第24个年头，推广实施工作进一步深化，全国学生饮用奶在校日均供应量从2001年的50万份，增长到2023年的2 775万份，根据中国奶业协会统计，该计划目前已经惠及全国31个省（自治区、直辖市）10万多所学校的3 210万名中小学生[1]。

儿童青少年的健康成长一直深受党和政府高度重视，并为此先后出台了一系列政策和多项营养改善计划。从国家颁发的《"健康中国2030"规划纲要》《国民营养计划（2017—2030年）》《国家教育事业发展"十三五"规划》等政策，到各地方政府出台的相关文件，国家"学生饮用奶计划"的实施得到各地政府积极响应。

以宝鸡市为例，计划在2024年上半年实现国家"学生饮用奶计划"全覆盖，并为此制订多项干预计划，从学生饮用奶入校产品的选用，到征订，学生饮用等多个环节做了明确要求。要求严把准入关、征订关、运行关、储存关等关口，严禁未经中国奶业协会审核认定、未经许可使用中国学生饮用奶标志的产品流入校园；遵循家长自愿、学生自愿的订购原则。

国家"学生饮用奶计划"事关广大中小学生健康成长，关系着千家万户，是一项利国、利民、利生的民心工程，通过课间一杯学生饮用奶的方式，宣传饮奶营养知识、开展饮奶与健康教育等一系列措施，对改善提高中小学生的健康水平发挥了重要作用。

科普讲座进校园——襄阳稳步推广国家"学生饮用奶计划"

2023年10月17—20日，在襄阳市学生资助和学校后勤服务指导中心指导下，襄阳市营养学会联合中国学生饮用奶（襄阳）推广中心开展系列科普讲座进校园活动，贯彻落实《省教育厅关于进一步做好国家"学生饮用奶计划"推广管理工作的通知》《襄阳市教育局关于国家"学生饮用奶计划"推广工作的实施方案》文件要求，进一步推动我市国家"学生饮用奶计划"实施[2]。

---

[1] 齐鲁壹点. 民心工程国家"学生饮用奶计划"进入第24年！全国多地开花结果［EB/OL］.（2024-02-28）［2024-09-14］. https：//baijiahao.baidu.com/s？id＝1792098612183768496&wfr＝spider&for＝pc.

[2] 澎湃新闻. 科普讲座进校园——襄阳稳步推广国家"学生饮用奶计划"［EB/OL］.（2023-11-01）［2024-09-12］. https：//www.thepaper.cn/newsDetail_forward_25149917.

与前期营养科普进校园活动服务对象不同，本系列科普讲座服务对象是学校教师、学校后勤工作人员、学生家长，即由上至下，从家长、教师层面宣传青少年儿童营养知识和学生饮用奶相关政策，推动国家"学生饮用奶计划"实施，从而指导孩子、学生养成健康的生活习惯，促进儿童营养改善和体质提高。

上海市十六届人大常委会第六次会议通过《上海市爱国卫生与健康促进条例》

9月26日，上海市十六届人大常委会第六次会议表决通过了《上海市爱国卫生与健康促进条例》（以下简称条例），将于2023年11月1日起施行①。

根据条例，上海鼓励市民践行文明健康生活方式，倡导市民合理膳食、科学运动、均衡营养、戒烟限酒，鼓励全社会参与健康饮食行动，推广相关健康提示标识。比如，鼓励含糖饮料、酒精饮料的销售者在有关商品的销售区域规范设置健康提示标识。

条例规定，要加强学生营养餐管理，制定中小学生、婴幼儿营养餐标准；学生餐配送企业和中小学校、托育机构、幼儿园应当按照规定配备营养工作人员，供应符合中小学生、婴幼儿营养餐标准的食品。

"中小学生、婴幼儿营养餐标准，我们正在制定过程中。"9月26日，上海市卫生健康委副主任陆韬宏说，该标准由上海市卫生健康委会同市教委、市场监管等部门组织制定。国家层面此前已有相关标准和指南，如学校食品安全与营养健康管理规定、营养与健康学校建设指南。

枣庄市教育局六措并举守护校园食品安全

12月14日上午，枣庄市召开"提升供餐服务质量，守护校园食品安全"新闻发布会②。

市教育局自2023年10月起，开展"提升供餐服务质量，守护校园食品安全"专项行动。行动从校园供餐服务全流程出发，制定了六项具体推进措施：明确运营方式，打造"规范食堂"；压实主体责任，打造"放心食堂"；开展专项行动，打造"优质食堂"；强化督导检查，打造"安全食堂"；密切家校沟通，打造"满意食堂"；加强运行监督，打造"阳光食堂"。

记者：多年来，国家持续推进"学生饮用奶计划"，请问市教育局在学生订购饮用奶方面有哪些规范和要求？

颜鹏（市教育局基础教育科科长）：为改善枣庄市中小学生营养状况，促进中小学生发育成长，提高学生健康水平，市教育局印发《关于实施"学生饮用奶计划"的通知》，

---

① 澎湃新闻.《上海市爱国卫生与健康促进条例》将于下月施行，一图读懂 [EB/OL]. (2023-10-10) [2024-09-02]. https：//www.thepaper.cn/newsDetail_forward_24880003.

② 鲁网. 枣庄市教育局六措并举守护校园食品安全 [EB/OL]. (2023-12-15) [2024-09-13]. https：//baijiahao.baidu.com/s？id=1785321189936038673&wfr=spider&for=pc.

要求各级各类学校广泛开展宣传推广。枣庄市学生饮用奶推广工作坚持三大原则。

安全第一原则。学生饮用奶通过学校订购的，供货商和学校必须完善管理措施，强化安全意识，建立检查机制。

审批认定原则。学生饮用奶必须取得"中国学生饮用奶"标志，向枣庄市市场监管部门申请备案，取得认定后方可推广；各区（市）教体局要通过公开招标方式，确定不少于5种学生饮用奶，供本区域学校选用；学校在选用时，要广泛征求膳食委员会意见，邀请家长参与选择；学生饮用奶要低于市场价格，除发改部门核定的价格和收费外，任何部门和学校不能借此项工作谋取经济利益。

自愿订购原则。学生饮用奶坚持政府引导、学生自愿原则，尊重学生的意愿和选择，不得强迫或变相强迫学生或家长征订。下步，教育局将该工作纳入本次专项行动范畴，严格规范宣传、招标、采购、配送、收费等各个流程，保障学生饮用奶饮用安全。

商丘市直学校国家"学生饮用奶计划"推进会召开

暑假开学后，全国多省（直辖市）教育体育系统相继召开了国家"学生饮用奶计划"推进会，全面贯彻落实国家"学生饮用奶计划"这一"功在当代，利在千秋"的德政工程、民心工程。9月21日，商丘市直学校国家"学生饮用奶计划"推进会在商丘市教育体育局召开[①]。

会议提出五点要求：一是要严把准入关口，及时纠正不符合规定的征订工作；二是要严格遵守自愿原则，不能一刀切，不能强制征订；三是要坚持安全第一的工作原则，确保学生饮奶安全；四是要贯彻市政府成立领导小组的要求，各学校副校长牵头负责，安排专人组织落实；五是要根据市委、市政府要求，将好事做好，将工作做细。

此次市直学校在全市率先启动实施国家"学生饮用奶计划"，为全市推广学生饮用奶工作提供了可资借鉴的模式及经验遵循。

湖北郧阳：藏在"热牛奶"里的爱

"太感动了，学校居然帮忙给孩子热奶。"郧阳区谭家湾镇十方院小学三年级学生家长张顺祯的妈妈感动地说。近日，随着天气渐凉，为了呵护学生健康成长，细心的校长朱朝伟请学校食堂把学生奶适度加热，让学生喝得更健康更放心。这是该校后勤食堂全心全意为学生服务的又一精细化举措[②]。

据悉，该校坐落于十方院村移民新村，是一所农村小学，学校食堂于2013年投入使用，餐厅可容纳近300人供餐，为完整午餐模式。2014年被区教育局评为"先进单位"，2018年被市教育局评为"先进单位"。食堂依据"标准化食堂"建设的标准，设置办公

---

① 凤凰网. 商丘市直学校国家"学生饮用奶计划"推进会召开[EB/OL]. (2023-09-26)[2024-09-12]. http://hn.ifeng.com/c/8TOUwRpPS96.

② 湖北日报. 郧阳：藏在"热牛奶"里的爱[EB/OL]. (2023-11-10)[2024-09-13]. https://news.hubeidaily.net/pc/c_1954801.html.

室、更衣室、储藏室、操作间、洗消间、备餐间等9个功能室。

食堂管理是学校的一项非常重要的工作，能否让全校师生"吃得满意、吃得营养、吃得安全"是衡量一所学校食堂管理工作好坏的标准，它既关系到全体师生在校的生活质量和身体健康，而且关乎到学校在社会上的声誉和形象。一直以来，该校为学校食堂的精细化管理进行着不懈地探索与努力，形成了一套有自己特色的规范化、制度化、优质安全的食堂管理模式。

为了让家长放心，百姓满意，该校每年还设定一年一度的食堂开放日，邀请每个班的部分家长受邀到食堂就餐参观，参观学校的食堂卫生情况，品尝饭菜质量情况。食堂开放日当天，校长和后勤主任会主动邀请各位家长朋友们公开透明地参观学校食堂的操作间、粮油存储间、更衣间、就餐大厅等，家长每到一处，校领导就为学生家长做详细而全面的讲解，让家长了解学校食堂的运作流程，家长朋友们一边听一边赞不绝口。

学校领导还邀请家长朋友们和师生一起在大厅排队就餐，并请家长朋友们提出宝贵的意见。每年，学校食堂饭菜营养均衡，健康卫生都赢得了家长的一致认可和高度好评。与此同时，学校还请家长、学生填写食堂问卷调查，进行民意测评，请大家为食堂工作提出宝贵的意见。

一直以来，郧阳区谭家湾镇十方院小学以"全心全意为师生的饮食健康服务"为宗旨，以"热情卫生、营养安全、质优价廉"为标准，建立健全管理体系，严格落实食堂管理的各项规章制度，强化人员管理、采购管理、入库管理、统一标识管理、卫生管理、就餐秩序管理、规范档案管理等各项管理，还积极构建餐厅文化、严把食品留样关、坚持财务公开，全力打造安全食堂、健康食堂、营养食堂。

无论是细心地为孩子热一盒牛奶，还是家长开放日的"食堂开放日，同食一碗餐"，还是家长、学生问卷调查等活动，都是学校对学生的关爱，都是郧阳区谭家湾镇十方院小学全心全意办好人民满意的教育的体现。多年来，该校严格按照上级领导要求，力争把学校后勤工作做到位，服务广大学生。在上级领导的关怀，广大人民群众的支持，学校领导的高度重视下，该校食堂工作多次受到上级领导的高度表扬与肯定，今年6月，该校食堂被评为十堰市数量不多的校园A级食堂。学校校长朱朝伟表示，在以后的工作中，力求把食堂工作做得更好，为学校全体师生服务。

江门市蓬江区召开实施国家"学生饮用奶计划"工作专题会

10月20日，江门市蓬江区实施国家"学生饮用奶计划"工作专题会在江门市华侨中学新校区召开。蓬江区教育局领导和全区中小学（含民办）、幼儿园以及君乐宝乳业集团相关负责人等200多人参加会议①。

国家"学生饮用奶计划"既是国家作出的一项重大决策，也是落实"健康江门"战略的具体行动，对改善和促进江门学生健康成长意义重大。此次蓬江区在江门率先启动实

---

① 南方报业传媒集团南方+客户端. 江门市蓬江区召开实施国家"学生饮用奶计划"工作专题会[EB/OL]. (2023-10-22) [2024-09-12]. https：//baijiahao.baidu.com/s？id=1780502228717451276&wfr=spider&for=pc.

施国家"学生饮用奶计划",对改善学生营养健康状况,落实江门市企业高质量发展大会精神起到积极的推动意义。

会议要求全区各学校、幼儿园不断提升学生饮用奶覆盖率,确保学生每天上、下午大课间喝上学生饮用奶;加强学生饮用奶的宣传引导,要做好政策宣传、教师认识、家校沟通和后勤保障等工作,让全社会认识到推广此项工作的意义和重要性;守牢安全底线,夯实学生饮用奶推广基础,要严把资质关、征订关、运行关和纪律关,扎实做好国家"学生饮用奶计划"的实施与推广。

"学生饮用奶计划"在粤持续推进

随着国家"学生饮用奶计划"持续深化,越来越多的城市为健康加码,助力学生健康成长。在广东地区,记者了解到,梅州、韶关、清远等地稳步发展,江门、肇庆等地也在逐步推行①。

今年是国家"学生饮用奶计划"推广实施第23年。据中国奶业协会统计,该计划从2000年的5个试点城市生根发芽,迄今为止已经惠及31个省(自治区、直辖市)660个城市、7万多所学校的3 000万名中小学生。

在广东地区,龙头乳企通过产销互促,建设学生饮用奶重要生产基地,在当地追加投资、提升产能,使得国家"学生饮用奶计划"成为拉动内需增长、健全产业链、增进民生福祉之间的强韧纽带。

伊利集团在梅州持续扩大投资,推动了当地产业发展,在结合精准扶贫、乡村振兴的同时,先后为梅州多个县市区的困难学生群体捐赠学生饮用奶。

蒙牛集团则是清远市重点招商引资企业,去年清远生产基地销售收入达23.88亿元,上缴税金5 400万元,不仅为清远国家"学生饮用奶计划"推广工作提供了强有力的产业支撑,更为推广工作提供了广阔的平台共享资源。

今年4月,君乐宝集团选址江门市蓬江区建设华南液态奶基地,江门市人民政府、蓬江区人民政府与君乐宝签署《投资战略合作协议》。10月,江门市蓬江区实施国家"学生饮用奶计划"工作专题会召开,确定了蓬江区试点先行带动其他市区共创推广实效的工作总基调。目前,江门市蓬江区教育局中小学及幼儿学生饮用奶采购招投标工作已严格按照程序完成,君乐宝学生饮用奶已进驻各校,惠及3万名学子。

提升学校餐食营养条件!中山将引导优质饮用奶进校园

12月20日,市教育体育局召开了中山市中小学健康促进行动现场会。会议围绕当前中小学生存在的健康问题提出建议和解决方案。中山将通过提升学校餐食营养、确保学生体育锻炼质量、改造教室灯光预防近视并开展肥胖和营养不良干预试点工作,提升全市中

---

① 南方报业传媒集团南方+客户端. 为健康加码,国家"学生饮用奶计划"在粤进一步深化[EB/OL]. (2023-12-05) [2024-09-13]. https://baijiahao.baidu.com/s?id=1784445452168213 8043&wfr=spider&for=pc.

小学生体质健康水平[1]。

食品安全和餐饮营养是影响学生健康成长的重要因素。中山高度关注学校食堂管理问题，2023年，经过全方面治理，目前全市学校的食品安全呈现稳中向好的态势。为推动中小学生做好营养改善工作，中山将引导优质饮用奶进校园作为学校餐食营养条件改善的重点举措，以安全为前提，自愿为原则，以学生饮用奶的标准作为准入门槛，提供多种优质饮用奶的选择，满足学生和家长的需求。

广西约431.48万学生享受营养餐 首次实现全覆盖

广西壮族自治区教育厅26日提供的信息显示，2023年，广西首次实现农村义务教育学生营养改善计划全覆盖[2]。

广西今年启动实施农村义务教育学生营养改善计划全覆盖工作，并于今年10月7日起实现50个扩面县营养餐开餐。今年新增50个县实施营养改善计划，涉及学校9 002所，受益学生约264.88万人。截至目前，加上之前已经实施的60个县，广西所有农村义务教育学生全部享受了营养餐，覆盖农村义务教育学校14 925所，惠及学生约431.48万人。

据了解，2007年，教育部、财政部在广西都安瑶族自治县试点实施为期一学年的贫困地区寄宿制学生营养改善计划，率先在都安县开展营养改善试点工作。2011年11月，国家正式启动实施农村义务教育学生营养改善计划，将广西29个县纳入国家计划范围。截至目前，广西共有营养改善计划县110个，覆盖农村义务教育学校14 925所，惠及学生约431.48万人。营养改善计划实施十多年来，取得了明显成效，受益学生生长发育和营养状况有了明显改善。

营养改善计划实施十多年来，受益学生生长发育和营养状况有了明显改善。教育部2021年监测数据显示：开展营养改善计划的地区各年龄段男女生的平均身高和体重水平逐年升高，增长速度均高于同年龄段全国农村学生的平均水平；监测地区6~15岁学生生长迟缓率为2.3%，比2012年的8.0%下降了5.7个百分点；监测地区学生贫血率为12.0%，比2012年的16.7%下降了4.7个百分点。

据介绍，2023年广西安排23.2亿元支持各地实施营养改善计划，其中，安排0.5亿元支持50个扩面县推进食堂建设和供餐设施设备配备；安排7.44亿元用于50个扩面县营养改善计划膳食补助。2024年，广西将继续在膳食补助和食堂建设方面加大投入力度，支持各地实施营养改善计划。

---

[1] 中山网．提升学校餐食营养条件！中山将引导优质饮用奶进校园［EB/OL］．（2023-12-21）[2024-09-13]．http：//www.zsnews.cn/news/index/view/cateid/35/id/718732.html.

[2] 光明网．广西约431.48万学生享受营养餐 首次实现全覆盖［EB/OL］．（2023-12-27）[2024-09-12]．https：//baijiahao.baidu.com/s?id=1786396726598671664&wfr=spider&for=pc.

营养改善计划 嵩明3万余学生受益（昆明信息港）

农村义务教育学生营养改善计划，是助力学生健康成长、阻断贫困代际传递、促进教育公平发展的重要举措。据悉，嵩明县目前共有63所义务教育阶段中小学，其中，实施营养改善计划的59所农村学校全部实现食堂供餐，共有30 000多名学生受益①。

据了解，2012年国家营养改善计划落地嵩明，11年来，营养改善计划实现由企业供应糕点、水果向学校食堂全面供应完整中餐的转变，发挥了营养改善计划资金效益最大化。同时，嵩明县教体局积极实施"六T"实务管理及"互联网+明厨亮灶"工程，对各学校食堂进行可视化监督，营养改善计划工作实现三个"好起来"（即饭菜质量好起来、菜品分量足起来、家长满意度高起来），形成"校校有食堂，顿顿有陪餐，餐餐有营养"的嵩明特色。

膳食搭配锻造营养改善之果，采取5元或"5+X"元的供餐模式，确保"生活餐+营养餐"餐餐有营养。每顿至少为学生提供一荤两素，一饭一汤。不断完善菜品搭配，提高菜品质量，确保营养均衡。同时，各学校结合实际，通过家长会、家长委员会等方式听取学生家长意见，及时改进学生营养改善计划工作中发现的问题，实现"三个好"的目标，即饭菜质量好起来、菜品分量足起来、家长满意度高起来。

小小一餐饭，惠及大民生。下步，嵩明县还将继续健全农村义务教育学生营养改善计划长效机制，强化食品安全管理，为学生健康茁壮成长护航，共同谱写校园食安新篇章。

陕西省召开农村义务教育学生营养改善计划现场推进会（澎湃新闻）

陕西省农村义务教育学生营养改善计划现场推进会在汉中市城固县召开，省委教育工委副书记、省教育厅副厅长王海波出席会议并讲话。王海波指出，陕西省从2009年起实施的"蛋奶工程"为全国实施农村义务教育学生营养改善计划提供了"陕西经验"。十多年来，全省营养改善计划工作经历了"全面实施—规范管理—食堂供餐—提质增效"四个发展阶段，以"加强领导、强化保障、夯实责任、规范管理"为主线，以食品和资金"双安全"为基础，以"实现食堂供餐全覆盖"为目标，不断改善供餐条件，完善保障机制，强化精细管理，整体工作持续推进，成效显著②。

王海波强调，国家实施农村义务教育学生营养改善计划，提高青少年健康素质，是一件功在当代、利在千秋的德政工程、民心工程，是维护社会公平、推进乡村振兴的重要举措，是提高民族素质、建设人力资源强国的必然要求。他要求，各市、县和有关学校要总结经验，聚焦问题，认真整改，把国家关于营养改善计划的各项政策措施落到实处。

---

① 嵩明县融媒体中心. 营养改善计划，嵩明3万余学生受益［EB/OL］.（2023-11-28）［2024-09-12］. http://www.kmsm.gov.cn/c/2023-11-28/6774889.shtml.

② 澎湃政务. 陕西省召开农村义务教育学生营养改善计划现场推进会［EB/OL］.（2023-12-30）［2024-09-13］. https://m.thepaper.cn/baijiahao_25850552.

第四部分
论文摘要

◎ 中文文献

守护好学生"舌尖上的安全"——农村义务教育学生营养改善计划补助资金审计方法与路径

摘要：正青少年的营养状况，事关国家未来和民族兴旺。党中央、国务院始终关心青少年的健康成长，高度重视中小学生特别是贫困地区农村学生营养改善工作。实施农村义务教育学生营养改善计划，是坚持以人民为中心的发展思想的具体体现，是维护社会公平、提高民族素质的重要举措。习近平总书记在2016年全国卫生与健康大会上强调"有针对性地实施贫困地区学生营养餐或营养包行动，保障生长发育"①。

农村义务教育学生营养改善计划资金审计应重点把握的内容和环节

正为进一步改善农村学生营养状况，提高农村学生健康水平，加快农村教育发展，促进教育公平，从2011年秋季学期起，国家在集中连片特殊困难地区启动农村义务教育学生营养改善计划试点工作，包括国家计划地区（资金由中央财政全额承担）和地方计划地区（资金由地方财政承担，中央财政在地方落实国家基础标准后，给予生均定额奖补）。农村义务教育学生营养改善计划资金审计，是对各级财政投入用于营养改善计划的相关资金申报、分配、拨付、管理、使用情况，以及相关政策落实情况的审计监督，涉及政府所属财政、教育、市场监督等相关部门，以及实施营养改善计划的学校等其他相关单位②。

海南省汉族中小学生2005—2019年营养不良趋势分析

[目的] 了解2005—2019年海南省汉族中小学生营养不良变化趋势，为完善儿童青少年营养改善措施提供参考依据。[方法] 以中国学生体质与健康调研中海南省2005年、2010年、2014年和2019年的32 949名7~18岁汉族中小学生为样本，采用《学龄儿童青少年营养不良筛查标准》判定营养不良类型。采用χ^2检验、χ^2趋势检验进行统计学分析。[结果] 在2005—2019年的4次调查中，中小学生的营养不良检出率分别为22.12%、18.80%、15.89%、9.56%，增幅为-12.56%，年平均增速为-5.82%，呈现逐年下降趋势

---

① 秦雪，孙英皓，陈实. 守护好学生"舌尖上的安全"——农村义务教育学生营养改善计划补助资金审计方法与路径[J]. 经济责任审计，2024，(8)：59-63.
② 周锋. 农村义务教育学生营养改善计划资金审计应重点把握的内容和环节[J]. 审计与理财，2024，(8)：11-12.

（$\chi^2_{趋势}$=600.72，P<0.01），其中消瘦类型占比最高（8.87%~20.15%）。2005—2019年7~18岁各年龄组学生营养不良检出率均呈下降趋势（$\chi^2_{趋势}$值分别为56.44、60.04、61.48、42.49、51.81、50.81、72.86、101.34、86.38、24.81、17.72、10.38，P值均<0.01）；2005—2019年4次调查中，男生营养不良检出率均高于女生，2005—2014年3次调查中，乡村学生营养不良检出率均高于城镇（χ^2值分别为92.07、35.16、25.29、29.98；64.35、4.26、6.32，P值均<0.05）。[结论]2005—2019年海南省7~18岁汉族中小学生的营养不良呈逐年改善趋势，以消瘦型为主，但总体检出率仍较高，在不同年龄、性别和城乡间存在差异。应进一步采取针对性措施加强对中小学生膳食的干预，以改善儿童青少年营养状况①。

中国三省份小学生饮用奶干预前后食物摄入状况研究

[目的] 了解并评价饮用奶干预前后小学生食物摄入状况，为改善学龄儿童营养健康状况提供科学依据。[方法] 采用分层随机抽样选取东、中、西各1个省份的各1个城市点和1个农村点，共6个调查点，选取小学3~5年级学生作为研究对象，将推广学生奶的学校学生作为干预组、未推广学生奶的学校学生作为对照组。基线调查后，对干预组学生进行以发放预包装纯牛奶和营养健康宣教为主的膳食干预，干预时间为1年，同时对学生家长进行营养健康宣教。[结果] 干预组和对照组儿童在谷类食物、坚果、蔬菜、水果、畜禽肉、零食、液态奶、乳饮料8类食物干预前后的摄入量差值有统计学差异；城市儿童干预组和对照组在坚果、蔬菜、水果、零食、乳饮料共5类食物干预前后的摄入量差值有统计学差异；农村儿童干预组和对照组在谷类、蔬菜、水果、畜禽肉、液态奶、含糖饮料共6类食物干预前后的摄入量差值有统计学差异。[结论] 营养教育及膳食干预可有效改善学龄儿童饮奶及膳食摄入状况②。

儿童奶粉干预对学龄前儿童生长发育的影响

[目的] 评价儿童奶粉干预对学龄前儿童体格生长及体成分发育的影响。[方法] 2023年3月在湖北省黄梅县1所幼儿园内招募10个班级内5~6岁学龄前儿童，以班级为单位整群随机分组为2组，干预组儿童停用每日下午1次、每次125 mL学生奶，替换为儿童奶粉。儿童奶粉每日上下午各1次，每次25 g，温水冲调为200 mL，为期2个月，对照组儿童继续保持日常学生奶饮用。在干预前和干预结束时调查其基本特征、膳食、身体活动及健康状况，并测量其身高、体重及体成分数据。t检验比较两组儿童干预前后体格及体成分差值的差异，多重线性回归调整可能混杂因素的影响。[结果] 经过2个月儿童奶粉干预，干预组儿童的身高增长比对照组高0.31 cm（P<0.01），年龄别身高Z评分增

---

① 左欣，李颖琪，赵樱樱，等．海南省汉族中小学生2005—2019年营养不良趋势分析［J］．中国学校卫生，2024，45（7）：950-954．
② 代港，陈慕磊，成雪，等．中国三省份小学生饮用奶干预前后食物摄入状况研究［J］．中国食物与营养，2024，30（6）：9-12．

加比对照组多 0.06（$P<0.01$），身体蛋白质含量增加比对照组多 0.03 kg（$P<0.05$）；而 2 组儿童的体重、体质指数、体脂、瘦体重、身体矿物质含量及身体总水量的变化均无显著差异（$P>0.05$）。［结论］儿童奶粉干预 2 个月可能改善学龄前儿童的身高增长，但其对学龄前儿童体格及体成分的影响仍待进一步研究①。

金乡县 6~15 岁农村义务教育学生营养健康现状分析

［目的］通过收集本地区中小学生的营养与健康状况，分析学生存在的营养健康问题，为政府部门制定相关政策提供基础信息。［方法］按随机抽样的原则，2021 年在全县中小学校选取小学和初中各 5 所，每个年级抽取 1 个班，共抽取 1 933 名学生进行身高、体质量、血红蛋白等指标的检测；采用趋势 χ^2 检验、t 检验对各项指标检出率进行线性趋势检验。［结果］男女生平均身高和体质量均高于全国同年龄组平均水平；生长迟缓率、消瘦率、营养不良率、超重率和肥胖率分别为 0.21%、6.31%、6.52%、14.61% 和 19.14%，贫血患病率为 3.16%；不同年龄组学生消瘦率、营养不良率差异均有统计学意义（χ^2 = 22.709、23.089，均 $P<0.05$）；小学生肥胖率高于初中生（χ^2 = 10.468，$P<0.05$）；女生贫血率高于男生（χ^2 = 15.265，$P<0.05$）。［结论］应进一步加强营养健康教育，改善营养环境，全面促进学生的营养均衡发展②。

2023 年征文活动二等奖获奖论文——农村义务教育学生营养改善计划政府采购需求策划中的问题与对策研究

正农村义务教育学生营养改善计划已实施 12 年，农村学生身体素质、营养水平明显提高。但在相当长的时期内，营养改善计划涉及的大宗食品及原辅材料并未进行有效的招标采购管理，本文从策划营养改善计划采购需求的角度，对确定采购项目属性、品目、标包划分、响应中小企业采购政策等方面进行研究和探讨，为更好地完成营养改善计划采购工作提供参考③。

2021 年学生营养健康状况监测地区中小学生维生素 A 水平及影响因素

［目的］分析 2021 年"农村义务教育学生营养改善计划"（简称"学生营养改善计划"）监测地区中小学生维生素 A 水平及影响因素。［方法］血清维生素 A 浓度 0.2~

---

① 马艳美，周杨，郭林啸，等. 儿童奶粉干预对学龄前儿童生长发育的影响［J］. 中国食物与营养，2024，30（6）：17-22.

② 翟如义，王宪龙，曹静，等. 金乡县 6~15 岁农村义务教育学生营养健康现状分析［J］. 医学动物防制，2024，40（9）：889-893.

③ 吴群，金郁扬. 2023 年征文活动二等奖获奖论文——农村义务教育学生营养改善计划政府采购需求策划中的问题与对策研究［J］. 招标采购管理，2024，（5）：36-39.

0.3 μg/mL 定义为维生素 A 边缘性缺乏，0.2 μg/mL 定义为维生素 A 缺乏，将维生素 A 边缘缺乏和缺乏合并为维生素 A 不足。对"学生营养改善计划"监测地区 6~17 岁中小学生开展问卷调查、体格检测和实验室检查，分析其维生素 A 水平及影响因素。[结果] 45 702 名中小学生维生素 A 的均值为 0.37（0.31，0.44）μg/mL，维生素 A 边缘缺乏率为 18.3%，缺乏率为 1.0%。不同性别、年龄组、学校所在地的中小学生维生素 A 营养状况存在差异。多因素 logistic 回归分析模型分析结果显示 6~9 岁年龄组（$OR=3.892$，95% CI：3.303~4.587，$P<0.001$）、学校位于农村（$OR=1.148$，95% CI：1.072~1.229，$P<0.001$）、父母一方及以上在外务工（$OR=1.234$，95% CI：1.153~1.321，$P<0.001$）、母亲文化程度在高中及以下（$OR=1.169$，95% CI：1.046~1.306，$P=0.006$）、无法保证每天都喝奶（$OR=1.155$，95% CI：1.075~1.240，$P<0.001$）、蔬菜摄入 4 种/d（$OR=1.081$，95% CI：1.006~1.163，$P=0.034$）的中小学生维生素 A 不足的风险增加。[结论] 2021 年"学生营养改善计划"学生营养健康状况监测地区中小学生维生素 A 边缘缺乏率较高，且低年龄段儿童更易发生维生素 A 边缘缺乏或维生素 A 缺乏。母亲文化程度、奶类和蔬菜摄入情况等是维生素 A 缺乏的潜在影响因素，需社会予以关注和重视[1]。

高校大学生营养膳食现状调查与改善方案——以西南交通大学希望学院为例

随着现代生活节奏的加快，高校大学生的营养膳食问题日益受到关注。然而，由于饮食不规律、营养知识缺乏等原因，许多大学生的营养摄入并不均衡。因此，了解大学生的营养需求与现状，对于制定有效的改善方案至关重要。本文以西南交通大学希望学院为例，对大学生营养膳食现状进行调查，分析当前大学生饮食中存在的问题并提出改善方案，为大学生营养膳食改善提供有益参考[2]。

2012—2019 年内蒙古学生营养改善计划试点地区学校食堂膳食供应改善状况

[目的] 了解 2012—2019 年内蒙古自治区"农村义务教育学生营养改善计划"实施 7 年后，试点地区学校食堂食物和营养素供应的改善情况，为更好地实施学生营养改善计划及制定营养干预策略提供依据。[方法] 在内蒙古实施"学生营养改善计划"的 8 个试点县，按照随机抽样的原则，在每个县随机抽取 20% 的学校（包括小学和初中），用记账法对 2012 和 2019 学年学校食堂食物供应情况和学生就餐情况进行调查。不同年份学生构成情况用 χ^2 检验进行比较，使用 Wilcoxon 秩和检验方法进行不同年份食物及营养素供应情况的组间比较。[结果] 2019 年学校食堂蔬菜、禽畜肉和植物油供应量偏低的比例由

---

[1] 孙文鑫，徐培培，甘倩，等. 2021 年学生营养健康状况监测地区中小学生维生素 A 水平及影响因素 [J]. 中华疾病控制杂志，2024，28（5）：523-529.

[2] 龚帅帅，杨茗茗，谢林利，等. 高校大学生营养膳食现状调查与改善方案——以西南交通大学希望学院为例 [J]. 中国食品工业，2024，（9）：50-52.

56.82%、72.73%和68.18%降低为29.41%、32.35%和20.59%，而供应量偏高的比例由25.00%、6.82%和20.45%增加到55.88%、44.12%和50.00%，差异均有统计学意义（$P<0.05$）。其余种类的食物供应变化不明显（$P<0.05$）。2019年能量、蛋白质、维生素A、维生素C和铁供应量偏低的比例由2012年的36.36%、18.18%、56.82%、45.45%和29.55%明显降低为8.82%、8.82%、26.47%、26.47%和8.82%；供应量偏高的比例由原来的45.45%、59.09%、31.82%、43.18%和52.27%明显增加到79.41%、88.24%、64.71%、73.53%和82.35%，差异均有统计学意义（$P<0.05$）。2019年学校食堂对豆制品、鸡蛋和牛奶供应量偏低的学校所占的比例分别为94.12%、52.94%和50.00%，对盐供应量偏高的学校食堂所占的比例超过一半。[结论]2012—2019年内蒙古农村学生营养改善计划实施后，试点地区学校食堂供餐情况明显改善，但是尚存在不合理的问题，需进一步改进[1]。

2023年贵州省贫困地区中小学生维生素D营养状况及影响因素研究

[目的]探讨贵州省贫困地区中小学生维生素D营养状况及其影响因素，为制定有针对性的营养改善措施提供科学依据。[方法]采用多阶段整群抽样的方法，在贵州省2023年实施"农村义务教育学生营养改善计划"的9个重点监测县（区）抽取小学初中各4所，共2519名学生进行问卷调查、体格检查和血生化指标检测，采用多因素logistic回归分析维生素D营养现况及影响因素。[结果]贵州省贫困地区中小学生维生素D平均水平为（22.59±6.66）ng/mL，维生素D偏低率为37.51%。女生维生素D偏低率（46.17%）高于男生（29.11%），差异具有统计学意义（χ^2值=78.213，$P<0.001$），不同地区学生维生素D偏低率差异明显（χ^2值=23.454，$P<0.001$），随着年龄的升高维生素D偏低率呈升高趋势（$\chi^2_{趋势}$=44.905，$P<0.001$）。多因素logistic回归分析结果显示，与相应参照组相比，少数民族（$OR=0.706$，95%CI：0.590~0.844）、户外活动≥60 min/d（$OR=0.791$，95%CI：0.663~0.943）、居住在乡村（$OR=0.747$，95%CI：0.616~0.906）是维生素D水平偏低的保护因素；肥胖（$OR=2.133$，95%CI：1.390~3.272）、女生（$OR=2.238$，95%CI：1.882~2.662）、11~13岁组（$OR=1.849$，95%CI：1.521~2.248）和14~17岁组（$OR=2.000$，95%CI：1.576~2.539）是维生素D水平偏低的危险因素。[结论]贵州省贫困地区中小学生维生素D偏低率较高，需制定个性化营养干预措施改善维生素D营养状况[2]。

2012—2021年河南省营养改善计划地区学生生长迟缓情况分析

[目的]了解2012—2021年河南省农村义务教育学生营养改善计划地区中小学生生长

---

[1] 崔春霞，赵彤，张雯宇，等. 2012—2019年内蒙古学生营养改善计划试点地区学校食堂膳食供应改善状况[J]. 实用预防医学，2024，31（5）：570-573.

[2] 孙燕，郭华，李洪波，等. 2023年贵州省贫困地区中小学生维生素D营养状况及影响因素研究[J]. 现代预防医学，2024，51（8）：1400-1405，1466.

迟缓变化情况，为改善营养不良促进学生健康成长提供依据。[方法]采用分层随机整群抽样，分别从河南省29个监测县抽取10%的小学和初中，每个年级不低于40人，8年共抽取学生1 198 228人，对其身高进行测量，分析生长迟缓情况。[结果]2012—2021年河南省监测地区学生生长迟缓检出率分别为1.33%、1.23%、1.08%、0.74%、0.87%、0.71%、0.80%、0.43%，呈波动式下降趋势。总体检出率女生（1.09%）高于男生（0.85%）（$X^2 = 189.596$，$P<0.05$），小学（0.99%）高于初中（0.79%）（$X^2 = 61.862$，$P<0.05$）。男、女生，小学、初中阶段、各年龄组在不同年份间的生长迟缓检出率基本均呈波动式下降趋势（P均<0.05）。各年份生长迟缓检出率6~12岁呈先下降后上升趋势，13岁下降后又呈上升趋势，16岁升至最高。[结论]2012—2021年河南省农村义务教育学生营养改善计划地区学生生长迟缓检出率呈波动式下降趋势，但仍有一定的比例，需采取针对性的干预政策[1]。

长沙市居民营养素养现状调查及改善对策

[目的]了解长沙市居民营养素养具备情况及影响因素，为长沙居民健康素养提升科学决策提供理论参考。[方法]采用成年人营养素养测量量表和问卷星获得数据；采用占比对分类变量进行描述，采用方差分析、t检验对计量资料进行组间比较。[结果]共收到1 088份有效问卷，被调查者营养素养的总得分为（155.41±29.22）分，营养素养的总得分率为72.28%，其中互动技能、评判技能、获取技能、应用技能、知识储备、知识理解6个维度得分率分别为70.85%、68.63%、68.88%、67.99%、82.31%、78.06%。营养素养得分与常住地、职业、收入、学历显著相关，农村地区、低收入、低文化层次人群的营养素养总分相对较低，常住城市人口、专业技术人员、医药卫生相关学生或工作人员的营养素养总分较高。常住地（$t=9.027$，$P<0.05$）、职业（$F=21.192$，$P<0.05$）、收入（$F=17.416$，$P<0.05$）、学历（$F=24.881$，$P<0.05$）是居民营养素养的影响因素。[结论]长沙市居民的营养素养整体水平低，农村地区居民、低学历、低收入群是营养科普教育的重点[2]。

2021年河南省中小学生营养改善计划地区家庭饮食环境分析

[目的]分析2021年河南省农村义务教育学生营养改善计划重点监测县学生家庭饮食环境情况，为进一步加强营养健康教育提供数据支撑。[方法]于2021年在河南省实施"农村义务教育学生营养改善计划"的5个重点监测县中采取分层随机整群抽样方法抽取5 673名中小学生对其身高体重进行测量，并对其家长进行问卷调查，分析家长营养健康知识、饮食行为、家长对子女体型的认知等情况。[结果]儿童家长营养健康知识知

---

[1] 李凤娟，王丽茹，许凤鸣，等. 2012—2021年河南省营养改善计划地区学生生长迟缓情况分析[J]. 现代预防医学，2024，51（8）：1431-1434，1485.

[2] 李治伟，罗小琴，周丽平，等. 长沙市居民营养素养现状调查及改善对策[J]. 医学动物防制，2024，40（6）：606-609.

晓率为 68.94%（3 911/5 673），健康饮食行为发生率为 26.65%（1 512/5 673），儿童超重肥胖检出率为 27.38%（1 553/5 673），55.37%（3 141/5 673）的家长能准确评估儿童营养状况，偏差主要为低估儿童营养状况，占 41.62%（2 361/5 673），且认知偏差与家长知识知晓率及健康饮食行为无关。家长对儿童体型的认知和儿童实际营养状况的一致性较差（$Kappa=0.203$，$P<0.001$）。［结论］河南省农村义务教育学生营养改善计划重点监测县家庭饮食环境中家长营养健康知晓率较高，但健康饮食行为发生率和对儿童营养状况的认知正确率偏低，存在知行分离现象；家长普遍低估了儿童的营养状况，对儿童超重肥胖的控制不利①。

2018—2022 年新疆生产建设兵团农村营养改善学校供餐情况及学生营养状况分析

［目的］了解新疆生产建设兵团农村营养改善计划实施地区学校供餐情况以及学生营养状况，为提高营养改善计划开展效果提供参考依据。［方法］在新疆生产建设兵团开展营养改善计划地区，采取问卷调查法获取 2018—2022 年初中、小学学校供餐情况，并采用分层随机整群抽样的方法在小学、初中各年级抽取 1 个班监测学生的身高和体重并进行营养状况评估。运用秩和检验和 χ^2 检验进行数据分析，检验水准为 $\alpha=0.05$。［结果］2018 年学校食堂供应早餐、午餐和晚餐的比例分别为 89.8%、87.3% 和 69.5%。2022 年学校食堂供应 3 餐的比例分别为 63.9%、100.0% 和 63.9%。2018 年生产迟缓、消瘦、正常、超重、肥胖检出率分别为 2.0%、7.4%、74.5%、9.7% 和 6.4%。2022 年生产迟缓、消瘦、正常、超重和肥胖检出率分别为 6.8%、10.9%、66.2%、10.0% 和 6.9%。2022 年营养正常的学生占比 66.2%，相较于 2018 年下降了 8.3%，2021 年超重和肥胖检出率最高（11.9% 和 9.0%）。2018—2022 年学生的生长迟缓和消瘦率总体呈上升趋势，差异有统计学意义（$Z=613.37$，P 均 <0.05）。2018—2022 年男生超重、肥胖、生长迟缓和消瘦检出率均高于女生，差异具有统计学意义（P 均 <0.05）。2018—2022 年小学生的超重和肥胖均检出率高于初中生，差异有统计学意义（P 均 <0.05）。［结论］新疆生产建设兵团学校供餐以午餐为主，学生营养不良有上升趋势，且同时存在超重肥胖的问题。重点关注男生营养状况以及小学生的超重肥胖情况②。

中国三省份小学生饮奶干预知信行评价

［目的］对中国三省份小学生饮奶干预项目知信行进行评价，为指导小学生科学饮奶提供参考。［方法］采用随机抽样的方法，各抽取海南省、湖北省和四川省的 1 个城市点和 1 个农村点，共计 6 个调查点；每个调查点分别选取 1 所推广学生奶的学校作为干预

---

① 李凤娟，王丽茹，刘晶晶，等. 2021 年河南省中小学生营养改善计划地区家庭饮食环境分析［J］. 中国公共卫生，2024，40（4）：418-422.
② 陈慧，王芝梦，余敏，等. 2018—2022 年新疆生产建设兵团农村营养改善学校供餐情况及学生营养状况分析［J］. 职业卫生与病伤.

组，1 所没有推广学生奶的学校作为对照组。每日向干预组学生发放 200 mL 的预包装纯牛奶，同时发放纸质宣传材料和开展有针对性的健康讲座；对照组学校学生不实施任何干预。干预组和对照组的调查对象均为小学三、四、五年级学生。[结果] 对于营养相关知识掌握情况，干预组在干预前后"学龄儿童每天的饮奶量""纯牛奶的作用""酸奶不可以代替牛奶"的知晓率差值高于对照组。对于营养相关态度情况，干预组在干预前后"愿意了解奶类相关的营养知识""愿意听从书本、老师和家长的饮食指导""食物喜好纯牛奶""会坚持喝奶""食物的营养重要"的百分比差值均高于对照组。对于营养相关行为情况，干预组在干预前后"每周饮奶 5 天及以上""会关注配料表和营养标签""经常选择奶或者奶制品作为零食""会主动向家长或者学校索要奶""会主动向家长或老师提出营养健康问题"的百分比差值均高于对照组。[结论] 综合运用营养健康指南，从饮奶知识和行为等多方面入手进行宣教和干预，能够提高学生的知信行，促进科学健康的饮奶行为①。

浙江省农村学生营养改善计划地区中小学生肥胖类型与血脂的关系

[目的] 探讨中小学生不同肥胖类型与血脂指标的关联，为进一步控制中小学生肥胖及血脂偏高提供科学依据。[方法] 于 2021 年 9—11 月在浙江省农村义务教育学生营养改善项目 5 个监测点采用分层整群随机抽样的方法选取 1 244 名中小学生进行身高、体重检测，并采集静脉血进行血脂检测。采用 χ^2 检验和 Logistic 回归分析中小学生肥胖类型与血脂之间的关联。[结果] 中小学生的超重率、肥胖率、腹型肥胖率、血脂偏高率分别为 15.11%，12.46%，17.60%，21.78%。高三酰甘油发生风险肥胖组是非超重肥胖组的 3.97 倍（95%CI = 2.54~6.20），腹型肥胖组是正常腰围组的 4.45 倍（95%CI = 2.95~6.72）（P 值均<0.05）。胆固醇偏高超重肥胖且腰围正常组与非超重肥胖且腰围正常组相比 OR 值最高（OR = 2.53，95%CI = 1.45~4.42），血脂和三酰甘油偏高超重肥胖且腰围异常组 OR 值最高（OR = 1.82，95%CI = 1.33~2.48；OR = 3.64，95%CI = 2.45~5.43）（P 值均<0.05）。[结论] 浙江省农村义务教育学生营养改善计划地区中小学生超重肥胖、腹型肥胖、血脂异常检出率均较高。儿童腹型肥胖与血脂异常关系更为密切，应定期对中小学生进行腰围测量及相关知识的普及②。

蒙牛集团与贵州"村超"合作守护青少年营养健康

[摘要] 正 3 月 14 日，蒙牛集团学生奶业务部与贵州榕江县人民政府在榕江举行"贵州村超×希望工程·蒙牛少年足球公益行"合作签约仪式。双方将举办"希望工程·

---

① 成雪，杨博，代港，杨等. 中国三省份小学生饮奶干预知信行评价 [J]. 中国食物与营养，2024，30（6）：5-8.
② 赵栋，黄李春，苏丹婷，等. 浙江省农村学生营养改善计划地区中小学生肥胖类型与血脂的关系 [J]. 中国学校卫生，2024，45（3）：414-418.

大学生膳食营养的现状分析与思考

社会经济的快速发展,进一步增强了人们对膳食营养的重视。大学生的膳食营养状况直接影响其学习、生活状态以及身体健康。本文总结了目前大学生膳食营养现状,多角度分析了其膳食营养不合理的原因,并提出了改善措施,以促进大学生合理膳食、均衡营养②。

2021年浙江省中小学生超重与肥胖现状及影响因素分析

［目的］了解浙江省中小学生超重与肥胖现状及影响因素,为下一步制定干预措施提供科学依据。［方法］于2021年9—12月,按照"学生营养改善计划"在浙江省5个县(市、区)采用分层整群随机抽样方法,从小学3年级到初中3年级抽取5 593名学生作为研究对象,通过问卷调查和体格检查收集学生基本情况、身高和体重信息。根据WS/T 586—2018《学龄儿童青少年超重与肥胖筛查》标准判定超重与肥胖,采用logistic回归分析超重与肥胖影响因素。［结果］有效调查5 220名中小学生,超重、肥胖率分别为15.10%（788人）、12.32%（643人）。男生超重、肥胖率分别为17.69%（485人）、14.89%（408人）,女生超重、肥胖率分别为12.22%（303人）、9.48%（235人）,男生的超重与肥胖率均高于女生（χ^2=42.604、47.399,均$P<0.001$）。不同体重学生间早餐差异、肉类食用频率、豆类与水果摄入频次和每次摄入量差异均无统计学意义（$P>0.05$）,但每次肉类摄入量存在统计学意义（χ^2=37.154,$P<0.001$）。logistic回归分析结果显示,男生、每次肉类摄入量高、每周饮料饮用频率高是超重与肥胖的共同危险因素,低年龄、睡眠不足、每天蔬菜摄入种类多是肥胖的危险因素。［结论］浙江省中小学生超重与肥胖现象较为严峻,尤其是小年龄段男生。建议通过控制总能量摄入、适量摄入肉类量、控制饮料饮用频次、保障睡眠等来改善中小学生超重肥胖现状③。

福建省农村义务教育学生营养改善计划地区学生贫血状况及影响因素分析

［目的］了解2021—2022年福建省营养改善计划地区学生贫血状况,分析其影响因

---

① 蒙牛集团与贵州"村超"合作守护青少年营养健康［J］.酒·饮料技术装备,2024,(2):30-31.

② 任伟伟,刘希凤,张艾青,等.大学生膳食营养的现状分析与思考［J］.现代食品,2024,30(3):118-121.

③ 赵栋,顾炜,苏丹婷,等.2021年浙江省中小学生超重与肥胖现状及影响因素分析［J］.中国公共卫生,2024,40(2):181-185.

素。[方法] 采用多阶段分层随机整群抽样的方法，共抽取 8 895 名学生纳入研究。依据 WHO 贫血诊断标准，分析不同特征学生的 Hb 水平和贫血率，采用 logistic 回归模型分析贫血的可能影响因素。[结果] 2021—2022 年福建省农村营养改善计划地区学生 Hb 均值为 134.44 g/L，贫血率为 7.21%。多因素 logistic 回归分析显示，女生（$OR=1.51$，95% CI：1.28~1.78）、位于乡镇或者村里的学校（$OR=1.50$，95% CI：1.71~1.91）、教育局统一提供食谱的学校（$OR=3.80$，95% CI：1.62~8.92）、没有开展过健康宣传教育的学校（$OR=1.54$，95% CI：0.09~0.62）和不知道如何预防缺铁性贫血的学生（$OR=1.29$，95% CI：1.03~1.63）是学生贫血的危险因素；每周午餐提供肉类次数≥3 次的学校食堂（$OR=0.74$，95% CI：0.56~0.99）、每周摄入肉类量 14 个乒乓球的学生（$OR=0.78$，95% CI：0.62~0.98）、每天摄入蔬菜种类≥3 种（$OR=0.53$，95% CI：0.32~0.89）是学生贫血的保护因素。[结论] 福建省农村义务教育学生营养改善计划地区学生贫血率低于全国实施学生营养改善计划的平均水平，但是显著高于全国 6~17 岁儿童的贫血率，学生贫血状况还有很大的改善空间，需要在今后的工作中开展有针对性的干预来改善学生的贫血状况①。

2012—2021 年河北省营养改善计划地区义务教育阶段学生身高及生长迟缓率变化

[目的] 了解 2012—2021 年"农村义务教育学生营养改善计划"实施以来，河北省营养改善地区学生身高的变化及生长迟缓状况的变化，为更好地改善学生健康状况以及为下一步决策提供依据。[方法] 采用分层整群的抽样方法对河北省纳入监测的学校的学生进行体检，测量其身高计算生长迟缓率。[结果] 2021 年同年龄段男生、女生平均身高比 2012 年平均增长 3.62 cm、2.65 cm（P 均<0.01）。2012—2021 年间男生平均身高增长的峰值在 12、13 岁，增加值为 5.7 cm，女生平均身高增长的峰值在 11、12 岁，增加值为 4.3 cm。男生、女生的生长迟缓率逐年下降（卡方线性趋势检验 P 均<0.005）。[结论] 2012—2021 年我省农村学生营养改善计划地区 6~15 岁学生平均身高均增加，但身高平均增速低于全国水平，学生生长迟缓率呈逐年下降趋势，生长迟缓率低于全国平均水平②。

学校供餐计划与人力资本积累的研究进展

为探究学校供餐计划对人力资本积累的影响，采用文献综述方法，系统回顾和梳理学校供餐计划的国际研究进展，阐明学校供餐计划的概念和理论基础，重点分析其对人力资本积累的短期影响、长期效果以及溢出效应。在此基础上，探究学校供餐计划的方案设计和国际经验，进一步分析现阶段中国农村义务教育学生营养改善计划取得的成效和可能的

---

① 黄峥，阳丽君，吴慧丹. 福建省农村义务教育学生营养改善计划地区学生贫血状况及影响因素分析 [J]. 现代预防医学，2024，51（2）：238-244.

② 苗润晓，罗晓燕，赵晶晶，等. 2012—2021 年河北省营养改善计划地区义务教育阶段学生身高及生长迟缓率变化 [J]. 现代预防医学，2024，51（2）：250-253，384.

不足，并提出相应完善建议。结果表明：学校供餐计划对人力资本积累具有重要影响，中国需要进一步构建项目监督和激励机制，结合其他益贫政策，发挥营养健康教育的协同作用，进而提高人力资本和促进乡村振兴。本研究的梳理总结有助于加深对学校供餐计划的认识，同时为我国有效实施营养干预项目，促进儿童人力资本积累和减少贫困代际转移提供借鉴和思考[1]。

即时性图像法应用于学龄儿童膳食评估的效果评价

[目的] 将即时性图像法膳食调查技术应用于学龄儿童膳食评估，并进行效果评价，为学生营养改善计划中膳食评估方法的改良提供参考。[方法] 在贵州省龙里县民族完全中学和铜仁市正光小学各招募20名学生，分别使用称重法、24小时回顾法、即时性图像法对其进行膳食评估，通过相关性分析及配对 t 检验/Wilcoxon 秩和检验对即时性图像法和24小时回顾法分别与称重法的一致性进行评价。[结果] 相关性分析结果显示，即时性图像法与称重法的相关性更优，数据的分布更集中于线性趋势（$r=0.954$，$P<0.01$），配对 t 检验或秩和检验结果显示，即时性图像法与称重法数据的差异较小，四分位数间距较小（$P<0.01$）。24小时膳食回顾法在单个膳食或是总膳食都高估了食物摄入量（$d=4.00\pm16.00$，$P<0.001$），而即时性图像法对总膳食的评估则没有出现这种情况（$d=0.00\pm8.63$，$P=0.852$）。[结论] 即时性图像法应用在学龄儿童膳食摄入量评估中显示出相对有效性，有望应用于农村义务教育学生营养改善计划[2]。

国家试点与地方试点的协同：来自学生营养改善计划的证据

摘要：本文采用队列双重差分模型评估中国营养改善计划在县层面实施国家试点模式或地方试点模式分别对受益儿童高中入学率产生的政策效果，借此对这两种试点展开模式比较。研究发现，国家试点模式与地方试点模式各有利弊且互为补充。地方试点模式的政策效果受到地方财政能力和地方官员偏好的干扰。虽然国家试点模式能够避免这些不足，但其成本效益又低于地方试点模式。因此，在城市层面，相比"一刀切"地采用国家试点或地方试点的单一模式，因"县"制宜采取国家试点与地方试点协同的双重模式能够取得更加显著的政策效果。本文不仅从试点模式的角度丰富了政策试点的理论研究，也为"中国之制"迈向"中国之治"的政策实践提供了有益参考[3]。

---

[1] 任静茹, 郑晓冬, 方向明. 学校供餐计划与人力资本积累的研究进展 [J]. 中国农业大学学报, 2024, 29 (2): 216-224.

[2] 彭江江, 刘俊, 石柱, 等. 即时性图像法应用于学龄儿童膳食评估的效果评价 [J]. 中国食物与营养, 2023, 29 (11): 71-77.

[3] 金刚, 尹衍斐, 沈坤荣. 国家试点与地方试点的协同：来自学生营养改善计划的证据 [J]. 世界经济, 2023, 46 (11): 30-53.

某医学院校女大学生不良饮食习惯与月经病相关性分析——以成都某中医类院校为例

[目的] 调查成都某中医类院校在校女大学生月经情况,分析不良饮食与月经病相关性。[方法] 采用随机分层整群抽样法,于2021年11月至12月,自编成都某中医类院校女大学生月经相关调研问卷,对其进行调查。[结果] 痛经人数占被调查人数的58.6%,痛经频率与每周饮用奶茶杯数、与月经期间生冷食物呈现显著负相关($P<0.05$);痛经程度与每周饮用奶茶杯数、吃早餐是否规律呈现显著正相关($P<0.05$),与月经期间生冷食物呈现显著负相关($P<0.05$);月经周期与月经期间生冷食物、节食频率呈现显著正相关($P<0.05$);痛经人群每周饮用奶茶杯数显著高于未痛经人群($P<0.05$);痛经人群吃早餐规律程度显著差于未痛经人群($P<0.05$);痛经人群吃生冷食物频率显著低于未痛经人群($P<0.05$)。月经情况得分与饮食习惯得分每周饮用奶茶杯数、甜食喜爱程度、吃早餐是否规律均呈现显著正相关($P<0.05$)。[结论] 成都某中医类院校女大学生月经病与不良饮食因素具有相关性,喜食奶茶、甜食与不吃早餐可能为新的潜在因素①。

促进我国乳制品消费战略研究报告

本报告深入研究了中国奶类消费现状和特征,从供给端和消费端分析我国奶类消费制约因素。提出我国奶业通过创建中国奶业20强企业发展平台,加大产品创新,拓展消费渠道,加快数字化发展,推广国家学生饮用奶计划,开展中国小康牛奶行动等方式积极促进消费提升,并给出未来进一步扩大国内需求、提升消费水平的建议和措施②。

2016—2019年广州市农村9~12岁儿童青少年血压偏高与体质指数的关联分析

[目的] 探讨儿童青少年血压偏高与体质指数(BMI)之间的关系,为制定有效的血压偏高防控措施提供依据。[方法] 数据来源于2016—2018年"全国学生常见病及健康危险因素监测"工作中广州地区数据及2019年"广州市农村义务教育学生营养改善项目"数据,选取资料完整的9~12岁儿童青少年2021名。采用χ^2检验进行组间率的比较,采用多因素logistic回归分析血压偏高与BMI之间的关系,计算人群归因危险度百分比并评估控制肥胖后对预防血压偏高的影响。[结果] 2016—2019年广州市农村9~12岁儿童青少年血压偏高检出率为5.7%,其中单纯性收缩压偏高、单纯性舒张压偏高和混合性血压偏高检出率分别为3.2%、3.3%和0.8%。血压随年龄逐渐增高,血压偏高检出率

---

① 谭颖,黄叶芳,朱博玉,等. 某医学院校女大学生不良饮食习惯与月经病相关性分析——以成都某中医类院校为例[J]. 新疆中医药,2023,41(05):94-98.
② 陈萌山,刘亚清,王加启,等. 促进我国乳制品消费战略研究报告[J]. 中国奶牛,2023,(10):1-10.

呈现为公办学校学生高于民办学校学生（$X^2 = 16.556$，$P<0.001$），非住校学生高于住校学生（$X^2 = 13.421$，$P<0.001$），随 BMI 的增大而逐渐增加（$X^2_{趋势} = 23.106$，$P<0.05$）。肥胖组男生和女生血压偏高检出率分别为正常组的 2.7 倍和 3.8 倍，肥胖是血压偏高的危险因素（$OR = 3.1$，$95\% CI$：$1.8 \sim 5.1$）。肥胖对血压偏高的人群归因危险度百分比为 15.3%，控制肥胖后，血压偏高的预期检出率降至 4.8%。[结论] 广州市农村 9~12 岁儿童青少年血压偏高以单纯性舒张压偏高为主，血压随 BMI 的增大而逐渐增加，预防和控制肥胖是预防血压偏高的关键措施[1]。

营养投入与农村青少年学业表现——来自农村义务教育学生营养改善计划的证据

基于四期中国教育追踪调查数据，构建双重差分模型来评估农村义务教育学生营养改善计划对我国农村青少年人力资本积累的效果。结果表明，营养改善计划显著提高了居住在农村、城镇及城郊地区学生的学业表现，使得学生的学习成绩平均增加了 5.101 个标准差，且这一促进作用随着时间推移不断增加。进一步分析表明，营养摄入使得学生更有可能升学进入高中并提高其高一成绩排名。研究结果对于制定减小城乡健康与发展不平等、促进教育公平的公共政策具有重要启示[2]。

◎ 英文文献

Addressing the Gap of Nutrition in Medical Education: Experiences and Expectations of Medical Students and Residents in France and the United States
解决医学教育中的营养差距：法国和美国医学生和住院医师的经验与期望

Distinct pedagogical approaches within medical curricula in France and in the U. S. reflect a growing recognition of the importance of nutrition to address major public health challenges. However, recent generations of medical students have expressed mixed opinions regarding nutrition education. What pedagogical approach may improve nutrition education? Despite different medical systems, students from both France and the U. S. share similar concerns and expectations, that nutrition knowledge must be embedded in the curriculum and must be engaging. Hands-on, sys-

---

[1] 黄婕，曾淳子，马婕，等. 2016—2019 年广州市农村 9~12 岁儿童青少年血压偏高与体质指数的关联分析 [J]. 现代预防医学，2023，50（19）：3519-3524，3533.

[2] 宋月萍，胡曦元. 营养投入与农村青少年学业表现——来自农村义务教育学生营养改善计划的证据 [J]. 湘潭大学学报（哲学社会科学版），2023，47（5）：24-31.

tem-based, epistemological, and multidisciplinary approaches need better articulation to forge a robust medical curriculum. In the rapidly changing contexts of medicine and public awareness, social science research may facilitate recommendations for improved nutrition education[①].

法国和美国医学课程中独特的教学方法反映出人们越来越认识到营养对解决重大公共卫生挑战的重要性。然而,最近几代的医学生对营养教育表达了不同的意见。什么样的教学方法可以提高营养教育的效果?尽管法国和美国的医疗体系不同,但两国的学生都有相似的关注点和期望,那就是营养知识必须融入课程中,并且必须引人入胜。一个健全的医学课程需要更优质的实践、系统基础、认识论和多学科4个维度的融合表达。在医学和公众认知迅速变化的大背景下,社会科学研究可能有助于提出改进营养教育的建议。

Eat to Treat: The Methods and Assessments of a Culinary Medicine Seminar for Future Physicians and Practicing Clinicians
饮食治疗:未来医师和临床医师烹饪医学研讨会的方法和评估

Nutrition-associated chronic disease is an epidemic in the United States (US), yet most medical schools lack adequate nutrition education. We developed a six-session culinary medicine (CM) seminar entitled "Eat to Treat: A Nutrition Course for Future Clinicians" that teaches culinary skills, nutrition science, and counseling techniques to improve clinical nutrition management. The seminar was offered in-person to first-year medical students in a medical school-based teaching kitchen from 2017 to 2019. A virtual three-session course was also offered to practicing clinicians in 2020. Voluntary self-efficacy questionnaires were collected at the beginning of the first and last sessions of the student seminar, and paired t-tests determined the course's effect on survey items. A total of 53 first-year medical students attended the program over five semesters, and 39 students (73.6%) completed both surveys. All except one measure of self-efficacy were significantly higher at session 6 than session 1 ($P<0.05$). A post-course survey was utilized for the clinician seminar and of the 31 participants, 14 completed the surveys; 93% and 86% of respondents agreed the course was clinically relevant and improved their confidence, respectively. We developed a CM curriculum that improved nutrition knowledge and confidence among a professionally diverse cohort and may represent a scalable education model to improve nutrition education in US medical schools[②].

营养相关慢性疾病在美国是一种流行病,然而大多数医学院缺乏足够的营养教育。因此,我们开发了一个6期的以"从饮食到治疗:未来临床医生的营养课程"为主题的烹

---

① THIRCUIR S, CHEN N N, MADSEN K A. Addressing the gap of nutrition in medical education: experiences and expectations of medical students and residents in France and the United States [J/OL]. Nutrients, 2023, 15 (24): 5054 [2024-09-12]. https://doi.org/10.3390/nu15245054.

② DONOVAN K, THOMAS O W, SWEENEY T, et al. Eat to treat: the methods and assessments of a culinary medicine seminar for future physicians and practicing clinicians [J/OL]. Nutrients, 2023, 15 (22): 4819 [2024-09-12]. https://doi.org/10.3390/nu15224819.

饪医学研讨会，本次研讨会主要教授烹饪技巧、营养科学和咨询技术，以提高临床营养管理的效果。2017—2019 年，在医学院教学厨房对一年级医学生进行了面对面的授课；2020 年，向执业临床医生提供了 3 期虚拟课程。在第一次和最后一次课程开始前收集医学生的自愿性自我效能问卷调查，利用配对 t 检验确定课程对调查项目的影响。共有 53 名一年级医学生参加了 5 期及以上的课程，其中 39 名学生（73.6%）完成了两项调查。除一项自我效能感指标外，其他指标在第六节均显著高于第一节（$P<0.05$）。对临床医生在课程结束后进行了问卷调查，在 31 名临床医师中，有 14 人参与了调查；其中，93% 和 86% 的参与者认为该课程具有临床相关性，可提升医生的临床营养水平。结果表明，这种临床营养管理课程可有效提高不同专业人群的营养知识水平，可能是提高美国医学院营养教育水平的一种可推广的教育模式。

Medical Nutrition Education for Health, Not Harm: BMI, Weight Stigma, Eating Disorders, and Social Determinants of Health
医学营养教育是为了健康而非伤害：BMI、体重耻辱、饮食失调和健康的社会决定因素

Effective nutrition training is fundamental to medical education. Current training is inadequate and can cause harm to students and patients alike; it leaves physicians unprepared to counsel on nutrition, places undue focus on weight and body mass index (BMI), can exacerbate anti-obesity bias, and increase risk for development of eating disorders, while neglecting social determinants of health and communication skills. Physicians and educators hold positions of influence in society; what we say and how we say it matters. We propose actionable approaches to improve nutrition education to minimize harm and pursue evidence-based, effective, and equitable healthcare[①].

有效的营养培训是医学教育的基础。目前的培训不够充分，可能会对学生和患者造成伤害；培训不充分也使医生对营养咨询准备不足，过分关注体重和体重指数（BMI），这可能会加剧肥胖歧视，增加患饮食失调症的风险，同时忽视了健康的社会决定因素和沟通技巧。医生和教育工作者在社会中具有影响力；他们说什么以及如何说都很重要。在此，本文提出了改进营养教育的可行方法，以尽量减少伤害，追求循证、有效和公平的医疗保健。

It is Time: Free Meals at Schools for All
是时候为所有人提供免费学校餐了

The link between school feedingprogrammes (SFP) and the promotion of healthy eating and

---

① GUNSALUS K T W, MIXON J K, HOUSE E M. Medical nutrition education for health, not harm: BMI, weight stigma, eating disorders, and social determinants of health [J]. Med. Sci. Educ., 2024, 34 (3): 679-690.

health is being explored in studies performed in different countries. The coronavirus disease-19 pandemic has revealed flaws and weaknesses in contemporary food systems, with many school-age children experiencing food insecurity and hunger. There is intense debate among policymakers regarding whether government SFP should be universal or targeted. Countries such as Brazil and India, which have two of the most comprehensive universal free-of-charge programmes, have shown the benefits of SFP, including improved nutritional status, support for more sustainable food systems, attendance and academic performance. Evidence shows and supports actions advocating that it is time to offer healthy and free school meals for all students[①].

学校供餐计划与促进健康饮食和健康之间联系的研究正在不同国家开展。2019新型冠状病毒病大流行暴露了当代食物系统的缺陷和弱点，而且许多学龄儿童还面临粮食不安全和饥饿的问题。政府的学校供餐计划应该是普遍性的、还是有针对性的，政策制定者有明显的不同意见。而巴西和印度等国拥有两项最全面的全民免费计划，它们已在很多方面显示出学校供餐计划的益处，例如在改善营养状况、支持更可持续的粮食系统、提高出勤率和学习成绩等方面。证据表明应倡导为所有学生提供健康和免费校餐的行动。

Creating Healthy Environments for Schools: A Comprehensive Approach to Improving Nutrition in Arkansas Public Schools
为学校创造健康的环境：改善阿肯色州公立学校营养的综合方法

Background: Nutrition plays a vital role in children's physical and emotional health. More than half of school age children's calories are provided in the school food environment, making school interventions an opportunity to address child nutrition.

Methods: The Creating Health Environments for Schools (CHEFS) program is designed to leverage local resources to create customized solutions that improve the nutritional content of school food and encourage children to choose healthier food. There are 8 components: 1) customizing nutrition plans, 2) modifying/replacing menu items, 3) helping procure healthier food, 4) providing equipment grants, 5) training cafeteria staff, 6) implementing environmental changes and nudges, 7) engaging students and parents, and 8) supporting sustainability. Supporting child nutrition directors is key to facilitating cooperation with schools.

Implications for school health policy, practice, and equity: Menu modifications and procurement are interrelated and depend on successfully collaborating with corporate, independent, and local food services organizations. Limited school budgets require low or no-cost solutions and staff training. Student and parent engagement are critical to facilitate culturally-appropriate solutions that increase awareness of healthy food.

Conclusions: Every school district has particular resources and constraints. CHEFs engaged

---

① BANDONI D H, OTTONI I C, AMORIM A L B, et al.. It is time: free meals at schools for all [J]. Br. J. Nutr., 2024, 131 (8): 1447-1451.

stakeholders to design customized solutions and encourage healthier nutrition for school children[1].

［背景］营养在儿童身心健康中起着至关重要的作用。学龄儿童一半以上的热量是在学校食品环境中提供的，因此使得学校干预措施成为解决儿童营养问题的一个机会。

［方法］"为学校创造健康环境"项目旨在利用当地资源，创造定制化的解决方案，以提高学校食品的营养成分含量，鼓励儿童选择更健康的食品。该计划包括8个组成部分：①定制营养计划，②修改/替换菜单项，③帮助采购更健康的食品，④提供设备资金，⑤培训食堂员工，⑥实施环境变革和激励措施，⑦鼓励学生和家长参与和持续性支持。⑧支持儿童营养理事是促进与学校合作的关键。

［对学校卫生政策、实践和公平的影响］菜单修改和采购是相互关联的，有赖于与企业、独立机构和当地食品服务组织的成功合作。学校预算有限，需要低成本或无成本的解决方案和人员培训。学生和家长的参与对于促进文化适宜的解决方案、提高对健康食品的认识至关重要。

［结论］每个学区都有其特定的资源和限制条件。"为学校创造健康环境"项目旨在与利益相关者合作，设计定制化解决方案，鼓励学龄儿童获得更健康的营养。

Culinary Medicine Experiences for Medical Students and Residents in the US and Canada: A Scoping Review
美国和加拿大医学生和住院医师的烹饪医学经历：一个范围综述

Phenomenon: Despite the importance of diet in the prevention and management of many common chronic diseases, nutrition training in medicine is largely inadequate inmedical school and residency. The emerging field of culinary medicine offers an experiential nutrition learning approach with the potential to address the need for improved nutrition training of physicians. Exploring this innovative nutrition training strategy, this scoping review describes the nature of culinary medicine experiences for medical students and resident physicians, their impact on the medical trainees, and barriers and facilitators to their implementation.

Approach: This scoping review used the Joanna Briggs Institute methodology for scoping reviews and the Preferred Reporting Items for Systematic Reviews and Meta-analyses extension for Scoping Reviews (PRISMA-ScR) checklist as guides. Eligible publications described the nature, impact, facilitators, and/or barriers of nutrition and food preparation learning experiences for medical students and/or residents. Additional inclusion criteria were location (U.S. or Canada), allopathic or osteopathic, English, human subjects, and publication year (2002 or later). The search strategy included 4 electronic databases. Two reviewers independently screened titles/abstracts and a third reviewer resolved discrepancies. The full-text

---

[1] LANGNER J, LANGSTON K, MRACHEK A, et al. Creating healthy environments for schools: a comprehensive approach to improving nutrition in Arkansas public schools [J]. J. Sch. Health, 2024, 94 (7): 653-660.

review consisted of 2 independent reviews with discrepancies resolved by a third reviewer or by consensus if needed, and the research team extracted data from the included articles based on the nature, impact, barriers, and facilitators of culinary medicine experiences for medical trainees.

Findings: The publication search resulted in 100 publications describing 116 experiences from 70 institutions. Thirty-seven publications described pilot experiences. Elective/extracurricular and medical student experiences were more common than required and resident experiences, respectively. Experiences varied in logistics, instruction, and curricula. Common themes of tailored culinary medicine experiences included community engagement/service-based learning, interprofessional education, attention to social determinants of health, trainee well-being, and cultural considerations. Program evaluations commonly reported the outcome of experiences on participant attitudes, knowledge, skills, confidence, and behaviors. Frequent barriers to implementation included time, faculty, cost/funding, kitchen space, and institutional support while common facilitators of experiences included funding/donations, collaboratives and partnerships, teaching kitchen access, faculty and institutional support, and trainee advocacy.

Insights: Culinary medicine is an innovative approach to address the need and increased demand for improved nutrition training in medicine. The findings from this review can guide medical education stakeholders interested in developing or modifying culinary medicine experiences. Despite barriers to implementation, culinary medicine experiences can be offered in a variety of ways during undergraduate and graduate medical education and can be creatively designed to fulfill some accreditation standards[1].

[现象] 尽管饮食在预防和管理许多常见慢性疾病方面很重要，但医学院和住院医师的医学营养培训在很大程度上是不足的。新兴领域的烹饪医学提供了一种体验式的营养学习方法，有可能解决医生对改进营养培训的需求。为了探索这一创新的营养培训策略，本综述描述了医学生和住院医师烹饪医学经验的性质和它们对医学实习生的影响，以及实施营养培训策略的障碍和促进因素。

[方法] 本综述使用 JBI（Joanna Briggs Institute）的范围审查方法、系统综述优先报告条目、范围综述报告规范清单（PRISMA-ScR）Meta 扩展分析作为指导。描述了医学生和住院医生的营养和食物制备学习经验的性质、影响、促进因素和障碍作为文献的纳入标准。其他纳入标准还包括地点（美国或加拿大）、对抗疗法或整骨疗法、英语、人类受试者和出版年份（2002 年或以后）。检索策略包括 4 个电子数据库、两名审核人独立筛选标题/摘要，第三名审核人解决差异。全文综述由 2 篇独立综述组成，如存在分歧或由第三方审核人解决，如有必要，也可通过共识解决，研究小组根据医学培训生烹饪医学经历的性质、影响、障碍和促进因素从纳入的文章中提取数据。

[结果] 共检索到 100 篇文献，这些文献来自 70 个机构，描述了 116 项经验。文献分析发现：37 份文献描述了试验点的经历，选修课或课外活动和医学生经历分别比必修课和住院医师经历更为常见，在后勤、教学和课程方面的经验各不相同。量身定制的烹饪医

---

[1] HILDEBRAND C A, PATEL M B, TENNEY A B, et al.. Culinary medicine experiences for medical students and residents in the U. S. and Canada: a scoping review [J]. Teach. Learn. Med., 2024: 1-27.

学体验的共同主题包括社区参与或基于服务的学习、跨专业教育、关注健康的社会决定因素、学员福祉和文化考虑。项目评估通常报告参与者态度、知识、技能、信心和行为的结果。实施过程中经常遇到的障碍包括时间、师资、成本或资金、厨房空间和机构支持，而常见的经验促进因素包括资金或捐赠、合作和伙伴关系、教学厨房的使用、师资和机构支持以及培训生宣传。

[见解]烹饪医学作为一种创新方法，可满足对改善医学营养培训的需要和日益增长的需求。本综述的结论可为有意开发或修改烹饪医学经验的医学教育相关人员提供指导。尽管在实施过程中会遇到障碍，但烹饪医学体验可以在本科生和研究生医学教育中以各种方式提供，并可以通过创造性的设计来满足一些评审标准。

The Provisions of Learning Experiences in the Early Childhood Development Centers against the COVID-19 Pandemic
新冠疫情下儿童发展中心学习经验的提供

This study aimed to explore the provision of learning experiences for early childhood development at Childhood Development Centers (CDCs) during the Covid-19 pandemic, focusing on the "what" and "how" aspects. Data were collected from 57 participants through in-depth interviews and group interviews involving parents of young children, teachers/caregivers at CDCs, community leaders and committees, as well as relevant government agencies in two areas of Thailand. Content analysis was utilized to analyze the qualitative data gathered between July and November 2020. The findings revealed that CDCs employed various forms of capital, including: human, group and network, local wisdom, organizational, financial, and natural resources, to adhere to the National Childhood Development Center Standards. CDCs provided three distinct patterns of learning experiences for children: 1) Community participation within the local area, involving parents and networks associated with CDCs. 2) Enhancement of systems and mechanisms for collaboration with early childhood development among government, private sectors, and academic sectors at the district level. 3) Promotion of health and wellness among early childhood during the Covid-19 pandemic through encouraging child development, improving nutrition, and preventing the spread of Covid-19①.

本研究旨在探讨COVID-19疫情期间儿童发展中心为幼儿早期发展提供的学习经验，包括"做什么"和"如何做"两个方面。通过深入访谈和小组访谈的方式收集了57名参与者的数据，参与者包括儿童发展中心的幼儿父母、教师或照护者，泰国两个地区的社区领导人和委员会以及相关的政府机构。采用内容分析法对2020年7—11月收集的定性数据进行分析。结果显示，为遵守国家儿童发展中心的标准，儿童发展中心调用了各种形式的资源要素，包括人力、团体和网络、地方智慧、组织、财政和自然资源。儿童发展中心

---

① JIRARATTANAWANNA N, VATTANAAMORN S, KWALAMTHAN W. The provisions of learning experiences in the early childhood development centers against the COVID-19 pandemic [J]. Qual. Res. Educ., 2024, 13 (1): 1-18.

为儿童提供了三种不同的学习经验模式：①当地社区参与，包括家长和与儿童发展中心相关的网络。②加强地区层面政府、私营部门和学术机构与幼儿发展合作的体制。③在Covid-19大流行期间，通过鼓励儿童发育、改善营养和防止Covid-19传播，促进幼儿早期的健康。

Empowering Medical Students: Unveiling the Benefits of Nutrition Seminars and Plant-Based Diets in Medical School Education
授权医学生：在医学院教育中揭示营养研讨会和植物性饮食带来的益处

Background: Whole-food, plant-based (WFPB) dietary patterns can be used as a lifestyle modification to lower blood pressure and lose weight. This study aimed to observe the effects of WFPB dietary patterns and improve nutrition education in medical school. Methods: Forty-six medical students participated in the four-week Plant Plunge challenge, which consisted of a pre- and post-challenge health screening, weekly nutrition seminars, and the personal challenge to eat more WFPB. Afterward, an anonymous survey was sent to participants to analyze nutrition education quality in medical school. Results: The Wilcoxon Signed Rank test indicated statistically significant improvement in weight and blood pressure (BP) ($N=33$). The median (interquartile range) difference in weight from pre- to post- was -0.9 (-2.2, 0.0, $P<0.046\ 1$) pounds, whereas the differences in systolic and diastolic BP were -5.0 (-9.0, -0.5, $P<0.049$) and -7.0 (-11.0, -2.0, $P<0.003\ 7$) mmHg, respectively. Participants were significantly more likely to advocate for the integration of nutrition information into the medical school curriculum ($P=0.016\ 2$). Conclusions: Short-term lifestyle modifications with WFPB dietary patterns help reduce weight and BP. Incorporating nutrition seminars in medical education may improve long-term patient outcomes[①].

［背景］以全食物植物性（WFPB）饮食模式可以作为一种生活方式改变来降低血压和减轻体重。本研究旨在观察以WFPB饮食模式对医学院校营养教育的影响。［方法］46名医科学生参加了为期4周的植物营养挑战，包括挑战前后的健康筛查、每周的营养研讨会和吃更多以植物性全食物的个人挑战。随后，对调查对象进行匿名问卷调查，分析医学院校的营养教育质量。［结果］威尔科克森符号秩检验显示体重和血压（BP）有显著改善（$N=33$）。治疗前后体重的中位数个（四分位数范围）差异为-0.9磅（-2.2，0.0，$P<0.046\ 1$），而收缩压和舒张压的差异为-5.0 mmHg（-9.0，-0.5，$P<0.049$）和-7.0 mmHg（-11.0，-2.0，$P<0.003\ 7$）。受试者更倾向于将营养资讯纳入医学院校课程（$P=0.016\ 2$）。［结论］采用WFPB饮食模式在短期内改变有助于减轻体重和降低血压。在医学教育中加入营养研讨会可以改善患者的长期预后。

---

① HUANG F, SUKHON D, CUMMINGS J R, et al.. Empowering medical students: unveiling the benefits of nutrition seminars and plant-based diets in medical school education [J/OL]. Am. J. Lifestyle Med., 2024：[2024-09-12]. https://doi.org/10.1177/15598276241242732.

Barriers to Implementing Good Nutrition in Pregnancy and Early Childhood: Creating Equitable National Solutions
在妊娠期和幼儿期实现良好营养的障碍：制定公平的国家解决办法

Exposure to deleterious stressors in early life, such as poor nutrition, underlies most adult-onset chronic diseases. As rates of chronic disease continue to climb in the United States, a focus on good nutrition before and during pregnancy, lactation, and early childhood provides a potential opportunity to reverse this trend. This report provides an overview of nutrition investigations in pregnancy and early childhood and addresses racial disparities and health outcomes, current national guidelines, and barriers to achieving adequate nutrition in pregnant individuals and children. Current national policies and community interventions to improve nutrition, as well as the current state of nutrition education among healthcare professionals and students, are discussed. Major gaps in knowledge and implementation of nutrition practices during pregnancy and early childhood were identified and action goals were constructed. The action goals are intended to guide the development and implementation of critical nutritional strategies that bridge these gaps. Such goals create a national blueprint for improving the health of mothers and children by promoting long-term developmental outcomes that improve the overall health of the US population[①].

早年暴露于有害的压力源（如营养不良）是大多数成年慢性病的根源。随着美国慢性病发病率的不断攀升，关注孕前、孕期、哺乳期和幼儿期的良好营养为扭转这一趋势提供了一个有潜力的机会。本报告概述了孕期和幼儿期的营养调查情况，并探讨了种族差异和健康结果、现行国家指导方针以及孕妇和儿童获得充足营养的障碍。讨论了当前改善营养状况的国家政策和社区干预措施，以及医护人员和学生的营养教育现状。确定了孕期和幼儿期营养知识和实施方面的主要差距，并制定了行动目标。这些行动目标旨在指导关键营养战略的制定和实施，以缩小这些差距。同时，通过促进长期发展成果来改善美国人口的整体健康状况的目标为改善母亲和儿童的健康状况绘制了国家蓝图。

Determinants of Nutritional Status, Students' Learning Achievement and Physical Activity: A Cross Sectional Study in Jayapura City, Papua, Indonesia
营养状况、学生学习成绩和身体活动的决定因素：印度尼西亚巴布亚省查亚普拉市的横断面研究

Optimal learning achievement is often obtained through the consumption of nutritious and bal-

---

① RAINFORD M, BARBOUR L A, BIRCH D, et al.. Barriers to implementing good nutrition in pregnancy and early childhood: Creating equitable national solutions [J]. Ann. N Y Acad. Sci., 2024, 1534 (1): 94-105.

anced food, which prevents poor nutritional statuses. This is particularly relevant to Junior High School students aged 12-15 years, who are more prone to experience malnutrition. Therefore, this study aimed to investigate determinants of students' learning achievement according to nutritional status, nutritional knowledge, students' diet, physical activity, and learning interest. This was a descriptive correlation cross-sectional study. Three hundred and fifty Junior High School students in Jayapura Municipality, Papua Province, Indonesia was involved as sample in this study. The study sample were taken by accidental sampling method. The primary data (knowledge of nutrition, diet, physical activity, interest in learning, nutritional status, and learning achievement) and secondary data were obtained from relevant sources and analyzed using frequency distribution analysis and statistical path analysis tests. The results showed the indirect effect of exogenous variables on the endogenous, where nutritional knowledge and students diet influenced nutritional status (P-value = 0.001), but physical activity had no impact (P-value = 0.167). Meanwhile, the direct effect of exogenous variables on the endogenous showed that nutritional knowledge, interest in learning, and nutritional status influenced students' achievement (P-value = 0.001). Thus, nutritional status plays a significant role in determining students' learning achievement. Nutrition knowledge and students diet indirectly affect learning achievement through nutritional status. Nutritional status, nutritional knowledge, and interest in learning directly affect the learning achievement of junior high school students. It is important to improve nutritional status through nutritional knowledge as well as students' diet, therefore this would eventually improve learning achievement[①].

摄入营养均衡的食物可防止出现营养状况不良，从而为获得理想的学习成绩奠定基础。12~15岁的初中生更容易出现营养不良，因此营养均衡与他们的学习成绩更为相关。本研究旨在通过横断面研究从营养状况、营养知识、学生饮食、身体活动、学习兴趣等方面探讨影响学生学习成绩的因素。通过随机抽样法选取印度尼西亚巴布亚省查亚普拉市的350名初中生为研究样本，从相关来源获得第一手数据（营养知识、饮食、体育活动、学习兴趣、营养状况和学习成绩）和二手数据，并使用频率分布分析和统计通径分析检验对数据进行分析。结果显示，外源性变量对内源性变量的直接影响，其中营养知识和学生饮食影响营养状况（P值=0.001），但体育活动没有影响（P值=0.167）。同时，外生变量对内生变量的直接影响表明，营养知识、学习兴趣和营养状况影响学生的学习成绩（P值=0.001）。结果表明，营养状况对学生的学习成绩起着重要的决定作用。营养知识和学生饮食会通过营养状况间接影响学习成绩。营养状况、营养知识和学习兴趣直接影响初中生的学习成绩。通过营养知识和学生饮食来改善营养状况对提高学习成绩有重要作用。

---

① IRAB S P, FLASSY M, ZAINURI A, et al.. Determinants of nutritional status, students' learning achievement and physical activity: a cross sectional study in Jayapura City, Papua, Indonesia [J]. Retos, 2024, 58: 485-494.

Effectiveness of Implementation Strategies to Improve Nutrition Education Interventions in Adults Living in Rural and/or Low-income Communities

改善农村或低收入社区成人营养教育干预措施实施战略的有效性

Objective: The objective of this project was to promote evidence-based practice and identify how to best implement nutrition education interventions for adults living in rural and/or low-income communities.

Introduction: Adults living in rural and/or low-income communities are at increased risk for poor nutrition and chronic health conditions. Patients are referred to the EversCare Clinic (ECC), an ambulatory clinic at an academic medical center in Mississippi, USA, to receive assistance with social needs. In addition to living in rural and/or low-income communities, over 90% of the patients seen at the ECC are food-insecure, yet nutrition education is inconsistently provided.

Methods: The JBI Practical Application of Clinical Evidence System (PACES) and the Getting Research into Practice (GRiP) audit and feedback tools were used. The ECC team conducted a baseline audit of 30 patient electronic health records, designed and implemented best-practice nutrition education strategies, and completed a follow-up audit of 30 patient electronic health records. Four evidence-based criteria for nutrition education in adults living in rural and/or low-income communities were audited, and various interventions were used to address multiple levels.

Results: The baseline audit revealed patients were not receiving recommended nutrition education interventions. Following the implementation, there was a 64.2% improvement in compliance with all four best practice criteria. Involving nursing students proved to be an effective method of improving compliance[①].

［目的］本项目的目标是推广循证实践以及确定如何以最佳方式对生活在农村或低收入社区的成年人实施营养教育干预。

［引言］生活在农村或低收入社区的成年人营养不良和患慢性病的风险不断升高。患者被转诊到美国密西西比州一家学术医疗中心的流动诊所 EversCare Clinic（ECC）以接受社会援助。除了生活在农村或低收入社区外的患者外，在 ECC 见到的患者 90% 以上都是因食品安全不稳定，此外他们被提供的营养教育也不一致。

［方法］使用了 JBI 临床证据实际应用系统（PACES）和"将研究应用于实践"（GRiP）审查和反馈工具。ECC 团队对 30 份患者电子健康记录进行了基线审核，设计并

---

① GHOLAR V M, CHRISTIAN R. Effectiveness of implementation strategies to improve nutrition education interventions in adults living in rural and/or low-income communities [J]. JBI Evid. Implement., 2023, 21: 374-385.

实施了最佳营养教育策略,并完成了30份患者电子健康记录的后续审核。对生活在农村或低收入社区的成年人营养教育的四项循证标准进行了审核,并针对多个层面采取了各种干预措施。

[结果] 基线审计中显示没有接受推荐的营养教育干预措施的患者,在接受最佳营养教育后,四项最佳实践标准的达标率均提高了64.2%。事实证明,护理专业学生的参与是一个有效提高依从性的方法。

From Headphone to Health: Utilizing Podcast to Improve the Nutrition Literacy of High School Students
从耳机到健康:利用播客提高高中生的营养素养

Most of adolescents, especially high school students, have not been able to consume food that fulfills balanced nutrition principles. Low nutrition literacy is one of the causes of nutrition-related problems. In addition, Physical Education teachers' inability to provide balanced nutrition material needs to be addressed a solution, one of which is by using podcast. This study aims to determine the effectiveness of providing balanced nutrition material podcasts to improve nutrition literacy of high school students. Quantitative research with a single group pre-experimental research design with pretest-posttest (one group pretest-posttest design) was used as the method of research. The study sample was 36 people [male: 16, female: 20] selected by using proportional random sampling. Data collection technique to measure the students' nutrition literacy level used multiple choice question instruments [Aiken Validation V: 0.83, Alpha Cronbach's reliability value: 0.749]. Data analysis used paired t-tests, with hypothesis test calculation using IBM SPSS version 23.0. The results showed that there was an increase in nutrition literacy of high school students which was indicated by the results of pretest-posttest of 32.81 to 38.15, and the results of the SPSS test showed the effectiveness of providing balanced nutrition podcast media to improve the nutrition literacy of high school students with a sig value of 0.000 0 < 0.005. Based on these results, it can be concluded that it is effective to provide podcast media to improve the nutrition literacy of high school students. The application of balanced nutrition podcasts in learning helps students gain broad and more accurate insights because they present speakers from nutritionists so that students' nutrition literacy increase[①].

大多数青少年,尤其是高中生消费的食物一直不符合均衡营养原则。其营养素养低是导致营养相关问题的原因之一;此外,生理教师无法提供有关均衡营养知识资料也是导致这一问题的另一原因,亟须解决,而播客的使用有助于解决上述问题。本研究旨在确定利用播客提供均衡营养知识资料对提高高中生营养素养的效果。定量研究采用单组前后测实验设计的研究方法。采用比例随机抽样的方法,选取36人(男16人,女20人)作为研究样本。数据收集采用多项选择题工具测量学生营养素养水平(Aiken验证V: 0.83,

---

① TANINGRUM N, KRISWANTO E S, PAMBUDI A F. From headphone to health: utilizing podcast to improve the nutrition literacy of high school students [J]. Retos, 2024, 59: 267-273.

Alpha Cronbach 信度值：0.749）。数据分析采用配对 t 检验，使用 IBM SPSS 23.0 进行假设检验计算。结果显示，使用播客后，高中生营养素养有所提高，前后测结果为 32.81~38.15，SPSS 检验结果也显示提供均衡营养资料的播客媒体可显著提高高中生营养素养，Sig 值为 0.000 0＜0.005。综上所述，使用播客媒体可有效提高高中生的营养素养，因播客播放的关于均衡营养方面的内容由营养专家主讲，有助于学生获得更广泛、更准确的营养知识，使其营养素养不断提高。

Nutrition Knowledge, Attitudes, and Lifestyle Practices That May Lead to Breast Cancer Risk Reduction among Female University Students in Lebanon
对黎巴嫩女大学生的一项研究显示营养知识、态度和生活方式可能会降低患乳腺癌的风险

Research has identified both nonmodifiable and modifiable risk factors for breast cancer (BC), with accumulating evidence showing that adopting adequate dietary practices could decrease the risk of this disease. This study aimed to assess nutrition knowledge, attitudes, and lifestyle practices (KAP) that may lead to BC risk reduction among female university students in Lebanon and examine the determinants of their practices. A cross-sectional survey was conducted using a convenience sampling method, comprising 356 (response rate：71.2%) female students at the American University of Beirut aged 18 to 25 years with no history of BC. Participants completed a pre-tested questionnaire addressing the objectives of the study. The modified Bloom's cut-off of 75% was used to categorize knowledge and practice scores as poor or good and attitudes as negative or positive. Large proportions of students had poor knowledge (68.3%), negative attitudes (65.4%), and poor practices (98.0%) scores. Pursuing a health-related major and having a higher GPA were associated with better knowledge and attitudes while being older and having a lower degree of stress were associated with positive attitudes only. Having a lower body mass index (BMI) was associated with better practice scores. Better knowledge significantly predicted higher intake of fruits and vegetables. Overall knowledge and attitudes were significantly correlated with each other, but neither was significantly correlated with overall practice. These findings underscore the importance of implementing public health programs geared towards improving nutrition KAP that may lead to BC risk reduction①.

研究发现，乳腺癌（BC）的风险因素既有不可逆的，也有可逆的，越来越多的证据表明适当的饮食习惯可降低患乳腺癌的风险。本研究旨在评估黎巴嫩女大学生的营养知识、态度和生活习惯（KAP），这些知识、态度和生活习惯可能会降低患癌的风险，本研究还探讨了营养知识、态度和生活习惯的决定因素。研究采用便利抽样法进行了横断面调

---

① DEEB N, NAJA F, NASREDDINE L, et al. Nutrition knowledge, attitudes, and lifestyle practices that may lead to breast cancer risk reduction among female university students in Lebanon [J/OL]. Nutrients, 2024, 16 (7)：1095 [2024-09-12]. https：//doi.org/10.3390/nu16071095.

查,调查对象包括贝鲁特美国大学的 356 名(回访率:71.2%)18~25 岁无乳腺癌病史的女学生。参与者完成了一份关于研究目的的预先测试问卷。改良后的布卢姆分界线 75% 作为划分知识素养和实践得分差或好,态度消极或积极的标准。学生中知识贫乏(68.3%)、态度消极(65.4%)、生活习惯欠佳(98.0%)的占比较大。学习健康相关的专业知识和更高的 GPA 与更好的营养知识和态度有关,而年龄较大和压力较小只与积极的态度有关。身体质量指数(BMI)越低,生活习惯得分越高。知识水平越高,水果和蔬菜的摄入量就越高。总体上看知识和态度之间有明显的相关性,但与总体实践之间都没有明显的相关性。这些发现明确表明实施旨在改善营养知识、态度和生活习惯的公共卫生计划的重要性,这可能会降低患乳腺癌的风险。

The Effect of Eight-week Nutrition Education on Nutrition Knowledge, Nutrition Literacy, and Mediterranean Diet in Turkish Adolescents

八周营养教育对土耳其青少年营养知识、营养素养和地中海饮食的影响

Introduction: Adolescence, when nutritional decisions are mostly made individually, is a critical period in which eating habits are orientable. This study aims to evaluate the effectiveness of nutrition education on nutrition knowledge, nutrition literacy, and the Mediterranean diet in Turkish adolescents in the first year of high school. Methodology: This study was conducted in 47 students aged 14-16 at a high school in Ankara, Türkiye. Experimental design with pretest-posttest was used. The students were educated for eight weeks after the pretest administration. Posttests were administered after the eight-weeks intervention. Follow-up tests were administered in the sixteenth week, eight weeks after the administration of the subsequent tests. The Mediterranean Diet Quality Index for Children and Adolescents (KIDMed), Adolescent Nutrition Literacy Scale (ANSL), and self-assessment of nutrition knowledge were compared at 3-time points: pre-education, post-education, and follow-up. All the forms were used in paper format in a class setting during regular school instruction time. Results: Most of those who self-assessed their pre-education nutrition knowledge as insufficient/did not know evaluated their post-education (57.1%; $P=0.027$) and follow-up (50%; $P=0.013$) nutrition knowledge as sufficient. However, there was no significant difference between pre-education ANSL item scores and post-education and follow-up ($P>0.05$). None of the KIDMed items showed a significant change in the desired direction (showing healthier nutrition), either ($P>0.05$). Among the KIDMed items, only the change (in the negative direction) for "Has cereals or grains for breakfast" was statistically significant ($P=0.044$ for pre-post and $P=0.010$ for pre-follow-up test differences). Conclusions: Nutrition intervention improved adolescents' self-reported nutrition knowledge. However, it was insufficient to improve nutrition literacy and the Mediterranean diet. When planning dietary interventions to improve adolescents' diet or eating behaviors, it is suggested to consider individual factors related to adolescents, as well as internet and social media fields and the school/home food environment①.

[导读] 青少年时期，是饮食习惯形成的关键时期，而这一时期的营养决策大多是由个人决定的。本研究的目标是评估土耳其高中一年级青少年的营养教育在营养知识、营养素养和地中海饮食方面的效果。[方法] 本研究选取土耳其安卡拉一所高中的47名14~16岁的学生为研究样本。采用前后测实验设计。学生在前测后接受为期8周的营养教育。在营养教育完成后8周进行后测。在第十六周进行后续试验，即在后续试验进行8周之后。对地中海儿童青少年3个时间点（教育前、教育后和随访）的饮食质量指数（KIDMed）、青少年营养素养量表（ANSL）和营养知识自我评估进行了比较。所有的调查测试均以纸质表格的形式在学校班级正常教学时间进行。在自我评估为教育前营养知识不足或不了解的人中，大多数人认为教育后（57.1%；$P=0.027$）和随访（50%；$P=0.013$）的营养知识是充分的。但是，教育前、教育后和随访期间ANSL中各项目的得分没有明显差异（$P>0.05$）。在KIDMed中也没有任何一个项目在预期方向（显示更健康的营养）上出现明显变化（$P>0.05$）。在KIDMed所有的项目中，只有"早餐食用谷物"一项的变化呈现出统计学上的差异（教育前后$P=0.044$，随访差异为$P=0.010$）。[结论] 营养干预改善了青少年对营养知识的自我认知。然而，营养干预并不足以提高青少年的营养知识水平和地中海饮食习惯。在计划通过饮食干预改善青少年饮食或饮食行为时，建议考虑与青少年相关的个体因素，以及互联网、社交媒体领域、学校或家庭饮食环境。

Pilot Study Assessing the Baseline Physical Activity and Knowledge of Heart Health of Elementary School-Aged Children in Rural South Carolina and the Impact of an Interactive Educational Program

评估南卡罗来纳农村小学学龄儿童基线体力活动和心脏健康知识的试点研究以及互动教育计划的影响

Purpose：This study asked whether, if provided with education on heart-healthy habits, elementary school children in Abbeville, Greenwood, and Saluda counties in South Carolina would retain and desire to implement healthy nutrition and increased exercise. We hypothesized that teaching children about heart-healthy habits would increase their activity levels and improve their desire to be active.

Methods：This was a longitudinal survey study. Children at local after-school programs were given a pre-survey, the Kids' Activity and Nutrition Questionnaire (KAN-Q), to assess their activity levels, diet, and knowledge of heart health. The children had a 15-minute educational period followed by an interactive program. Students completed the same survey at each of the three

---

① ÜNAL G, UÇAR A. The effect of eight-week nutrition education on nutrition knowledge, nutrition literacy, and Mediterranean diet in Turkish adolescents [J/OL]. Rev. Española De Nutr. Humana Y Dietética, 2024：28（2）[2024-09-12]. https：//doi.org/10.14306/renhyd.28.2.2071.

sessions.

Findings: A total of 44 children answered the survey questions at the beginning of each session. Out of the 10 behavioral questions, six indicated a favorable shift towards adopting healthier habits. Whole grain consumption increased to 71% from 32% ($P<0.01$). Vegetable consumption increased from 39% to 88%, and fruit consumption increased from 68% to 92% ($P<0.01$). There was a 30% decrease in the consumption of sugary drinks ($P<0.01$), and a reduction in hours watching television ($P=0.05$). All four knowledge-based questions had an increase in correct responses across the three sessions ($P<0.01$).

Conclusion: To augment behavior, a dual approach of education on nutrition and exercise leads to improved nutrition choices and exercise habits for primary prevention of cardiovascular risk factors in elementary school-aged children. These habits improve adherence to increased physical activity and better nutrition after school[1].

[目的] 研究在美国南卡罗来纳州 Abbeville、Greenwood 及 Saluda 县的小学进行，本研究的目的是检测如若小学生接受心脏健康习惯的教育，他们是否会保留并渴望摄取健康的营养以及增加运动量。我们假设，给儿童讲授有关有益心脏健康行为习惯的知识将增加他们的活动水平以及提高积极活动的愿望。

[方法] 采用纵向调查研究。当地课外活动项目的儿童接受了一项预先调查，即"儿童活动与营养问卷"（KAN-Q），以评估他们的活动水平、饮食以及对心脏健康的了解程度。孩子们先接受了 15 分钟的教育培训，然后参与互动。学生们在 3 次课上都完成了同样的调查。

[结果] 共有 44 名儿童在每节课开始时对调查问题进行了作答。在 10 个行为问题中，有 6 个问题表明人们开始养成更健康的习惯。全谷物消费从 32% 增加到 71%（$P<0.01$）。蔬菜消费量从 39% 增加到 88%，水果消费量从 68% 增加到 92%（$P<0.01$）。含糖饮料的消费量降低了 30%（$P<0.01$），看电视的时长下降了（$P=0.05$）。在 3 节课中 4 个基于知识的问题的正确反应率呈增加趋势（$P<0.01$）。

[结论] 以行为为基础的营养与运动双重教育可改善学龄儿童的营养选择和运动习惯，以达到心血管危险因素的一级预防。这些习惯有助于学龄儿童坚持增加放学后体育活动和摄取更好的营养。

Nutrition Literacy Level of Medical Personnel in Tertiary Hospitals: Evidence From a Cross-sectional Study
三级医院医务人员营养素养水平：来自横断面研究的证据

Background: Nutrition literacy (NL), stemming from health literacy, profoundly

---

[1] DEAL A C, DUDICK M, ABOUTANOS M, et al.. Pilot study assessing the baseline physical activity and knowledge of heart health of elementary school-aged children in rural south *Carolina* and the impact of an interactive educational program [J/OL]. Cureus, 2024, 16 (8): e67802 [2024-09-12]. https://doi.org/10.7759/cureus.67802.

influences dietary habits and chronic diseases. Despite their pivotal societal role, scant research exists on NL levels among medical personnel. This study examined NL levels among tertiary hospital medical staff in Bengbu and identified influencing factors.

Methods: Using cluster sampling, all Bengbu tertiary hospitals were selected, with 4-5 departments randomly chosen. A structured questionnaire assessed demographic characteristics, while the NL short-form scale (NL-SF12) evaluated NL. SPSS 26.0 and AMOS conducted statistical analysis, including confirmatory factor analysis and Cronbach's α for reliability. Chi-square tests and logistic regression analyzed group differences and influencing factors.

Results: The NL-SF12 demonstrated robust reliability and validity. Of participants, 34.22% were male and 65.78% female; 41.03% were doctors and 42.16% nurses. Overall, 45.68% exhibited high NL. Females showed higher total NL ($OR=1.47$, 95% CI: 1.08-1.98), cognition ($OR=1.66$, 95% CI: 1.22-2.24), skills ($OR=1.48$, 95% CI: 1.09-2.00), and interactive NL ($OR=2.21$, 95% CI: 1.53-3.19) than males. Those with a master's or higher had higher total NL ($OR=2.20$, 95% CI: 1.33-3.65) and cognition ($OR=3.23$, 95% CI: 1.94-5.37) than those with an associate degree or less. Pharmacists, inspectors, and technicians had higher total NL ($OR=1.55$, 95% CI: 1.06-2.26) and functional NL ($OR=1.49$, 95% CI: 1.02-2.17). Gender, education level, and career were the influencing factors of nutrition literacy among medical personnel.

Conclusions: Female medical staff and those with a master's degree or higher showed higher nutrition literacy (NL), particularly in cognition and skills. Pharmacists, inspectors, and other technicians exhibited higher levels of total NL and functional NL. Gender, education level, and career were identified as significant influencing factors of nutrition literacy among medical personnel. Understanding and considering these factors are crucial for developing targeted strategies to enhance nutrition literacy among healthcare professionals. Future efforts to improve nutrition literacy through training and interventions should be tailored to the characteristics of different groups to effectively enhance the capabilities and proficiency of healthcare professionals in nutrition knowledge and practice[①].

［背景］营养素养（NL）源于健康素养，其对饮食习惯和慢性疾病有重要影响。尽管NL具有重要的社会作用，但在医务人员中缺乏对NL水平的研究。本研究分析了蚌埠市三级医院医务人员NL水平及其影响因素。

［方法］采用整群抽样方法，在蚌埠市的三级医院随机抽取4~5个科室。采用结构化问卷评估人口学特征、NL简式量表（NL-sf12）评估NL。通过SPSS 26.0和AMOS进行统计学分析（包括验证性因子分析和Cronbach's α信度分析）。卡方测试和逻辑回归分析组间差异和影响因素。

［结果］NL-SF12展示了强劲的信度和效度。在所有参与者中男性占34.22%，女性占

---

① MO G, ZHU E, GUO X, et al.. Nutrition literacy level of medical personnel in tertiary hospitals: evidence from a cross-sectional study [J/OL]. Arch. Public Health, 2024, 82 (1): 124 [2024-09-12]. https://doi.org/10.1186/s13690-024-01350-0.

65.78%；41.03%为医生，42.16%为护士。总体而言，45.68%的人 NL 较高。女性的总 NL（$OR=1.47$, 95% CI: $1.08\sim1.98$）、认知能力（$OR=1.66$, 95% CI: $1.22\sim2.24$）、技能（$OR=1.48$, 95% CI: $1.09\sim2.00$）和交互 NL（$OR=2.21$, 95% CI: $1.53\sim3.19$）均高于男性。硕士及以上学历者的 NL 总分（$OR=2.20$, 95% CI: $1.33\sim3.65$）和认知能力（$OR=3.23$, 95% CI: $1.94\sim5.37$）均高于大专及以下学历者。药师、检验人员和技术人员的总 NL（$OR=1.55$, 95% CI: $1.06\sim2.26$）和功能性 NL（$OR=1.49$, 95% CI: $1.02\sim2.17$）较高。性别、教育程度和职业是影响医务人员营养素养的因素。

[结论]女性医务人员和硕士及以上学历的女性营养素养（NL）较高，尤其是在认知和技能方面。药剂师、检验员和其他技术人员表现出较高水平的总 NL 和功能性 NL。性别、教育水平和职业被确定为医务人员营养素养的重要影响因素。了解和考虑这些因素对于制定有针对性的策略以提高医疗保健专业人员的营养素养至关重要。未来通过培训和干预措施提高营养素养的努力应针对不同群体的特点，以有效提高医疗保健专业人员在营养知识和实践方面的能力和熟练程度。

Status of Healthy Choices, Attitudes and Health Education of Children and Young People in Romania—A Literature Review
罗马尼亚儿童和青少年健康选择、态度和健康教育现状——文献综述

Background and Objectives: This study aims to assess the health status and factors influencing healthy choices among children and young people in Romania, as well as the efficacy of related health education programs. Through understanding these dynamics, the study seeks to provide insights that can shape targeted interventions, policies, and educational strategies to improve this demographic's overall health and well-being. Materials and Methods: For this study, we performed a literature review of original published papers on the health status, healthy habits, health education, predisposition to making healthy choices in the future, and accessibility to the paediatric health system of Romanian children and young people, as well as the effects of different types of educational interventions on this demographic in Romania. Results: The prevalence of dental caries is high in Romania. In terms of eating habits and nutritional status, a worrying proportion of children are overweight or obese, which can lead to a variety of future physical and psychological problems. In terms of physical activity, few adolescents demonstrate regular fitness practices. Romania presents an increase in alcohol and tobacco consumption among adolescents. The mental health of students has become a pressing public health concern, exacerbated by the COVID-19 pandemic. The use of social networks is linked to mental health issues among young people. Romania still has one of the highest rates of sexually transmitted diseases and faces a high incidence of cervical cancer, with a mortality rate three times higher than the EU average. High rates of teenage pregnancies are linked to limited information about sexuality and a lack of access to family planning at a young age. There are large discrepancies in the accessibility of medical services between urban and rural areas. Conclusions: Romania faces significant obstacles to providing high-quality healthcare to children and young people. Improving nutrition, immunisation rates, and access to medical services represent essential areas for enhancing the health of children and young people in Romania[①].

［背景和目的］本研究旨在评估罗马尼亚儿童和年轻人的健康状况和影响健康选择的因素，以及相关健康教育项目的效果。通过了解这些动态，该研究试图为提高人口健康水平在针对性的干预措施、政策和教育战略方面提供洞见。［材料和方法］本研究中，对已发表的有关罗马尼亚儿童和青少年的健康状况、健康习惯、健康教育、未来做出健康选择的倾向、儿科医疗系统的可及性，以及影响罗马尼亚人口群体的不同类型的教育干预措施的原始文献，进行了回顾。［结果］罗马尼亚龋病患病率较高。在饮食习惯和营养状况方面，超重或肥胖的儿童比例令人担忧，这可能会导致各种各样的身体和心理问题。在身体活动方面，很少有青少年会有规律地进行健身活动。罗马尼亚的青少年酒精和烟草消费有所增加。在COVID-19疫情的影响下，学生心理健康已成为紧迫的公共卫生问题。社交网络的使用会关系到青少年心理健康。罗马尼亚还是性传播疾病发病率最高的国家之一，宫颈癌发病率很高，死亡率比欧盟平均水平高出3倍。青少年怀孕率高与性知识有限和年轻时缺乏计划生育机会有关。城乡医疗服务的可及性存在很大差异。［结论］罗马尼亚在向儿童和年轻人提供高质量医疗保健方面面临重大障碍。提高营养水平、免疫接种率和获得医疗服务是改善罗马尼亚儿童和青年健康的重要领域。

Efficacy of a School-Based Education Intervention on the Consumption of Fruits, Vegetables and Carbonated Soft Drinks Among Adolescents
校本课程教育干预对青少年水果、蔬菜和碳酸软饮料消费的影响

Objectives: To evaluate the efficacy of a school-based education intervention on the consumption of fruit, vegetables and carbonated soft drinks among adolescents.

Design: Cluster-randomised controlled trial.

Setting: Eight secondary schools from Dhaka, Bangladesh, participated in this trial and were randomly allocated to intervention (n 160) and control groups (n 160).

Participants: A total of 320 students from 8th to 9th grades participated and completed the self-reported questionnaires at baseline, and at 8 and 12 weeks. The intervention included weekly classroom-based nutrition education sessions for students and healthy eating materials for students and parents. Repeated measures ANCOVA was used to assess the effects of the intervention.

Results: Daily fresh fruit intake was more frequent in the intervention (26%) compared to the control group (3%) at 12 weeks ($P=0.006$). Participants from the intervention group also

---

① ROŞIOARĂ A I, NĂSUI B A, CIUCIUC N, et al.. Status of healthy choices, attitudes and health education of children and young people in Romania-a literature review [J/OL]. Med. Kaunas Lith., 2024, 60 (5): 725 [2024-09-12]. https://doi.org/10.3390/medicina60050725.

reported a significantly ($P<0.001$) higher (49%) proportion of fresh vegetable intake compared to the control group (2%) at 12 weeks. Frequency of daily carbonated soft drinks intake decreased (25%) in the intervention group at 12 weeks compared to baseline, while it remained unchanged in the control group; the interaction effect was observed significant ($P=0.002$).

Conclusion: Our school-based education intervention increased the daily frequency of fresh vegetables and fruit intake and decreased carbonated soft drink consumption among adolescents in the intervention group. There is a need for scaling up the intervention to engage students and empower them to develop healthy dietary habits[①].

［目的］评估校本课程教育干预对青少年摄入水果、蔬菜和碳酸软饮料的效果。

［设计］聚类随机对照试验。

［设置］孟加拉国达卡的 8 所中学参与了这项试验，将参与者随机分配成干预组（n 160）和对照组（n 160）。

［参与者］共 320 名 8~9 年级的学生在初始、8 周和 12 周时参与并完成了自我报告问卷。干预措施包括每周为学生提供以课堂为基础的营养教育课程，并为学生和家长提供健康饮食材料。采用重复测量 ANCOVA 来评估干预的效果。

［结果］12 周时，干预组（26%）每天摄入新鲜水果的频率比对照组（3%）更高（$P=0.006$）。干预组的参与者在 12 周时摄入新鲜蔬菜的比例（49%）也显著高于对照组（2%）（$P<0.001$）。与初始时相比，干预组在 12 周时每天摄入碳酸软饮料的频率下降了（25%），而对照组则保持不变；交互效应显著（$P=0.002$）。

［结论］校本课程教育干预增加了干预组青少年每天新鲜蔬菜和水果的摄入频率，减少了碳酸饮料的摄入。有必要扩大干预力度，让学生参与进来，使他们有能力培养健康的饮食习惯。

Assessing Nutrition Literacy and Nutrition Counseling Proficiency Following an Interdisciplinary Culinary Medicine Elective
跨学科烹饪医学选修课后营养素养和营养咨询熟练程度的评估

Context: Culinary medicine (CM) is a growing field of education that aims to bridge the gap between the clinical need for nutritional counseling and the lack of education on the topic. Healthcare professionals can aid in nutrition-related noncommunicable disease (NCD) prevention by improving a patient's dietary behavior. However, the presence of nutrition education in healthcare curricula is lacking. Early evidence indicates that CM could address this gap.

Objectives: The objectives of this study are to determine if the provision of an interdisciplinary CM elective will improve student knowledge and confidence with counseling on nutrition and culinary principles, and to improve personal dietary habits of students.

---

① AHMED K R, KOLBE-ALEXANDER T, KHAN A. Efficacy of a school-based education intervention on the consumption of fruits, vegetables and carbonated soft drinks among adolescents [J]. Public Health Nutr., 2023, 26 (12): 3112-3121.

Methods: This was a one-group pretest-posttest quasi-experimental design. First- and second-year osteopathic medical students (OMS) and nurse practitioner students were recruited to participate in a CM elective via email. Participants were excluded if they were not in good academic standing at their respective institutions. Twelve individuals ($n = 8$ medical; $n = 4$ nursing) were enrolled in the course. Participants completed pre- and postcourse surveys to determine changes in nutrition literacy (Nutrition Literacy Assessment Instrument [NLit42]), nutrition counseling proficiency (Nutrition Survey for Family Practitioners), and dietary quality (Automated Self-Administered 24-h dietary assessment tool; ASA24®). A two-sided, paired t test was conducted to determine changes in outcome variables.

Results: All 12 participants completed the precourse assessments, and 8 participants completed the postcourse assessments. Culinary activity attendance was 94.5%. Participants exhibited a statistically significant increase in their overall nutrition literacy scores after completing the CM elective ($P = 0.006$). Literacy subcategories indicated that the improvement came from the participant's ability to understand household measurements ($P = 0.005$) better. Increases in self-reported proficiency were observed for participants' confidence to counsel on nutrition and prevention/wellness ($P = 0.02$) and macronutrients in health and food safety ($P = 0.01$). No statistically significant changes in the personal dietary pattern or quality were observed.

Conclusions: The interdisciplinary CM elective improved nutrition literacy and some aspects of counseling proficiency. Although small shifts in dietary variables were observed, the elective did not statistically improve participants' dietary pattern. However, some changes that were observed may lead to clinically relevant outcomes if maintained long-term. These findings are encouraging. Implementing CM as an educational tool could improve healthcare practitioners' ability to understand and counsel patients on nutrition to prevent the nutrition-related NCDs[①].

［内容］烹饪医学（CM）是一个不断发展的教育领域，旨在弥补营养咨询临床需求与相关教育缺乏之间的差距。卫生保健专业人员可以通过改善患者的饮食行为来帮助预防与营养有关的非传染性疾病。然而，医疗营养教育课程缺乏。早期证据表明CM可以解决这一差距。

［目标］本研究的目的是探讨跨专业CM选修课的开设是否能提高学生对营养和烹饪原理的知识和信心，以及改善学生的个人饮食习惯。

［方法］采用单组前后测准实验设计。通过电子邮件招募一年级和二年级骨科医学学生（OMS）和执业护士学生参加CM选修课。排除在各自机构的学习表现不佳的参与者。共12人（$n=8$ 医学；$n=4$ 名护士）被招募参加课程。被招募者完成了课前和课后调查，以确定营养素养（营养素养评估工具［NLit42］）、营养咨询熟练程度（家庭医生营养调查）和膳食质量（自动自我管理的24小时膳食评估工具；ASA24®）。采用双侧配对t检验确定结果变量的变化。

---

① KIRBY A N, DEBELLIS J, WOLTER K, et al.. Assessing nutrition literacy and nutrition counseling proficiency following an interdisciplinary culinary medicine elective [J]. J. Osteopath. Med., 2024, 124 (10): 421-428.

[结果] 12 名参与者均完成了课前评估,8 名参与者完成了课后评估。烹饪活动出席率为 94.5%。受试者在完成选修课程后,其整体营养素养得分显著提高($P=0.006$)。素养子类别结果表明,参与者对家庭测量的理解能力($P=0.005$)有所提高。在营养与预防或健康咨询($P=0.02$)和健康与食品安全中的大量营养素($P=0.01$)方面,观察到参与者自我报告的熟练程度有所提高。个人饮食模式或饮食质量在统计学上未观察到显著变化。

[结论] 跨学科的 CM 选修课提高了营养素养和咨询专业度的某些方面。虽然观察到饮食变量有小的变化,但在统计学上选择性饮食未表现出改善参与者的饮食模式的效果。然而,一些观察到的变化如果长期保持,可能在临床上产生相关效果。这些研究结果令人振奋。将 CM 作为一种教育工具实施,可以提高医疗保健从业人员对营养问题的理解和咨询能力,以预防与营养有关的非传染性疾病。

Using the Nutrition Facts Label to Make Food Choices Is Associated with Healthier Eating among 8th and 11th-Grade Students: An Analysis of Statewide Representative Data from the 2019-2020 Texas School Physical Activity and Nutrition Survey

使用营养成分标签进行食物选择与 8 年级和 11 年级学生的更健康饮食有关:对 2019—2020 年得克萨斯州学校体育活动和营养调查的全州代表性数据分析

Background: Nutrition labels are a tool to inform and encourage the public to make healthier food choices, but little information is available about use in multi-ethnic adolescent populations in the U. S. The purpose of this study was to examine associations between the level of nutrition label usage and healthy/unhealthy eating behaviors amonga statewide representative sample of 8th and 11th-grade students in Texas. Methods: We analyzed cross-sectional associations between the Nutrition Facts label use and eating behaviors from a statewide sample of 8th and 11th-grade students in Texas, ($n=4,730$, weighted $n=710,731$, mean age $=14.7\pm1.6$ years; 49% female, 51% Hispanic), who completed the 2019-2020 Texas School Physical Activity and Nutrition (TX SPAN) survey. Students self-reported their level of nutrition label usage to make food choices (5-point Likert scale from "Never" to "Always") and previous day consumption of 26 food items (13 healthy, 13 unhealthy). The 26 food items were used to calculate a Healthy Eating Index (HEI) score (0-100), a Healthy Foods Index (HFI) score (0-100), and an Unhealthy Foods Index (UFI) score (0-100). Weighted linear regression models were employed to examine the associations between self-reported use of nutrition labels to make food choices and HEI, HFI, and UFI scores. Marginal predicted means of HEI, HFI, and UFI scores were calculated post hoc from linear regression models. The odds of consuming specific individual food items for nutrition label usage were also calculated from weighted logistic regression models. All linear and logistic regression models were adjusted for grade, sex, Body Mass Index

(BMI), race/ethnicity, economic disadvantage, and percentage of English language learners by school. Results: A total of 11.0% of students reported always/almost always using nutrition labels to make food choices, 27.9% reported sometimes using them, while 61.0% indicated they never/almost never used nutrition labels to make food choices. The average HEI score among students in the sample was 47.7 ± 5.9. Nutrition Facts label usage was significantly and positively associated with HEI ($b = 5.79$, 95%CI: 4.45, 7.12) and HFI ($b = 7.28$, 95%CI: 4.48, 10.07), and significantly and negatively associated with UFI ($b = -4.30$, 95%CI: -6.25, -2.34). A dose-response relationship was observed between nutrition label usage and HEI, HFI, and UFI scores, such that the strength of these associations increased with each one-point increase in nutrition label usage. Students who reported using nutrition labels always/almost always to make food choices had significantly higher odds of consuming healthy foods including baked meat, nuts, brown bread, vegetables, whole fruit, and yogurt ($OR_{range} = 1.31 - 3.07$), and significantly lower odds of consuming unhealthy foods including chips, cake, candy, and soda ($OR_{range} = 0.48 - 0.68$) compared to students who reported never/almost never using the Nutrition Facts label. Conclusions: Using the Nutrition Facts labels to make food choices is beneficially associated with healthy and unhealthy eating among 8th and 11th-grade students, although the proportion of students using nutrition labels to make their food choices was low. Public health efforts should be made to improve nutrition literacy and encourage nutrition label use among secondary students in the United States[①].

[背景] 营养标签是一种告知和鼓励公众选择更健康食品的工具，但关于营养标签在美国多种族青少年人群中使用情况的信息很少。本研究的目的是，通过德克萨斯州8年级和11年级学生的全州代表性样本，研究营养标签使用水平与健康和不健康饮食行为之间的关系。

[方法] 我们分析了营养成分标签使用与饮食行为之间的横断面关联，样本来自德克萨斯州全州范围内的8年级和11年级学生（$n=4~730$，加权$n=710~731$，平均年龄＝14.7岁±1.6岁；49%为女性，51%为西班牙裔），他们完成了2019—2020年德克萨斯州学校生理活动与营养（TX SPAN）调查。学生自我报告了他们在选择食物时使用的营养标签水平（从"从不"到"总是"Likert 5级计分法）和前一天食用的26种食物情况（13种健康，13种不健康）。采用健康饮食指数（HEI）得分（0~100）、健康食品指数（HFI）得分（0~100）和不健康食品指数（UFI）得分（0~100）来分别计算这26种食品得分。利用加权线性回归模型来检查自我报告使用营养标签进行食品选择与HEI、HFI和UFI评分之间的联系。从线性回归模型中计算HEI、HFI和UFI评分的边际预测平均值。我们还通过加权逻辑回归模型计算了特定的个体食品使用营养标签的概率。所有的线性和逻辑回归模型都根据年级、性别、身体质量指数（BMI）、种族或民族、经济劣势和

---

① PFLEDDERER C D, RANJIT N, PÉREZ A, et al.. Using the nutrition facts label to make food choices is associated with healthier eating among 8th and 11th-grade students: an analysis of statewide representative data from the 2019-2020 texas school physical activity and nutrition survey [J/OL]. Nutrients, 2024, 16 (2): 311 [2024-09-12]. https: //doi.org/10.3390/nu16020311.

各学校英语学习者的百分比进行了调整。

[结果] 11.0%的学生总是或几乎总是使用营养标签进行食物选择,27.9%的学生有时使用营养标签,61.0%的学生从不或几乎从不使用营养标签进行食物选择。调查对象的平均HEI得分为47.7±5.9。营养成分标签使用与HEI($b=5.79$,95%CI:4.45,7.12)和HFI($b=7.28$,95%CI:4.48,10.07)呈显著正相关,与UFI呈显著负相关($b=-4.30$,95%CI:-6.25,-2.34)。我们观察到营养标签的使用与HEI、HFI和UFI评分之间存在剂量—反应关系,营养标签的使用每增加1分,这些关联的强度就会增加。与从不/几乎从不使用营养成分标签的学生相比,总是/几乎总是使用营养成分标签的学生消费健康食品(包括烤肉、坚果、黑面包、蔬菜、整个水果和酸奶)的概率明显更高($OR_{range}=1.31\sim3.07$),消费不健康食品(包括薯片、蛋糕、糖果和苏打水)的概率明显更低($OR_{range}=0.48\sim0.68$)。

[结论] 虽然在8年级和11年级学生中使用营养标签进行食物选择的学生比例较低,但使用营养标签进行食物选择可促进健康饮食。因此应加强公共卫生工作,提高中学生的营养素养,鼓励中学生使用营养标签。

Attitudes, Subjective Norms and Perceived Behavioural Control Factors Influencing Canadian Secondary School Students' Milk and Milk Alternatives Consumption

态度、主观规范和感知行为控制因素影响加拿大中学生牛奶和牛奶替代品的消费

Objective: The research objectives were to evaluate factors that influence Canadian secondary school students' milk and milk alternatives (MMA) consumption and to explore associations through age and gender lenses.

Design: A qualitative design was used, consisting of semi-structured interviews and photo-elicitation methods. Analysis was guided by the Theory of Planned Behaviour (TPB). Deductive and inductive thematic analyses were used to generate themes, charting data based on attributes such as gender and age.

Setting: Interviews were held virtually or via telephone.

Participants: Participants were twenty-eight high school students from Ontario, Canada, diverse in terms of gender and age.

Results: Both desirable and undesirable beliefs about the health outcomes of consuming MMA were commonly discussed. These included health benefits such as strong bones, muscular strength, and growth, and health consequences like unwanted skin conditions, weight gain, and diseases. While boys and girls associated MMA consumption with muscular strength, boys predominantly considered this favourable, while girls discussed outcomes like unwanted skin conditions and weight gain more often. Adolescents' perspectives on taste/perceived enjoyment, environmentally friendly choices and animal welfare also influenced their MMA preferences. Parental influences were most cited among social factors, which appeared to be stronger during early adolescence. Factors involving cost, time and accessibility affected adolescents' beliefs about how difficult it was to consume MMA.

Conclusions：Recommendations for shifting attitudes towards MMA are provided to address unfavourable beliefs towards these products. Interventions to increase MMA consumption among adolescents should include parents and address cost barriers[①]。

［目的］研究目的是评估影响加拿大中学生牛奶和牛奶替代品（MMA）消费的因素，并从年龄和性别角度探讨其关联。

［设计］采用定性设计，包括半结构化访谈和图片启发法。分析以计划行为理论（TPB）为指导。采用演绎和归纳的主题分析产生主题，并根据性别和年龄等属性绘制数据图表。

［设置］通过虚拟或电话交流。

［参与者］参与者是来自加拿大安大略省的28名高中生，他们的性别和年龄各不相同。

［结果］关于食用MMA对健康的影响，普遍讨论了可取和不可取的观念。其中包括强健骨骼、增强肌肉力量和促进生长等健康益处，以及不必要的皮肤病、体重增加和疾病等健康后果。虽然男孩和女孩都将食用MMA与肌肉力量联系起来，但男孩主要认为这是有利的，而女孩则更多地讨论了不必要的皮肤状况和体重增加等结果。青少年对口味/感官享受、环保选择和动物福利的看法也影响着他们对MMA的偏好。在社会因素中，父母的影响被提到最多，在青春期早期表现得更强。涉及成本、时间和可及性的因素影响了青少年对服用MMA难度的看法。

［结论］建议通过解决对MMA产品的不利看法来转变青少年对MMA的态度。这些增加青少年MMA消费的干预措施应包括父母的影响和成本障碍。

---

① THOMPSON C M, ELLIOTT S J, MEYER S, et al. Attitudes, subjective norms and perceived behavioural control factors influencing Canadian secondary school students' milk and milk alternatives consumption [J/OL]. Public Health Nutr., 2024, 27 (1)：e92 [2024-09-12]. https：//doi.org/10.1017/S1368980024000661.

第五部分
年度大事记

2023年9月5日,《贺州日报》刊文"第23年!国家'学生饮用奶计划'在全国各地有序推进"①。

2023年9月12日,《沧州日报》刊文"省'师生健康中国健康'主题健康教育公益活动走进沧州"②。

2023年9月18日,《湖南日报》刊文"汉寿县学生'营养关爱'行动启动"③。

2023年9月21日,《随州日报》刊文"随州市推进国家'学生饮用奶计划'成效显著"④。

2023年9月22日,新华社刊文教育部对"预制菜进校园"持审慎态度⑤。

2023年9月26日,凤凰网刊文商丘市直学校国家"学生饮用奶计划"推进会召开⑥。

2023年10月10日,澎湃新闻刊文《上海市爱国卫生与健康促进条例》将于下月施行⑦。

2023年10月12日,四川省委教育工委、教育厅对新任校(园)长提了"五个必须"要求⑧。

2023年10月22日,江门市蓬江区召开实施国家"学生饮用奶计划"工作专题会⑨。

2023年10月24日,广西农村义务教育学生营养改善计划实现全面覆盖⑩。

2023年10月24日,《人民日报》刊文"环环相扣压实校园食品安全责任"⑪。

---

① 贺州日报. 第23年!国家"学生饮用奶计划"在全国各地有序推进[EB/OL]. (2023-09-05)[2024-09-04]. http://www.gxhz.gov.cn/sy/ywzx/hzyw/t17099127.shtml.

② 沧州日报. 省"师生健康中国健康"主题健康教育公益活动走进沧州[EB/OL]. (2023-09-12)[2024-09-11]. https://www.cznews.gov.cn/newweb/lvyou/jiankangjiaoyu/2023-09-12/94354.html.

③ 湖南日报. 汉寿县学生"营养关爱"行动启动[EB/OL]. (2023-09-18)[2024-09-05]. https://baijiahao.baidu.com/s?id=1777373091354972319&wfr=spider&for=pc.

④ 随州日报. 随州市推进国家"学生饮用奶计划"成效显著[EB/OL]. (2023-09-21)[2024-09-05]. http://www.suizhou.gov.cn/xwdt/bmdt/202309/t20230921_1143804.shtml.

⑤ 新华社. 教育部:对"预制菜进校园"持审慎态度[EB/OL]. (2023-09-22)[2024-09-03]. https://baijiahao.baidu.com/s?id=1777741852442718588&wfr=spider&for=pc.

⑥ 凤凰网. 商丘市直学校国家"学生饮用奶计划"推进会召开[EB/OL]. (2023-09-26)[2024-09-12]. http://hn.ifeng.com/c/8TOUwRpPS96.

⑦ 澎湃新闻. 《上海市爱国卫生与健康促进条例》将于下月施行,一图读懂→[EB/OL]. (2023-10-10)[2024-09-02]. https://www.thepaper.cn/newsDetail_forward_24880003.

⑧ 省委教育工委、教育厅. "五个必须"!教育厅对新任校(园)长提了这些要求……[EB/OL]. (2023-10-12)[2024-09-06]. https://baijiahao.baidu.com/s?id=1779553821498483680&wfr=spider&for=pc.

⑨ 南方报业传媒集团南方+客户端. 江门市蓬江区召开实施国家"学生饮用奶计划"工作专题会[EB/OL]. (2023-10-22)[2024-09-12]. https://baijiahao.baidu.com/s?id=1780502228717451276&wfr=spider&for=pc.

⑩ 中新网广西. 广西农村义务教育学生营养改善计划实现全面覆盖[EB/OL]. (2023-10-24)[2024-09-06]. html http://www.gx.chinanews.com.cn/kjwt/2023-10-24/detail-ihcuiyae1926572.shtml.

⑪ 人民日报. 环环相扣压实校园食品安全责任[EB/OL]. (2023-10-24)[2024-09-05]. http://www.moe.gov.cn/jyb_xwfb/s5148/202310/t20231025_1087327.html.

2023年10月31日,广西营养改善计划实现全覆盖,受益农村学生人数超过400万①。

2023年11月1日,澎湃新闻刊文"科普讲座进校园——襄阳稳步推广国家'学生饮用奶计划'"②。

2023年11月3日,《人民日报》刊文"2022年中国学生资助发展报告(节选)"③。

2023年11月8日,《贵州日报》刊文"笔墨书香韵味长 营养午餐伴成长——全省380万农村娃享受营养午餐升级版"④。

2023年11月10日,《湖北日报》刊文"湖北郧阳:藏在'热牛奶'里的爱"⑤。

2023年11月24日,中国日报网刊文"国家'学生饮用奶计划'进一步深化,又一城市为健康加码"⑥。

2023年11月24日,国家卫生健康委提出我国居民膳食结构还存在不合理,奶类及其制品、新鲜水果与推荐量差90%⑦。

2023年11月28日,嵩明县融媒体中心刊文"营养改善计划 嵩明3万余学生受益"⑧。

2023年12月3日,武汉市硚口区教育局召开推广国家"学生饮用奶计划"工作专题部署会⑨。

2023年12月5日,南方报业传媒集团南方刊文"为健康加码,国家'学生饮用奶计划'在粤进一步深化"⑩。

---

① 中国教育报.广西营养改善计划实现全覆盖 受益农村学生人数超过400万[EB/OL].(2023-10-31)[2024-09-02].https://baijiahao.baidu.com/s?id=1781237687786490364&wfr=spider&for=pc.

② 澎湃新闻.科普讲座进校园——襄阳稳步推广国家"学生饮用奶计划"[EB/OL].(2023-11-01)[2024-09-12].https://www.thepaper.cn/newsDetail_forward_25149917.

③ 人民日报.2022年中国学生资助发展报告[EB/OL].(2023-11-03)[2024-09-02].http://education.news.cn/20231103/df0777577f934b858031016ca144ef1a/c.html?page=1.

④ 贵州日报.笔墨书香韵味长 营养午餐伴成长——全省380万农村娃享受营养午餐升级版[EB/OL].(2023-11-08)[2024-09-06].http://szb.eyesnews.cn/pc/cont/202311/08/content_108684.html.

⑤ 湖北日报.郧阳:藏在"热牛奶"里的爱[EB/OL].(2023-11-10)[2024-09-13].https://news.hubeidaily.net/pc/c_1954801.html.

⑥ 中国日报网.国家"学生饮用奶计划"进一步深化,又一城市为健康加码[EB/OL].(2023-11-24)[2024-09-02].https://baijiahao.baidu.com/s?id=1783426719528232409&wfr=spider&for=pc.

⑦ 红星新闻.国家卫健委:我国居民膳食结构还存在不合理,奶类及其制品、新鲜水果与推荐量差90%[EB/OL].(2023-11-24)[2024-09-02].https://baijiahao.baidu.com/s?id=1783441440522975121&wfr=spider&for=pc.

⑧ 嵩明县融媒体中心.营养改善计划,嵩明3万余学生受益[EB/OL].(2023-11-28)[2024-09-12].http://www.kmsm.gov.cn/c/2023-11-28/6774889.shtml.

⑨ 楚天全媒体.武汉硚口区教育局召开推广国家"学生饮用奶计划"工作专题部署会[EB/OL].(2023-12-03)[2024-09-03].https://baijiahao.baidu.com/s?id=1784259178822953965&wfr=spider&for=pc.

⑩ 南方报业传媒集团南方+客户端.为健康加码,国家"学生饮用奶计划"在粤进一步深化[EB/OL].(2023-12-05)[2024-09-13].https://baijiahao.baidu.com/s?id=1784454521682138043&wfr=spider&for=pc.

2023 年 12 月 7 日,《中国食品报》刊文 "2023 国家'学生饮用奶计划'工作会在海口隆重召开"①。

2023 年 12 月 11 日,中国安全食品网刊文 "推进'学生饮用奶计划'共促奶业持续健康发展"②。

2023 年 12 月 11 日,央广网刊文 "乳企持续发力学生营养健康事业 三元学生营养公益中国行在行动"③。

2023 年 12 月 12 日,恩平部署实施国家"学生饮用奶计划"补充营养 助力成长④。

2023 年 12 月 15 日,枣庄市教育局六措并举守护校园食品安全⑤。

2023 年 12 月 16 日,国务院食安办等五部门联合部署校园食品安全排查整治专项行动⑥。

2023 年 12 月 20 日,中国学生健康刊文 "2023 年学校供餐与学生健康国际研讨会在海口成功举办"⑦。

2023 年 12 月 20 日,广东拟出台校园商超规范管理指导意见 非寄宿制中小学幼儿园禁设商超⑧。

2023 年 12 月 21 日,中山网刊文 "提升学校餐食营养条件!中山将引导优质饮用奶进校园"⑨。

2023 年 12 月 27 日,光明网刊文 "广西约 431.48 万学生享受营养餐 首次实现全覆

---

① 中国食品报. 2023 国家"学生饮用奶计划"工作会在海口召开 [EB/OL]. (2023-12-07) [2024-09-02]. https://baijiahao.baidu.com/s? id=1784595855604013296&wfr=spider&for=pc.

② 中国安全食品网. 推进"学生饮用奶计划"共促奶业持续健康发展 [EB/OL]. (2023-12-11) [2024-09-02]. http://www.foodscn.cn/xiaoyuan/10980.

③ 央广网. 乳企持续发力学生营养健康事业 三元学生营养公益中国行在行动 [EB/OL]. (2023-12-11) [2024-09-10]. https://gongyi.cnr.cn/cnrgy/syxsyygyzgx/syzxd/20231211/t20231211_526515228.shtml.

④ 江门新闻网. 恩平部署实施国家"学生饮用奶计划"补充营养 助力成长 [EB/OL]. (2023-12-12) [2024-09-03]. http://www.jiangmen.gov.cn/home/sqdt/epzx/content/post_2994429.html.

⑤ 鲁网. 枣庄市教育局六措并举守护校园食品安全 [EB/OL]. (2023-12-15) [2024-09-13]. https://baijiahao.baidu.com/s? id=1785321189936038673&wfr=spider&for=pc.

⑥ 市场监管总局网站. 国务院食安办等五部门联合部署校园食品安全排查整治专项行动 [EB/OL]. (2023-12-16) [2024-09-02]. https://www.gov.cn/lianbo/bumen/202312/content_6920615.htm.

⑦ 中国学生健康. 2023 年学校供餐与学生健康国际研讨会在海口成功举办 [EB/OL]. (2023-12-20) [2024-09-02]. https://mp.weixin.qq.com/s? __biz=MzU4MzAxMDg4Mw==&mid=2247488924&idx=1&sn=7d2e937c599bb508d097a06229dc0eac&chksm=fdaecab0cad943a6c1b12cd6c8d7d26ed9564e23254bf39b7afb6c13f3e463324f5f71c34b2c&scene=27.

⑧ 南方日报网络版. 广东拟出台校园商超规范管理指导意见 非寄宿制中小学幼儿园禁设商超 [EB/OL]. (2023-12-20) [2024-09-03]. http://www.gd.gov.cn/gdywdt/bmdt/content/post_4303721.html.

⑨ 中山网. 提升学校餐食营养条件!中山将引导优质饮用奶进校园 [EB/OL]. (2023-12-21) [2024-09-13]. http://www.zsnews.cn/news/index/view/cateid/35/id/718732.html.

盖"①。

2023年12月30日，陕西省召开农村义务教育学生营养改善计划现场推进会②。

2024年1月16日，温州市发布提升学校食堂服务质量实施意见③。

2024年1月18日，《皖西日报》刊文"人大代表朱洁平提出大力推广国家'学生饮用奶计划'"④。

2024年1月19日，《闽南日报》刊文"中小学生营养配餐团体标准发布"⑤。

2024年1月19日，澎湃新闻刊文"教育部系统推进食品安全和营养健康教育进课堂"⑥。

2024年1月23日，2024江苏两会省政协委员吴铁俊提出实施学生营养午餐计划，让学生从"吃得饱"到"吃得健康"⑦。

2024年1月27日，《广西日报》刊文"2024年政府工作报告"⑧。

2024年2月2日，石家庄发布政府工作报告⑨。

2024年2月2日，成都市政协委员李婕建议进一步完善成都市中小学"营养午餐食堂"建设⑩。

2024年2月8日，湖北省发布政府工作报告⑪。

---

① 光明网. 广西约431.48万学生享受营养餐 首次实现全覆盖[EB/OL]. (2023-12-27)[2024-09-12]. https：//baijiahao. baidu. com/s？id=1786396726598671664&wfr=spider&for=pc.

② 澎湃政务. 陕西省召开农村义务教育学生营养改善计划现场推进会[EB/OL]. (2023-12-30)[2024-09-13]. https：//m. thepaper. cn/baijiahao_25850552.

③ 浙江教育报. 温州发布提升学校食堂服务质量实施意见[EB/OL]. (2024-01-16)[2024-09-06]. http：//www. zjjyb. cn/html/2024-01/16/content_46622. htm.

④ 皖西日报. 代表朱洁平：大力推广国家"学生饮用奶计划"[EB/OL]. (2024-01-18)[2024-09-02]. https：//www. luan. gov. cn/zwzx/ztzl/2024nlhzt/rdgzxlhdbfc/10440583. html.

⑤ 闽南日报. 中小学生营养配餐团体标准发布[EB/OL]. (2024-01-19)[2024-09-02]. http：//wap. zzxww. com/pc/content/202401/19/content_125486. html.

⑥ 澎湃新闻. 教育部：系统推进食品安全和营养健康教育进课堂[EB/OL]. (2024-01-19)[2024-09-13]. https：//m. thepaper. cn/baijiahao_26073033.

⑦ 扬子晚报. 2024江苏两会 | 省政协委员吴铁俊：实施学生营养午餐计划，让学生从"吃得饱"到"吃得健康"[EB/OL]. (2024-01-23)[2024-09-02]. https：//baijiahao. baidu. com/s？id=1788883611239915541&wfr=spider&for=pc.

⑧ 广西日报. 广西壮族自治区2024年政府工作报告[EB/OL]. (2024-01-27)[2024-09-02]. http：//www. gxzf. gov. cn/zwgk/gzbg/zfgzbg/t17916737. shtml.

⑨ 石家庄新闻网. 石家庄政府工作报告[EB/OL]. (2024-02-02)[2024-09-02]. https：//www. sjz. gov. cn/columns/a42a569b-80e5-43b6-bd7a-f0d09c01f221/202402/02/9d3b05aa-e3b9-4a7c-9ae1-dc44f9eb54aa. html.

⑩ 中国经济时报四川. 成都市政协委员李婕：建议进一步完善成都市中小学"营养午餐食堂"建设[EB/OL]. (2024-02-02)[2024-09-02]. https：//mp. weixin. qq. com/s？__biz=MzI2OTQ4Njc4MQ==&mid=2247501791&idx=7&sn=82f81ad43a413a4b2bf633ce8542e27b&chksm=eadd180dddaa911b0a5cecef286551e3272d4d343e308fe8b728aba9edf4c51cd0c407b247b3&scene=27.

⑪ 湖北日报. 湖北省政府工作报告[EB/OL]. (2024-02-08)[2024-09-02]. http：//www. hubei. gov. cn/zwgk/hbyw/hbywqb/202402/t20240208_5081748. shtml.

2024 年 2 月 10 日，新华网刊文"中央一号文件 我国强化'菜篮子'产品稳产保供"①。

2024 年 2 月 15 日，金台资讯刊文"河北省中小学学生餐有了营养指南"②。

2024 年 2 月 28 日，齐鲁壹点刊文"民心工程国家'学生饮用奶计划'进入第 24 年！全国多地区开花结果"③。

2024 年 3 月 5 日，全国政协委员李景虹提出为中小学生营养餐立法立规④。

2024 年 3 月 7 日，全国人大代表秦源倡导"双蛋白"均衡饮食理念 让学生饮用奶有更多选择⑤。

2024 年 3 月 7 日，全国政协委员刘俊彩建议推动有空余学位的幼儿园开设托班⑥。

2024 年 3 月 10 日，君乐宝学生奶刊文"牛奶盒的前世今生—邢台校园奶盒回收案例分享"⑦。

2024 年 3 月 11 日，全国政协委员郁瑞芬委员提出在基础教育中设置食育课程，助力提高全民健康水平⑧。

2024 年 3 月 12 日，全国政协委员李孝轩提出对预制菜进校园加强安全监管⑨。

2024 年 3 月 14 日，澎湃新闻刊文"君乐宝华南乳业全产业链一体化基地预计年底投产"⑩。

---

① 新华网. 中央一号文件丨我国强化"菜篮子"产品稳产保供［EB/OL］.（2024-02-10）［2024-09-03］. http：//www. xinhuanet. com/politics/20240210/c40f7317bc6f482c93094de2ea88db7e/c. html.

② 金台资讯. 河北省中小学学生餐有了营养指南［EB/OL］.（2024-02-15）［2024-09-02］. https：//baijiahao. baidu. com/s? id=1790926573572641670&wfr=spider&for=pc.

③ 齐鲁壹点. 民心工程国家"学生饮用奶计划"进入第 24 年！全国多地开花结果［EB/OL］.（2024-02-28）［2024-09-14］. https：//baijiahao. baidu. com/s? id=1792098612183768496&wfr=spider&for=pc.

④ 中国青年报客户端. 李景虹委员：建议为中小学校园餐立法［EB/OL］.（2024-03-05）［2024-09-01］. http：//news. cyol. com/gb/articles/2024/03/05/content_0zdgnWTvaj. html.

⑤ 央视新闻客户端来. 人大代表秦源：倡导"双蛋白"均衡饮食理念 让学生饮用奶有更多选择［EB/OL］.（2024-03-07）［2024-09-01］. http：//www. cnhubei. com/content/2024-03/07/content_17526953. html.

⑥ 北京商报. 全国政协委员刘俊彩：建议推动有空余学位的幼儿园开设托班［EB/OL］.（2024-03-07）［2024-09-01］. https：//www. sohu. com/a/762542874_115865.

⑦ 君乐宝学生奶. 牛奶盒的前世今生—邢台校园奶盒回收案例分享［EB/OL］.（2024-03-10）［2024-09-05］. https：//mp. weixin. qq. com/s/KEhv8TSmA29hxJZ5jI53dQ.

⑧ 靖远县融媒体中心. 两会聚焦丨郁瑞芬委员：在基础教育中设置食育课程，助力提高全民健康水平［EB/OL］.（2024-03-11）［2024-09-02］. https：//www. jingyuan. gov. cn/zfxxgk/bmhxzxxgk/xzxxgk/gwz/fdzdgknr/spaq/art/2024/art_069b975e4d614636a0b8f1db8bac02c6. html.

⑨ 科技日报. 李孝轩委员：对预制菜进校园加强安全监管［EB/OL］.（2024-03-12）［2024-09-02］. https：//www. mj. org. cn/mjfc/mtjj/202403/t20240312_285044. htm.

⑩ 澎湃新闻.【奏响高质量发展进行曲】君乐宝华南乳业全产业链一体化基地预计年底投产！［EB/OL］.（2024-03-14）［2024-09-10］. https：//www. thepaper. cn/newsDetail_forward_26697495.

2024年3月18日,《贵州日报》刊文"营养午餐,吃得饱更要吃得好"①。

2024年3月25日,《焦作日报》刊文"蒙牛焦作工厂将打造全国学生饮用奶生产基地"②。

2024年3月25日,全国人大代表魏立华提出拓展"学生饮用奶计划"覆盖,助力健康中国③。

2024年4月1日,农视网刊文"扩大奶类消费,助力健康中国"④。

2024年4月18日,黑龙江省奶业协会组织召开"学生饮用奶"推广工作专题座谈会⑤。

2024年4月20日,中国奶业协会刊文"推动'健康中国'战略 加快建设奶业强省 河南省2024年推广国家'学生饮用奶计划'工作推进会在郑州召开"⑥。

2024年4月22日,新华网刊文"2024第三届中国儿童营养健康与食育大会在京召开"⑦。

2024年4月23日,河南省2024年推广国家"学生饮用奶计划"工作推进会在郑州召开⑧。

2024年4月24日,甘肃省人民政府网站刊文"联合国世界粮食计划署甘肃学龄前儿童营养改善试点项目接续启动实施"⑨。

---

① 贵州日报.「天眼问政」营养午餐,吃得饱更要吃得好[EB/OL].(2024-03-18)[2024-09-06].https://baijiahao.baidu.com/s?id=1793829768791408161&wfr=spider&for=pc.

② 焦作日报.蒙牛焦作工厂将打造全国学生奶生产基地[EB/OL].(2024-03-25)[2024-09-10].http://www.changjiangtimes.com/2024/03/637842.html.

③ 今日头条.全国人大代表魏立华:拓展"学生饮用奶计划"覆盖,助力健康中国[EB/OL].(2024-03-25)[2024-09-01].http://www.suizhou.gov.cn/zwgk/xxgk/qtzdgknr/hygq/202403/t20240325_1205571.shtml.

④ 农视网.扩大奶类消费,助力健康中国[EB/OL].(2024-04-01)[2024-09-03].https://baijiahao.baidu.com/s?id=1795096913819607379&wfr=spider&for=pc.

⑤ 黑龙江省奶业协会公众号.黑龙江省奶业协会组织召开"学生饮用奶"推广工作专题座谈会[EB/OL].(2024-04-18)[2024-09-09].https://mp.weixin.qq.com/s?__biz=MzAxNjM1NDk0Ng==&mid=2653021855&idx=1&sn=29b54f954a89f36026426eae5612cdbd&chksm=81108e931b86bfe3bdd5baba3ab273c3bbaea1a773bc3971f1c5c4e6962f2c02f4b9eb18e387&scene=27.

⑥ 中国奶业协会.推动"健康中国"战略 加快建设奶业强省 河南省2024年推广国家"学生饮用奶计划"工作推进会在郑州召开[EB/OL].(2024-04-20)[2024-09-05].https://mp.weixin.qq.com/s/2CLlyxn19ZgH_Uxb9o2X3g.

⑦ 新华网.2024第三届中国儿童营养健康与食育大会在京召开[EB/OL].(2024-04-22)[2024-09-02].http://www.xinhuanet.com/food/20240422/196cc26660354c30aa85e4adac1cbbd7/c.html.

⑧ 齐鲁壹点.河南2024年推广国家"学生饮用奶计划"工作推进会在郑州召开[EB/OL].(2024-04-23)[2024-09-09].https://baijiahao.baidu.com/s?id=1797121300363844281&wfr=spider&for=pcl.

⑨ 甘肃省人民政府网站.联合国世界粮食计划署甘肃学龄前儿童营养改善试点项目接续启动实施[EB/OL].(2024-04-24)[2024-09-09].https://www.dxzzzx.gov.cn/dxx/zwdt/tjnr/gszw/art/2024/art_3aa7a336447047a79034fcd7e68edcad.html.

2024年4月25日，辽宁省发展改革委调研组赴河北省调研"学生饮用奶"校园推广情况①。

2024年4月29日，澎湃新闻刊文"蒙牛发布2023年可持续发展报告，以GREEN战略领航乳业高质量发展"②。

2024年4月29日，《湖北日报》刊文"广东省奶业协会来鄂调研国家'学生饮用奶计划'推广工作"③。

2024年5月1日，广东省奶业协会组团赴湖北考察调研国家"学生饮用奶计划"推广工作④。

2024年5月7日，科技和文化司刊文"财政部持续巩固提高义务教育经费保障水平"⑤。

2024年5月11日，中国乳制品工业协会刊文"关于2024年世界牛奶日·全国乳品营养周举办乳制品科普宣传活动的通知"⑥。

2024年5月16日，新华网刊文"科学饮奶，从认识乳糖开始 雀巢支持中国营养学会发布'乳糖不耐受与科学饮奶专家共识'"⑦。

2024年5月19日，江西上饶市政协调研组赴河北省石家庄市学习考察⑧。

2024年5月20日，新华网刊文"第35届'5·20'中国学生营养日主题宣传活动举行"⑨。

2024年5月20日，《牛城晚报》刊文"我市在45所中小学试点运行'牛奶盒再生'

---

① 社会处. 辽宁省发展改革委调研组来我省调研"学生饮用奶"校园推广情况［EB/OL］.（2024-04-25）［2024-09-09］. https：//hbdrc. hebei. gov. cn/gzdt/202404/t20240425_113899. html.

② 澎湃新闻. 蒙牛发布2023年可持续发展报告，以GREEN战略领航乳业高质量发展［EB/OL］.（2024-04-29）［2024-09-10］. https：//baijiahao. baidu. com/s？ id = 1797650914822967925&wfr = spider&for = pc.

③ 湖北日报. 广东省奶业协会来鄂调研国家"学生饮用奶计划"推广工作［EB/OL］.（2024-04-29）［2024-09-09］. https：//3g. wuhan. gov. cn/sy/whyw/202404/t20240429_2395181. shtml.

④ 中国奶业协会. 广东省奶业协会组团赴湖北考察调研国家"学生饮用奶计划"推广工作［EB/OL］.（2024-05-01）［2024-09-05］. https：//mp. weixin. qq. com/s/SBFBz-yPH-klTlaw1KeTzg.

⑤ 科教和文化司. 财政部持续巩固提高义务教育经费保障水平［EB/OL］.（2024-05-07）［2024-09-02］. http：//www. mof. gov. cn/jrtts/202405/t20240507_3934169. htm.

⑥ 中国乳制品工业协会. 关于2024年世界牛奶日·全国乳品营养周举办乳制品科普宣传活动的通知［EB/OL］.（2024-05-11）［2024-09-05］. https：//mp. weixin. qq. com/s/9GYX3Owqg3Ou0LNuLQJyJQ.

⑦ 新华网. 科学饮奶，从认识乳糖开始 雀巢支持中国营养学会发布"乳糖不耐受与科学饮奶专家共识"［EB/OL］.（2024-05-16）［2024-09-05］. http：//www. xinhuanet. com/food/20240516/beea9303ee1049618922b7915e143544/c. html.

⑧ 上饶市政协. 江西上饶市政协调研组赴河北省石家庄市学习考察［EB/OL］.（2024-05-19）［2024-09-10］. http：//www. suizhou. gov. cn/zt/zwzt/2024zt/schoolmilk/gztj/202406/t20240614_1231506. shtml.

⑨ 新华网. 少油更健康 第35届"5·20"中国学生营养日主题宣传活动举行［EB/OL］.（2024-05-20）［2024-09-09］. http：//www. xinhuanet. com/health/20240520/603bc98cebe04db3a4948d2d0bbfa6d5/c. html.

项目"①。

2024年5月20日,南方报业传媒集团刊文"全国第三!广东省学生奶日均供应量达263万份"②。

2024年5月21日,《杭州日报》刊文"杭州中小学生'长'势如何?这份营养健康状况监测报告透露关键信息"③。

2024年5月23日,君乐宝学生奶刊文"君乐宝学生奶两地推广中心服务的3所学校获评国家'营养与健康示范校'"④。

2024年5月28日,曾都区市场监管局严把"三关"确保学生饮用奶质量安全⑤。

2024年6月1日,新快报刊文"广东省学生奶推广居全国前列,交流会助力工作再提速"⑥。

2024年6月3日,中国食品安全网刊文"广东奶协在广州琶洲交易会馆举行学生奶交流会"⑦。

2024年6月4日,教育部刊文"2024年全国学校食品安全管理工作研讨班举办"⑧。

2024年6月5日,中国奶业协会刊文"光明乳业与爱同行,为青少年健康保驾护航"⑨。

2024年6月14日,《人民日报》刊文"农业农村部食物与营养发展研究所扩大消费

---

① 牛城晚报. 我市在45所中小学试点运行"牛奶盒再生"项目[EB/OL]. (2024-05-20)[2024-09-09]. https://mp.weixin.qq.com/s?_biz=MzI4NjQyNzg2MQ==&mid=2247514805&idx=1&sn=8c17a36450fd59f6f22d2a35754692e6&chksm=ebdfe50fdca86c19fe45a8b368e1898f0c284e312de46429675e8ce2f229f4c31e33f5850617&scene=27.

② 南方报业传媒集团南方+客户端. 全国第三!广东省学生奶日均供应量达263万份[EB/OL]. (2024-05-20)[2024-09-09]. https://baijiahao.baidu.com/s?id=1800682797777873405&wfr=spider&for=pc.

③ 杭州日报. 杭州中小学生"长"势如何?这份营养健康状况监测报告透露关键信息[EB/OL]. (2024-05-21)[2024-09-09]. https://www.hzzx.gov.cn/cshz/content/2024-05/21/content_8732273.htm.

④ 君乐宝学生奶. 简讯|君乐宝学生奶两地推广中心服务的3所学校获评国家"营养与健康示范校"[EB/OL]. (2024-05-23)[2024-09-11]. https://mp.weixin.qq.com/s/QTax1zKClkWHDx_lpk-TIzQ.

⑤ 中国食品报网. 曾都区市场监管局严把"三关"确保学生饮用奶质量安全[EB/OL]. (2024-05-28)[2024-09-09]. http://www.suizhou.gov.cn/zt/zwzt/2024zt/schoolmilk/gztj/202405/t20240528_1227487.shtml.

⑥ 新快报. 广东省学生奶推广居全国前列,交流会助力工作再提速[EB/OL]. (2024-06-01)[2024-09-05]. https://mp.weixin.qq.com/s/2CLlyxn19ZgH_Uxb9o2X3g.

⑦ 中国食品安全网. 广东奶协在广州琶洲交易会馆举行学生奶交流会[EB/OL]. (2024-06-03)[2024-09-05]. https://www.cfsn.cn/news/detail/612/249401.html.

⑧ 教育部. 2024年全国学校食品安全管理工作研讨班举办[EB/OL]. (2024-06-04)[2024-09-03]. http://www.moe.gov.cn/jyb_xwfb/gzdt_gzdt/s5987/202406/t20240604_1133849.html.

⑨ 中国奶业协会. 光明乳业与爱同行,为青少年健康保驾护航[EB/OL]. (2024-06-05)[2024-09-11]. https://mp.weixin.qq.com/s/deUnUOoyCLgSCbO0w7vYIQ.

课题组 扩大奶类消费，促进奶业高质量发展"①。

2024 年 6 月 14 日，人民网刊文"扩大奶类消费，促进奶业高质量发展"②。

2024 年 7 月 2 日，新华社刊文"农村学生营养餐补贴不能成'唐僧肉'"③。

2024 年 7 月 4 日，农业农村部新闻办公室刊文"第十五届奶业大会暨2024年奶业20强（D20）论坛在湖北武汉举办"④。

2024 年 7 月 4 日，潮新闻刊文"在温州，让学生爱上食堂餐"⑤。

2024 年 7 月 5 日，《湖南日报》刊文"学生营养餐监管需更有力法治保障"⑥。

2024 年 7 月 8 日，《农民日报》刊文"河北全力构筑学生饮用奶安全屏障"⑦。

2024 年 7 月 28 日，搜狐网刊文"2024 中国学生营养教育大会暨学生营养教育培训班举行"⑧。

2024 年 7 月 29 日，中国食品安全网刊文"2024 中国学生营养教育大会暨学生营养教育培训班举行"⑨。

2024 年 8 月 19 日，君乐宝学生奶刊文"2024 '科学饮奶，呵护成长'食育教育校园行，讲师培训班在石家庄举办"⑩。

2024 年 8 月 23 日，中国食品报网刊文"湖北随州举办学校食堂食品安全与膳食经费

---

① 人民日报．农业农村部食物与营养发展研究所扩大消费课题组 扩大奶类消费，促进奶业高质量发展［EB/OL］．（2024-06-14）［2024-09-03］．https：//www.peopleapp.com/column/30045338295-500005489326.

② 人民网．扩大奶类消费，促进奶业高质量发展［EB/OL］．（2024-06-14）［2024-09-03］．https：//baijiahao.baidu.com/s? id=18017864452006004l0&wfr=spider&for=pc.

③ 新华社．农村学生营养餐补贴不能成"唐僧肉"［EB/OL］．（2024-07-02）［2024-09-14］．https：//baijiahao.baidu.com/s? id=1803431628120082682&wfr=spider&for=pc.

④ 农业农村部新闻办公室．第十五届奶业大会暨2024年奶业20强（D20）论坛在湖北武汉举办［EB/OL］．（2024-07-04）［2024-09-03］．http：//www.moa.gov.cn/xw/zwdt/202407/t20240704_6458406.htm.

⑤ 潮新闻．在温州，让学生爱上食堂餐［EB/OL］．（2024-07-04）［2024-09-06］．https：//mp.weixin.qq.com/s? __biz=MzIyMzY1MzUwMw==&mid=2247619481&idx=1&sn=b818ba49ed6d8ce77fe82bba85a8f33a&chksm=e99bdb43337db05041a5a7f8e98870c902062a7acfaf70f7d441545297831 67fb9c04a9fa8e1&scene=27.

⑥ 湖南日报．学生营养餐监管需更有力法治保障［EB/OL］．（2024-07-05）［2024-09-03］．https：//baijiahao.baidu.com/s? id=1803699362414183346&wfr=spider&for=pc.

⑦ 农民日报．河北构筑学生奶安全屏障［EB/OL］．（2024-07-08）［2024-09-03］．https：//www.cfsn.cn/news/detail/201/255139.html.

⑧ 搜狐网．2024 中国学生营养教育大会暨学生营养教育培训班举行［EB/OL］．（2024-07-28）［2024-09-03］．https：//www.sohu.com/a/796790115_105067.

⑨ 中国食品安全网．行为科学促进儿童健康——2024中国学生营养教育大会暨学生营养教育培训班举行［EB/OL］．（2024-07-29）［2024-09-02］．https：//www.cfsn.cn/news/detail/822/258679.htmll.

⑩ 君乐宝学生奶．2024"科学饮奶，呵护成长"食育教育校园行 讲师培训班在石家庄举办［EB/OL］．（2024-08-19）［2024-09-10］．https：//mp.weixin.qq.com/s/LMX02QPbagfbnHYuncXrKA.

管理专项培训会"①。

2024年8月27日，辽宁省奶业协会刊文"2024国民营养计划——科学食奶社区大讲堂开课了！"②。

2024年8月28日，第一财经刊文"审计揭部分农村学生营养餐资金挪用等问题，如何破解？"③。

2024年8月29日，风行学生奶刊文"'神兽'要领'鲜'，风行学生奶营养护航"④。

2024年8月31日，中国奶业协会刊文"关爱学生健康 彰显企业担当 花花牛乳业集团学生饮用奶捐赠活动圆满举办"⑤。

2024年9月1日，全国人大代表史玉东提出强化学生营养干预，助力健康中国建设⑥。

---

① 中国食品报网.湖北随州举办学校食堂食品安全与膳食经费管理专项培训会［EB/OL］.（2024-08-23）［2024-09-03］.http：//www.suizhou.gov.cn/zt/zwzt/2024zt/schoolmilk/gztj/202408/t20240823_1247899.shtml.

② 辽宁省奶业协会.2024国民营养计划——科学食奶社区大讲堂开课了！［EB/OL］.（2024-08-27）［2024-09-05］.https：//mp.weixin.qq.com/s/gEBh1wxMPmIW_yF_KMuY0A.

③ 第一财经.审计揭部分农村学生营养餐资金挪用等问题，如何破解？［EB/OL］.（2024-08-28）［2024-09-03］.http：//www.stcn.com/article/detail/1300367.html.

④ 风行学生奶.开学季｜"神兽"要领"鲜"，风行学生奶营养护航！［EB/OL］.（2024-08-29）［2024-09-11］.https：//mp.weixin.qq.com/s/ia731pUdWQ5-iu9QmttQyA.

⑤ 中国奶业协会.关爱学生健康 彰显企业担当｜花花牛乳业集团学生饮用奶捐赠活动圆满举办［EB/OL］.（2024-08-31）［2024-09-11］.https：//mp.weixin.qq.com/s/z8SG0JYbwUJJyqMGdq1Npw.

⑥ 未来网.全国人大代表史玉东：强化学生营养干预，助力健康中国建设［EB/OL］.（2024-03-05）［2024-09-01］.http：//m.k618.cn/yc_new/yc_wzlb/202403/t20240305_19751519.html.